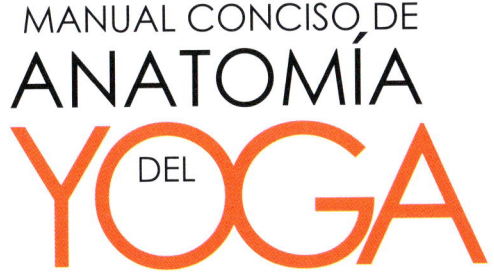

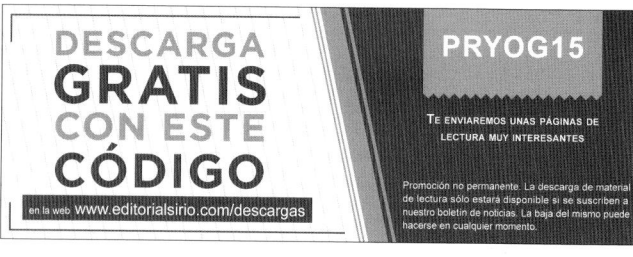

2ª edición: enero 2024

Título original: The Concise Book of Yoga Anatomy
Traducido del inglés por Antonio Luis Gómez Molero
Diseño de portada: Editorial Sirio, S.A.
Diseño y maquetación de interior: Natalia Arnedo

© de la edición original
2015 Jo Ann Staugaard-Jones

© de la presente edición
editorial sirio, s.a.
C/ Rosa de los Vientos, 64
Pol. Ind. El Viso
29006-Málaga
España

www.editorialsirio.com
sirio@editorialsirio.com

I.S.B.N.: 978-84-17030-29-2
Depósito Legal: MA-807-2017

Impreso en Imagraf Impresores, S. A.
c/ Nabucco, 14 D - Pol. Alameda
29006 - Málaga

Impreso en España

Puedes seguirnos en Facebook, Twitter, YouTube e Instagram.

Cualquier forma de reproducción, distribución, comunicación pública o transformación de esta obra solo puede ser realizada con la autorización de sus titulares, salvo excepción prevista por la ley. Diríjase a CEDRO (Centro Español de Derechos Reprográficos, www.cedro.org) si necesita fotocopiar o escanear algún fragmento de esta obra.

Jo Ann Staugaard-Jones

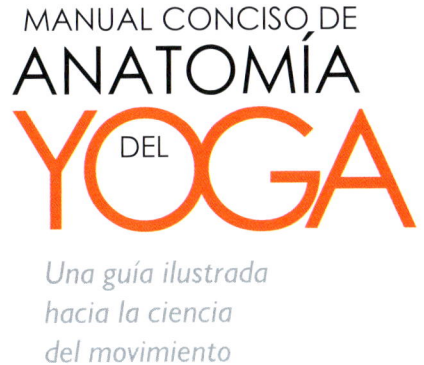

MANUAL CONCISO DE ANATOMÍA DEL YOGA

Una guía ilustrada hacia la ciencia del movimiento

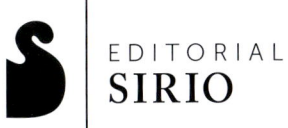

ACERCA DE ESTE LIBRO

Este libro ha sido diseñado con un formato de guía de consulta rápida para ofrecerte información útil sobre los músculos esqueléticos principales, cuya importancia es fundamental en el yoga.

Creo que los estilos que comprenden el estadio del yoga llamado *asana*[1] (que ha evolucionado hasta convertirse en un término que abarca todas las posturas de yoga) se deberían enseñar y practicar de una manera cómoda, estable, equilibrada y sin dolor. Entender la ciencia del cuerpo y del movimiento nos ayudará a alcanzar este objetivo.

Cada sección muscular se presenta bajo un color diferente para ayudarte a comprender la biomecánica del cuerpo y facilitarte la consulta. Se incluye una información lo suficientemente pormenorizada sobre el origen, la inserción y la acción del músculo para que el estudiante, el fisioterapeuta y el profesor sepan cuáles están implicados en cada movimiento del yoga. El propósito de este libro es presentar esa información con exactitud, en un formato claro y de fácil manejo, teniendo en cuenta que la anatomía y la kinesiología pueden parecerte repletas de terminología, a veces difícil de comprender. Por ese motivo, los términos técnicos se explican a lo largo del texto.

---

1. Las asanas son uno de los ocho estadios del yoga de Patanjali.

Se señalan los músculos principales y las ilustraciones de las asanas ayudan a mostrar cómo funcionan con relación a una postura determinada. Cada asana aparece en sánscrito (con una definición) y en español, con secciones que describen los aspectos de los que hay que tomar conciencia, las acciones articulares, el alineamiento, la técnica, algunos consejos útiles y las contraposturas (posturas que ayudan a contrarrestar la asana descrita). El conocimiento de todo esto es primordial para poder enseñar o practicar sin causar lesiones a los demás o a uno mismo. Una vez que se hayan señalado y aprendido los mecanismos, te pido que dediques un tiempo a comprender la *esencia* de la postura o movimiento con relación al estilo de vida yóguico, porque hay que centrarse tanto en el elemento espiritual del yoga como en el físico. El yoga es la unión de ambos, de manera que, cuando sea apropiado, se mencionará el lado más profundo de la práctica, ya que está relacionado con el cuerpo.

Por ejemplo, cuando uno se sienta en meditación en *Sukhasana* (postura sencilla), los aspectos posturales pueden ser el principio del proceso, pero a medida que se incorporan la respiración y las energías sutiles, la naturaleza fundamental podría ser la quietud de la mente con objeto de alcanzar la conciencia interior. Explora cada postura y plantéate con mayor profundidad qué significa para ti la asana.

En el denominado *hatha yoga* (la forma básica representada en este libro), el sol y la luna encarnan a las dos energías extremas del cuerpo humano. La palabra *hatha* en sí, dividida en las sílabas *ha* y *tha*, sugiere las energías solares y lunares. Asimismo, *atha* se traduce como 'ahora', mientras que *yoga* significa 'unión', 'equilibrio'.

Al enfrentarme a la decisión de qué estilo de yoga estudiar, elegí uno con una tradición fuerte entrelazada con la ciencia. El hatha yoga proporciona todo el trabajo indispensable de respiración, apoyo, fuerza, flexibilidad y avance necesario para llevarnos a una práctica bien equilibrada y profunda. En este libro no solo se presta atención a la anatomía general, sino también a las fuerzas físicas y energéticas, sutiles pero poderosas, del cuerpo.

Así pues, la asana puede llevarnos hacia dentro, a través de la respiración y la quietud sin esfuerzo y la meditación, ya que «el yoga es el dominio completo de las tendencias errantes de la mente» (Tigunait, 2014).

En este *Manual conciso de Anatomía del yoga* no encontrarás las asanas clasificadas por posturas, sino por el músculo específico que se use en esa postura. Es una manera más de contemplar la anatomía del yoga.

Como estudiantes, practicantes y profesores del yoga, y como seres humanos que tratan de entender los aspectos físicos, mentales y espirituales de esta disciplina, podemos usar el yoga como una guía para el estudio de una forma y una filosofía de vida: «sin hacer daño» (en sánscrito, *ahimsa*).

La gente practica yoga por diversos motivos; sea cual sea la razón, el yoga es siempre una senda hacia la verdad. Esta senda puede obstruirse si hay dolor. Mi contribución al enseñar la anatomía y la kinesiología del yoga es ayudar al practicante a evitar las lesiones en las asanas, y a volverse menos mecánico y más consciente, abierto y capaz de avanzar hacia su verdadero ser.

Jo Ann Staugaard-Jones

www.move-live.com

1

EL CUERPO EN MOVIMIENTO

UNA GUÍA DEL SISTEMA NERVIOSO

El sistema nervioso humano controla las funciones de cada uno de los distintos sistemas corporales con la ayuda de las neuronas. Consta de dos partes:

- Sistema nervioso central (SNC): comprende el cerebro y la médula espinal. Nos permite pensar, aprender, razonar y mantener el equilibrio.
- Sistema nervioso periférico (SNP): localizado fuera del cerebro y la médula espinal, y cuyas neuronas y nervios alcanzan todos los órganos del cuerpo. Nos ayuda a realizar acciones voluntarias e involuntarias y nos permite sentir por medio de los sentidos.

A su vez, el SNP se divide en dos:

1. Sistema nervioso autónomo (SNA): responsable de regular los órganos y glándulas internos; controla las acciones involuntarias. El SNA consta de tres subsistemas:

- Sistema nervioso simpático: activa lo que normalmente se conoce como la respuesta de «lucha o huida».
- Sistema nervioso parasimpático: estimula lo que se conoce como las actividades de «descanso y digestión».
- Sistema nervioso entérico: controla el sistema gastrointestinal en los vertebrados.

2. Sistema nervioso somático (SNS): transmite la información de los nervios al SNC y la del SNC a los músculos y a las fibras sensibles; está asociado con el control muscular voluntario.

En este libro, la práctica de la somática se considera, de manera bastante sencilla, como la utilización de la inteligencia corporal. La integración de la mente, el cuerpo y los sentimientos, para permitir que el sistema de comunicación corporal no verbal del cuerpo responda de una manera saludable es clave para el bienestar. La curación somática consiste en entrar en contacto con el «sexto sentido» (la respuesta intuitiva) para facilitar un avance en la salud personal. Se trata de escuchar el lenguaje de lo que nos está sucediendo en el momento. La conciencia quinestésica es parte de esto: estar presente, escuchar al cuerpo y ser conscientes y conocedores de dónde nos encontramos en el espacio y de lo que sucede a nivel anatómico; todo esto tiene una importancia primordial para el yoga. Una práctica de yoga bien equilibrada y continua fomenta la memoria muscular así como la inteligencia a través de impulsos nerviosos. El sistema nervioso es extremadamente complejo. Intenta seguir el circuito de un solo nervio, por ejemplo el genitofemoral. Este nervio:

- Forma parte de la región superior del plexo lumbar, uno de los tres componentes de una zona más extensa de la parte inferior de la columna llamada plexo lumbosacro.
- Se origina a partir de las raíces nerviosas L1 y L2.
- Emerge en la superficie anterior del músculo psoas mayor, donde está incrustado el plexo lumbar y tiene numerosas ramificaciones.
- Se divide en una rama femoral y otra genital.

- Inerva la piel anterior a la parte superior del triángulo femoral.
- En los hombres, se extiende a través del canal inguinal, hasta el músculo cremáster (que cubre los testículos) y la piel del escroto.
- En las mujeres, termina en la piel del monte de Venus (el área anterior de la vulva) y los labios mayores. La función de estas ramas del nervio genitofemoral es sensorial en ambos sexos.

Relación entre las diferentes partes del sistema nervioso

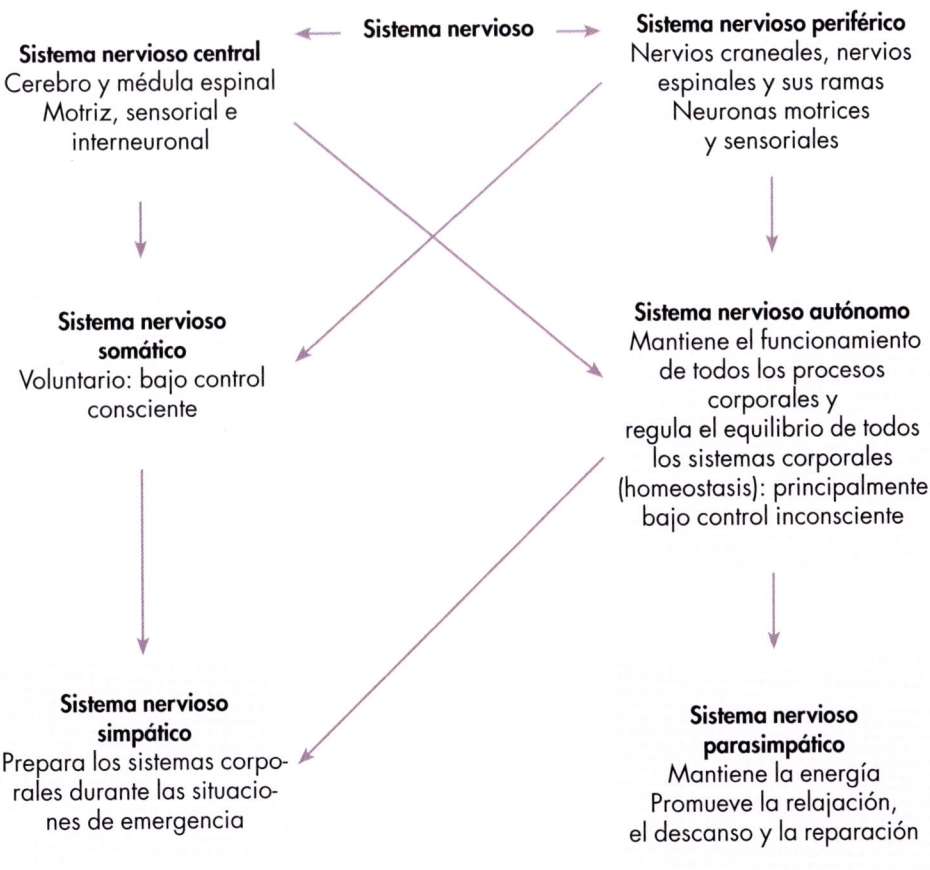

a)

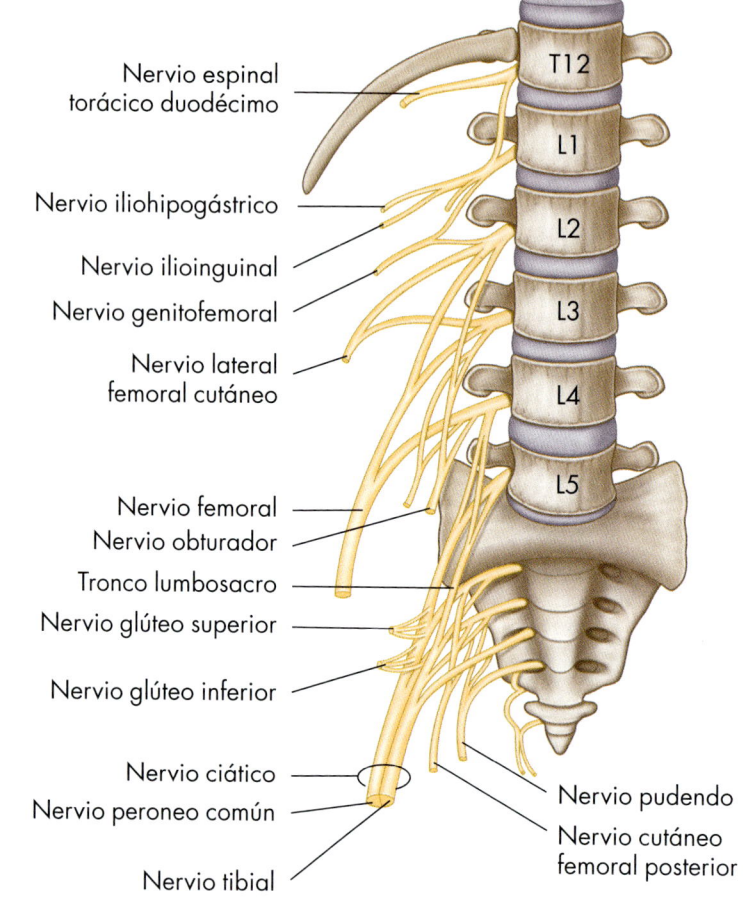

Figura 1.1: a) Tabla del sistema nervioso.
b) Nervio genitofemoral.

Se incluye esta información para mostrarte lo difícil que es tratar la neurología en el yoga. Sin embargo, es posible hablar del complejo sistema nervioso si se cuenta con los conocimientos suficientes.

El pinzamiento del nervio

El pinzamiento del nervio es una compresión que puede convertirse en fuente de dolor —y disminuir si se practican las asanas correctas—. La expresión *nervio pinzado* suele referirse al síndrome del túnel carpiano o a la ciática, pero es aplicable a cualquier presión sobre cualquier nervio o grupo de nervios determinado. Por ejemplo, cuando una persona padece de ciática, normalmente siente dolor a lo largo del circuito del nervio ciático desde la columna hasta la parte posterior del muslo. El músculo que suele comprimir a este nervio es el piriforme (capítulo 8). Un practicante de yoga puede emplear diversos estiramientos o posturas (como una torsión supina) para relajar este músculo, disminuyendo así la presión sobre el nervio ciático, que pasa tras este.

Otro ejemplo de pinzamiento de nervios que podría aliviarse con el yoga es el que se produce en el área del plexo braquial. Esta es una red de nervios que envía señales desde la columna hasta el hombro, el brazo y la mano. Una lesión del plexo braquial se produce al estirar, comprimir o incluso desgarrar esos nervios (esto último requiere cirugía). Esta área se ve afectada si la postura del cuello o de los hombros (por ejemplo, encorvada) interfiere en el circuito de un impulso nervioso. Cualquier postura de yoga que resalte la extensión de la columna y la correcta posición de los hombros (generalmente «hacia atrás y hacia abajo») —por ejemplo, la postura de la montaña (*Tadasana*)— ayudará a abrir esta área.

Cada área de interés tiene unas causas específicas que pueden ir desde la degeneración discal, los espolones óseos, la artritis y la disfunción muscular hasta las lesiones y el trauma emocional causado por la tensión muscular. Es conveniente que un terapeuta o un médico —preferiblemente un neurólogo— diagnostique la afección.

Se ha comprobado que el pinzamiento de nervios se puede aliviar por medio de la relajación muscular. Algunas asanas pueden propiciar esta relajación.

Una nota acerca de la inervación periférica

Para los que deseen conocerlo, junto a cada músculo que aparece en este libro se ha incluido la inervación periférica asociada. Sin embargo, la información sobre el segmento espinal[1] del que surgen las fibras nerviosas difiere con frecuencia según las fuentes. Esto se debe a que para los anatomistas es

---

1. Un segmento espinal es la parte de la médula espinal que da lugar a cada par de nervios espinales (un par consta de un nervio para el lado izquierdo del cuerpo y otro para el derecho). Cada nervio espinal contiene fibras motrices y sensoriales. Al poco tiempo de salir a través del foramen (la apertura entre las vértebras adyacentes), el nervio espinal se divide en una rama primaria dorsal (dirigida posteriormente) y una rama primaria ventral (dirigida lateral o anteriormente). Las fibras de las ramas dorsales inervan la piel y los músculos extensores del cuello y el tronco. Las ramas ventrales, a los miembros, además de a los lados y la parte frontal del tronco.

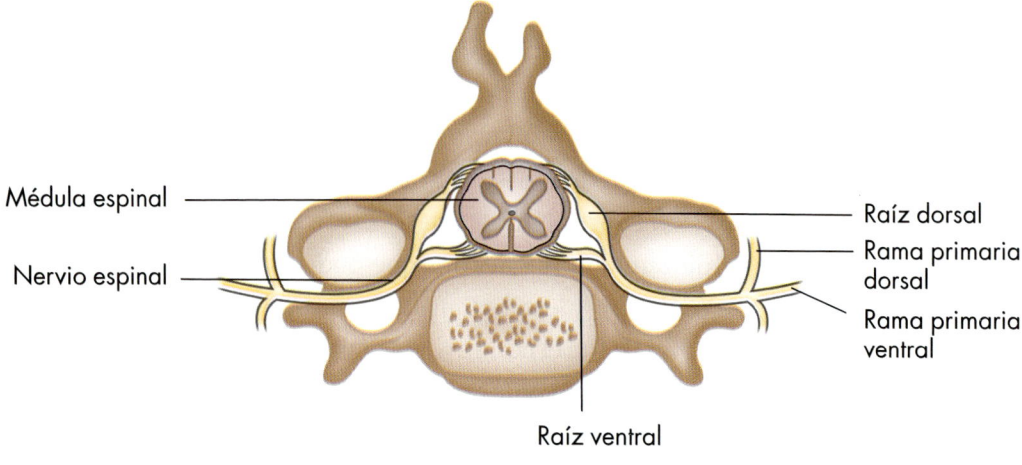

Figura 1.2. Segmento espinal que muestra las raíces de los nervios que se combinan para formar un nervio espinal, que luego se divide en ramas ventral y dorsal.

extremadamente difícil trazar la ruta de una fibra nerviosa individual a través del laberinto de nervios entrelazados que atraviesa el plexo (un plexo es una red de nervios; procede del latín *plectere*, que significa 'trenzar'). En este libro se hace referencia a las raíces nerviosas más relevantes para cada músculo.

ORIENTACIÓN ANATÓMICA
Direcciones anatómicas

Para describir las posiciones relativas de las partes del cuerpo y sus movimientos, es esencial tener una posición de referencia aceptada universalmente. La posición estándar del cuerpo conocida como la «posición anatómica» nos sirve como referencia. Consiste, sencillamente, en permanecer de pie erguido con los brazos colgando a los costados, las palmas mirando hacia delante (ver la figura 1.3). La mayor parte de las veces me refiero al cuerpo como si estuviera en la posición anatómica, independientemente de su posición real. Observa también que los términos *izquierda* y *derecha* se refieren a los lados del objeto o la persona descritos y no a aquellos desde tu punto de vista como lector.

EL CUERPO EN MOVIMIENTO

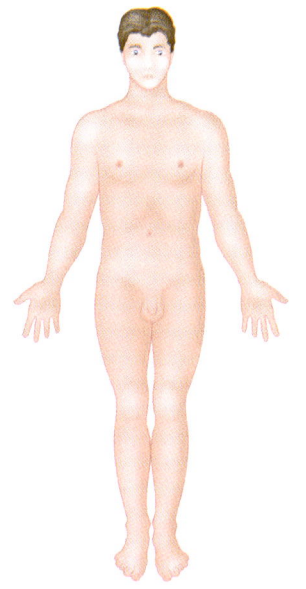

Figura 1.3. Anterior
Delante; hacia la parte frontal del cuerpo o en ella.

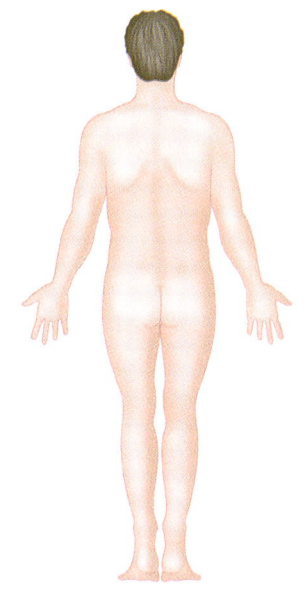

Figura 1.4. Posterior
Detrás; hacia la parte posterior del cuerpo o en ella.

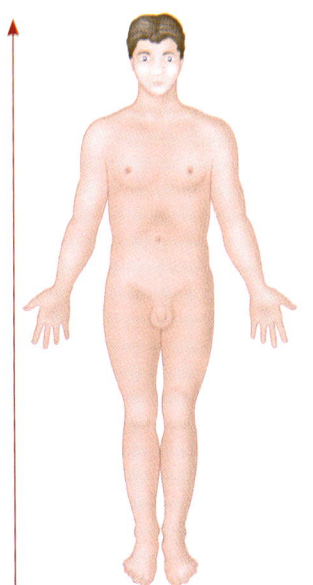

Figura 1.5. Superior
Arriba; hacia la cabeza o la parte superior de la estructura o del cuerpo.

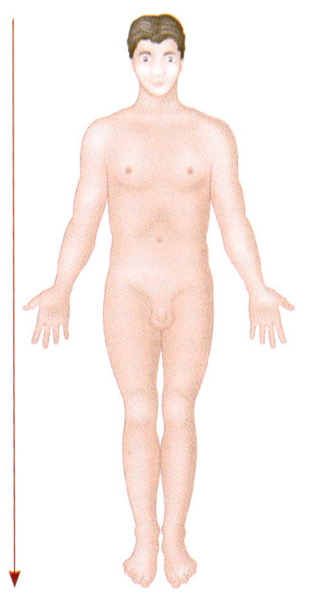

Figura 1.6. Inferior
Abajo; alejado de la cabeza o hacia la parte inferior de la estructura o del cuerpo.

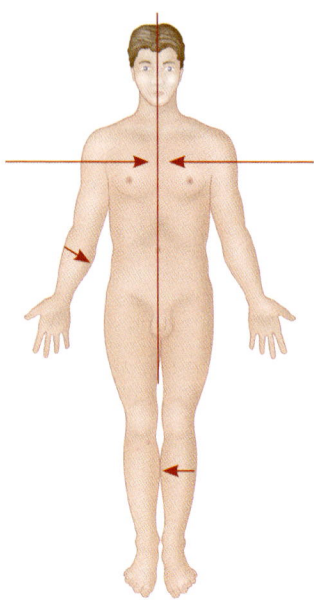

Figura 1.7. Medial. (del latín *medius*, que significa 'medio').
Hacia la línea media del cuerpo o en ella; en el lado interno de un miembro.

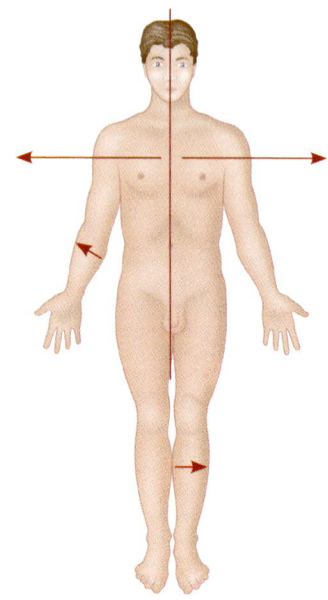

Figura 1.8. Lateral (del latín *latus*, que significa 'lado').
Lejos de la línea media del cuerpo; en la parte externa del cuerpo o de un miembro.

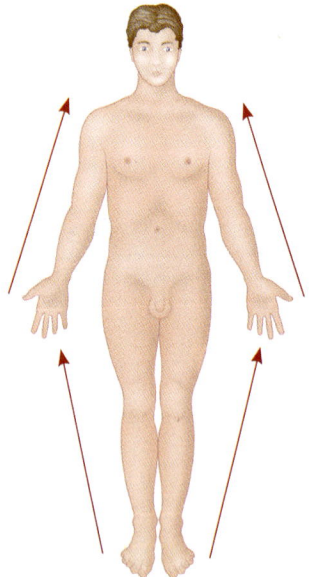

Figura 1.9. Proximal (del latín *proximus*, que significa 'lo más cerca').
Cerca del centro del cuerpo (el ombligo) o del punto de unión de un miembro al torso.

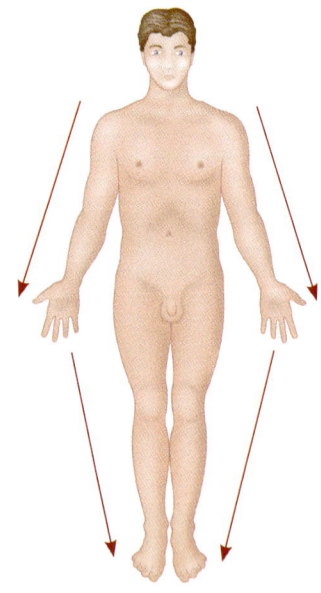

Figura 1.10. Distal (del latín *distans*, que significa 'distante').
Lejos del centro del cuerpo o del punto de unión de un miembro al torso.

EL CUERPO EN MOVIMIENTO

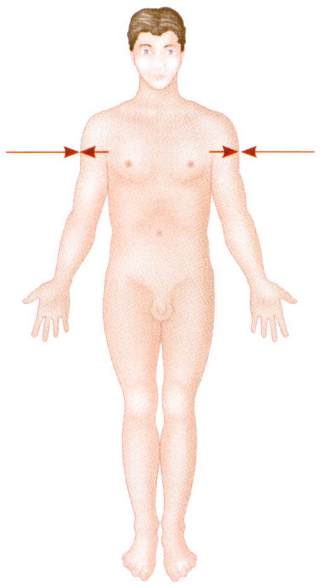

Figura 1.11. Superficial
Hacia la superficie del cuerpo o en ella.

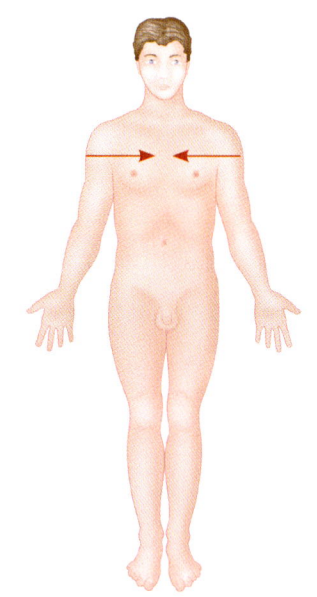

Figura 1.12. Profundo
Alejado de la superficie del cuerpo; más interno.

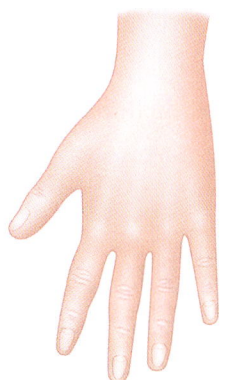

Figura 1.13. Dorsal
La superficie posterior de algo, por ejemplo el dorso de la mano o la parte superior del pie.

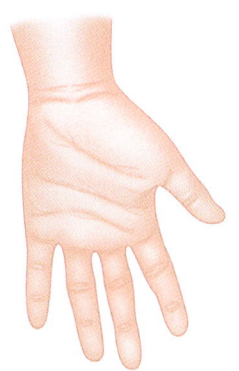

Figura 1.14. Palmar
La superficie anterior de la mano, es decir, la palma.

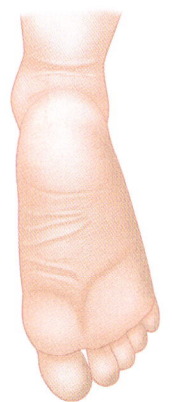

Figura 1.15. Plantar
La planta del pie.

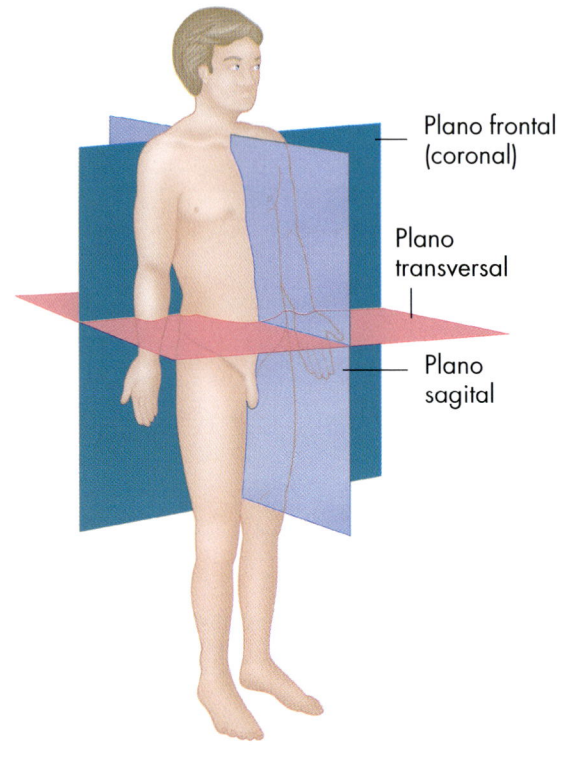

Figura 1.16: Planos del cuerpo.

Los planos del cuerpo

El término *planos* hace referencia a secciones bidimensionales a lo largo del cuerpo. Proporcionan una visión de este o de una de sus partes, como si lo atravesara una línea imaginaria.

- Los planos sagitales atraviesan verticalmente el cuerpo desde la parte anterior a la posterior, dividiéndolo en la mitad derecha y la izquierda.
- Los planos frontales (coronales) atraviesan el cuerpo verticalmente, dividiéndolo en la sección anterior y posterior, y quedan en ángulo recto con respecto al plano sagital.
- Los planos transversales son cortes horizontales que dividen el cuerpo en la sección superior y la inferior, y quedan en ángulo recto con

respecto a los otros dos planos. La figura 1.16 representa los planos que se utilizan más a menudo.

El uso de los tres planos principales es importante en el yoga; el cuerpo es más eficiente cuando funciona en todos ellos. Cuando uno practica yoga en una clase estructurada, debe realizar los movimientos en todos los planos usando diversas asanas. Cabe mencionar los ejemplos siguientes:

SAGITAL: **saludo al sol** (*Surya Namaska*; *surya* = 'sol'; *namaskar* = 'saludos').
1. Empieza en la **postura de la montaña.**
2. Inspira en la **postura de la media luna**: lleva los brazos por encima de la cabeza y estírate hacia el cielo.
3. Espira y déjate caer en una **flexión anterior.**
4. Inspira, elevando hacia delante la columna hacia una posición extendida, con las manos en los tobillos.
5. Espira en una **flexión anterior.**
6. Inspira y lleva una pierna hacia atrás hacia una **postura de estocada.**
7. Espira y lleva la otra pierna hacia atrás a la **postura de la plancha** y baja hasta el suelo.
8. Inspira en la **postura de la cobra.**
9. Espira en la **postura del niño.** Descansa durante tres respiraciones completas.
10. Inspira a la **postura de la tabla.**
11. Espira hacia la **postura de perro boca abajo.** Descansa durante tres *ujjayi* (respiración oceánica) largas y completas.
12. Inspira, caminando o saltando para colocar los pies entre las manos.
13. Espira en **flexión anterior.** Inspira y haz el número 4, luego espira volviendo a la **flexión anterior.**
14. Inspira desplegando poco a poco la columna, hasta elevar los brazos al cielo (**zambullida del cisne invertida**).
15. Espira en la **postura de la montaña** (las manos en la posición de oración *Namaste*, centrando y finalizando la práctica).

FRONTAL: **postura de la puerta** (*Parighasana*) o cualquier postura que incorpore la abducción o la aducción de una articulación determinada, o la flexión lateral de la columna (flexión lateral).

TRANSVERSAL: **postura del triángulo invertido** (*Parivrtta Trikonasana*) o cualquier torsión de columna o movimientos rotatorios, como supinación o pronación.

Movimientos anatómicos

La dirección en la que se mueven las partes del cuerpo se describe en relación con la posición fetal. Entrar en la posición fetal es el resultado de flexionar todos los miembros. Salir de la posición fetal es el resultado de estirar todos los miembros. Estas acciones se realizan también en el plano sagital.

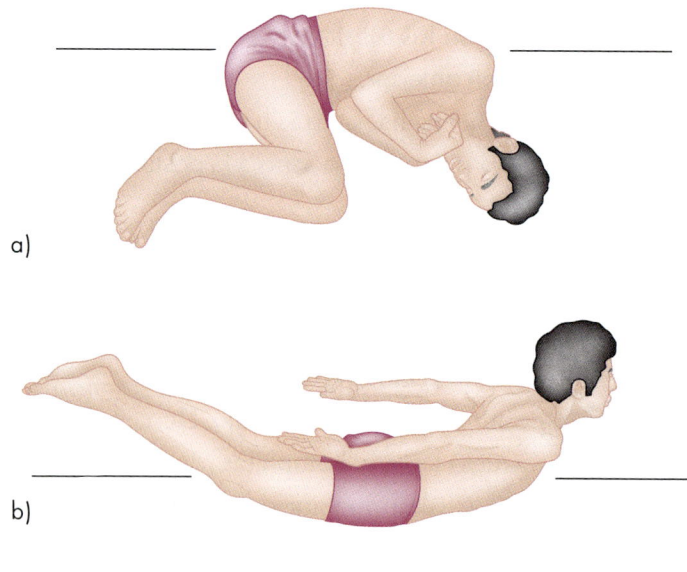

Figura 1.17. a) Plegándose en la posición fetal.
b) Estirándose para salir de la posición fetal.

EL CUERPO EN MOVIMIENTO

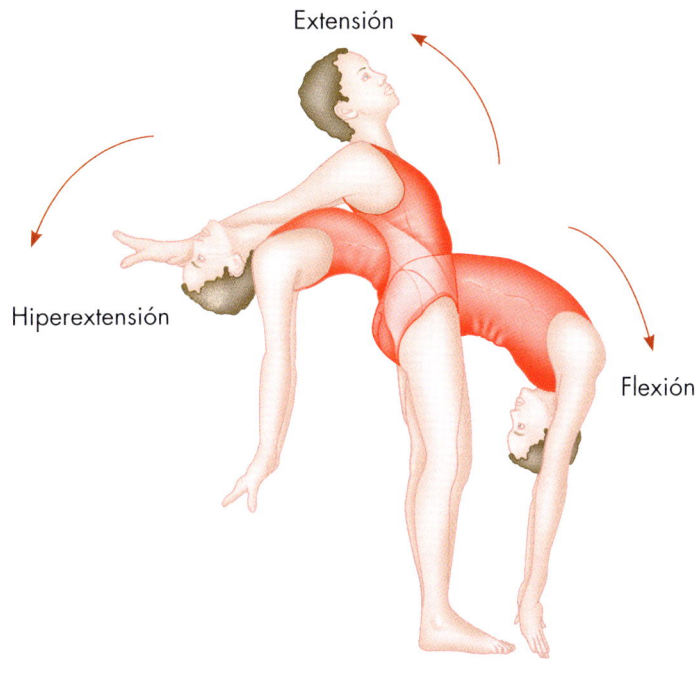

Figura 1.18.
Flexión: plegarse para reducir el ángulo entre los huesos de una articulación. Normalmente, desde la posición anatómica, la flexión es hacia delante, excepto en la articulación de la rodilla, donde es hacia atrás. La manera de recordar esto es que la flexión es siempre hacia la posición fetal.
Extensión: enderezarse o hacer una flexión hacia atrás, alejándose de la posición fetal.
Hiperextensión: extender el miembro más allá de su ámbito normal de movimiento.

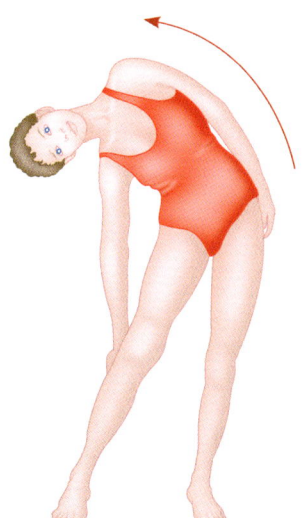

Figura 1.19. Flexión lateral: plegar lateralmente (a un lado) el torso o la cabeza en el plano frontal (coronal).

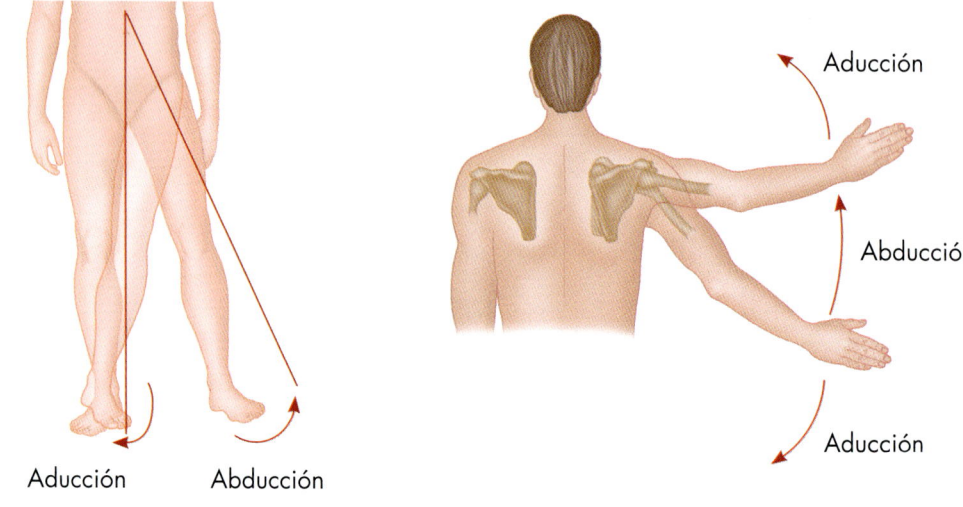

Figura 1.20.
Abducción: el movimiento de un hueso alejándose de la línea media del cuerpo o de un miembro.
Aducción: el movimiento de un hueso hacia la línea media del cuerpo o de un miembro.

NOTA: para que la abducción del brazo continúe por encima de la altura del hombro (elevación mediante abducción, –ver página 16–), la escápula debe rotar sobre su eje para girar hacia arriba la cavidad glenoidea (ver la figura 1.28b).

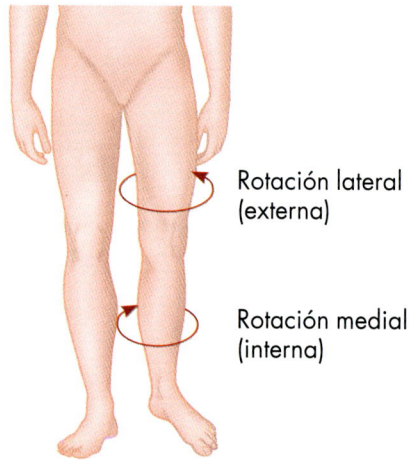

Figura 1.21.
Rotación: movimiento de un hueso o del tronco alrededor de su propio eje longitudinal.
Rotación medial: girar hacia dentro, hacia la línea media.
Rotación lateral: girar hacia fuera, alejándose de la línea media.

EL CUERPO EN MOVIMIENTO

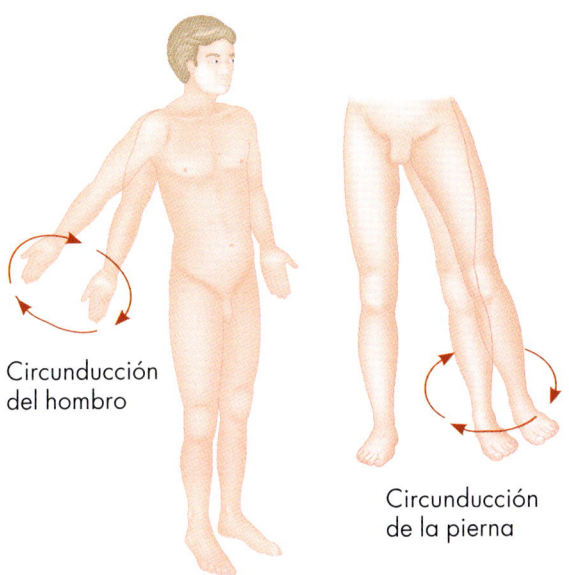

Figura 1.22.
Circunducción: movimiento en el que el extremo distal de un hueso se mueve en círculo, mientras que el extremo proximal permanece estable; es una combinación de flexión, abducción, extensión y aducción.

Otros movimientos

Los movimientos que aparecen en esta sección son los que se dan solo en determinadas articulaciones o partes del cuerpo, aunque por lo general participa en ellos más de una articulación.

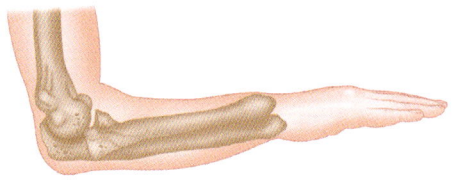

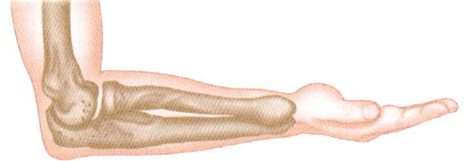

Figura 1.23a.
Pronación: girar hacia abajo la palma de la mano para que mire al suelo (si se está de pie con el codo doblado a 90 grados o acostado en el suelo) o en dirección contraria a las posiciones anatómicas y fetales.

Figura 1.23b.
Supinación: girar hacia arriba la palma de la mano para que mire al cielo (si se está de pie con el codo doblado a 90 grados o acostado en el suelo) o hacia las posiciones anatómicas y fetales.

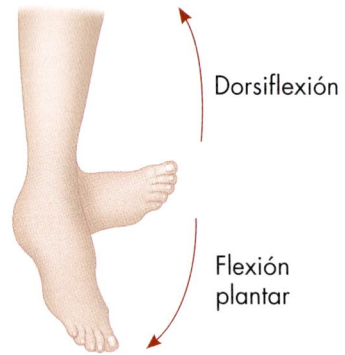

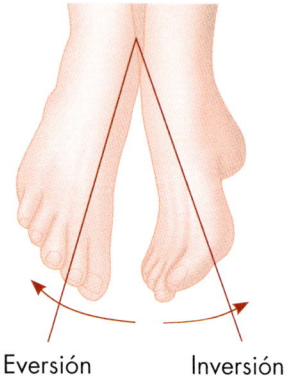

Figura 1.24.
Flexión plantar: apuntar los dedos de los pies hacia el suelo.
Dorsiflexión: apuntar los dedos de los pies hacia el cielo (una conocida posición de yoga).

Figura 1.25.
Inversión: girar la planta del pie hacia dentro, de manera que las plantas se miren entre sí; el peso estaría en el exterior del pie (lo que a veces se conoce como «supinación»).
Eversión: girar la planta del pie hacia fuera, de manera que las plantas miren en direcciones opuestas; el peso estaría en el interior del pie (lo que a veces se conoce como «pronación»).

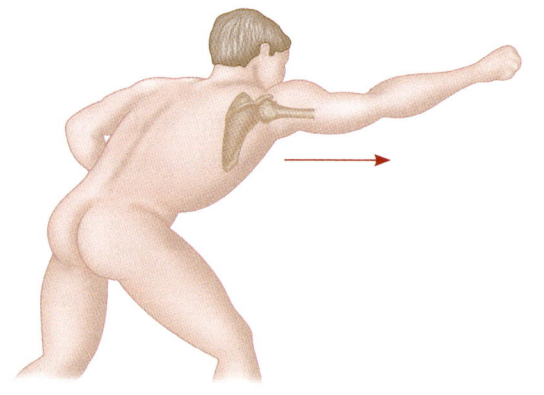

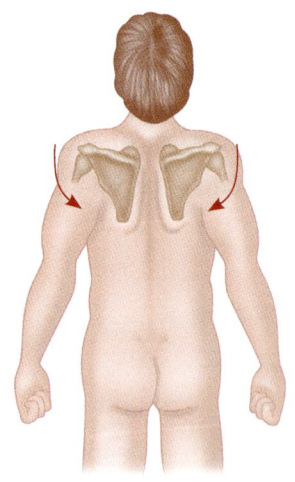

Figura 1.26.
Protracción: movimiento hacia delante en el plano transversal. Por ejemplo, alargando la cintura escapular.

Figura 1.27.
Retracción: movimiento hacia atrás en el plano transversal, como al llevar hacia atrás la cintura escapular, al estilo militar.

EL CUERPO EN MOVIMIENTO

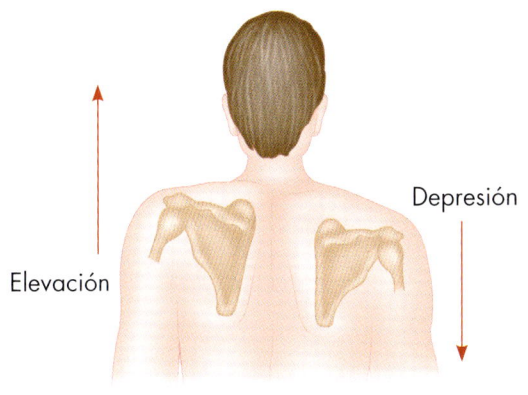

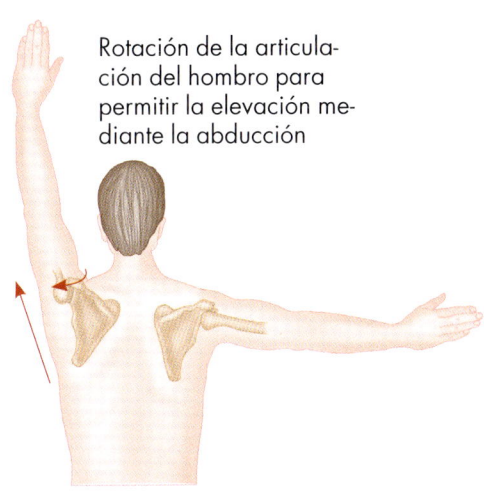
Rotación de la articulación del hombro para permitir la elevación mediante la abducción

Figura 1.28a.
Elevación: movimiento de una parte del cuerpo hacia arriba a lo largo del plano frontal. Por ejemplo, elevar la escápula encogiendo los hombros.
Depresión: movimiento de una parte elevada del cuerpo bajándola a su posición original.

Figura 1.28b.
Abducir el brazo en la articulación del hombro y, a continuación, seguir elevándolo por encima de la cabeza en el plano frontal; es lo que podríamos llamar «elevación mediante abducción». En el yoga, cuando se levantan los brazos por encima de la cabeza, se ha de enfatizar la acción de deprimir la cintura escapular una vez alcanzada la posición completa, como en la postura de guerrero I o en la de perro boca abajo.

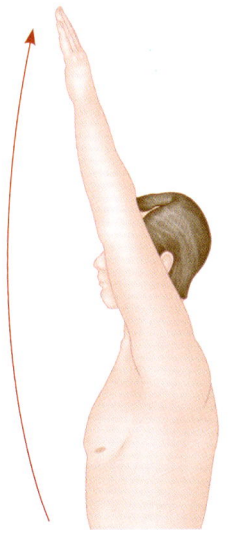

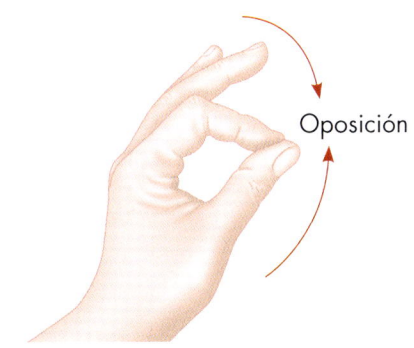

Figura 1.28c.
Flexionar el brazo desde la articulación del hombro y, a continuación, seguir elevándolo por encima de la cabeza en el plano sagital; es lo que podríamos llamar «elevación mediante flexión».

Figura 1.29.
Oposición: movimiento específico de la articulación en silla de montar del pulgar de los seres humanos, que nos permite tocar con el pulgar la punta de cada dedo de la misma mano.

MANUAL CONCISO DE ANATOMÍA DEL YOGA

EL SISTEMA ÓSEO

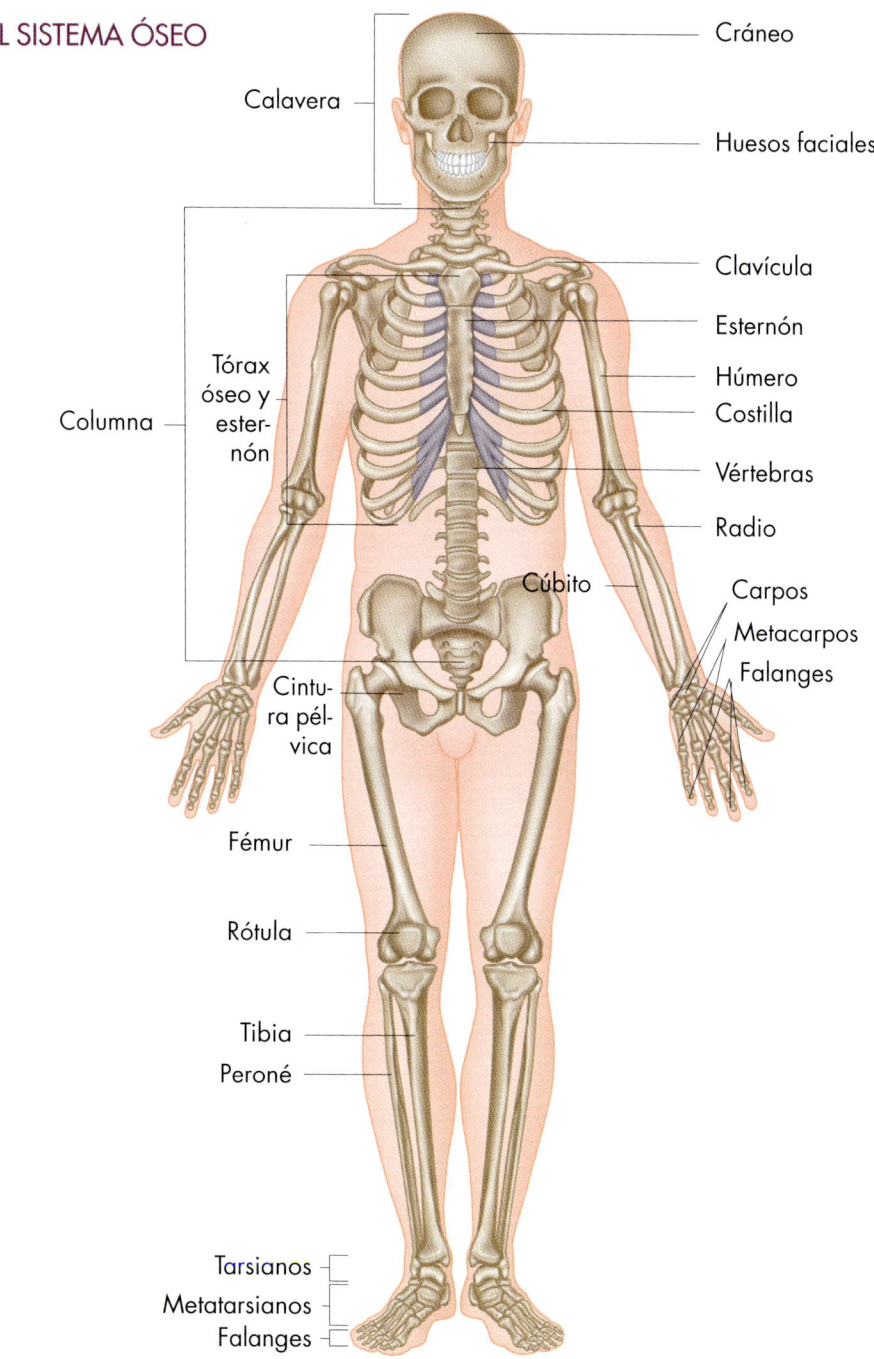

Figura 1.30a.
Esqueleto (vista anterior).

EL CUERPO EN MOVIMIENTO

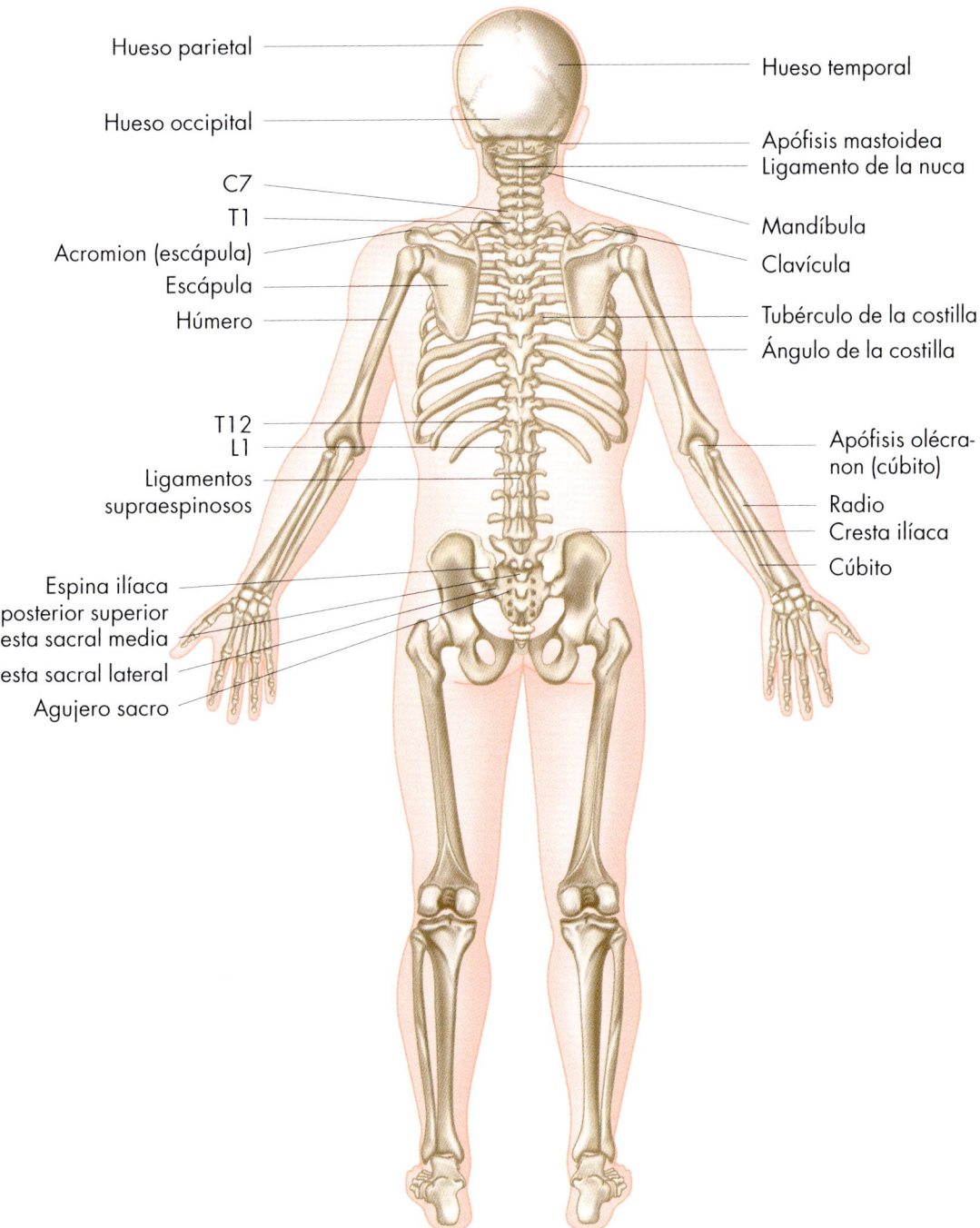

Figura 1.30b.
Esqueleto (vista posterior).

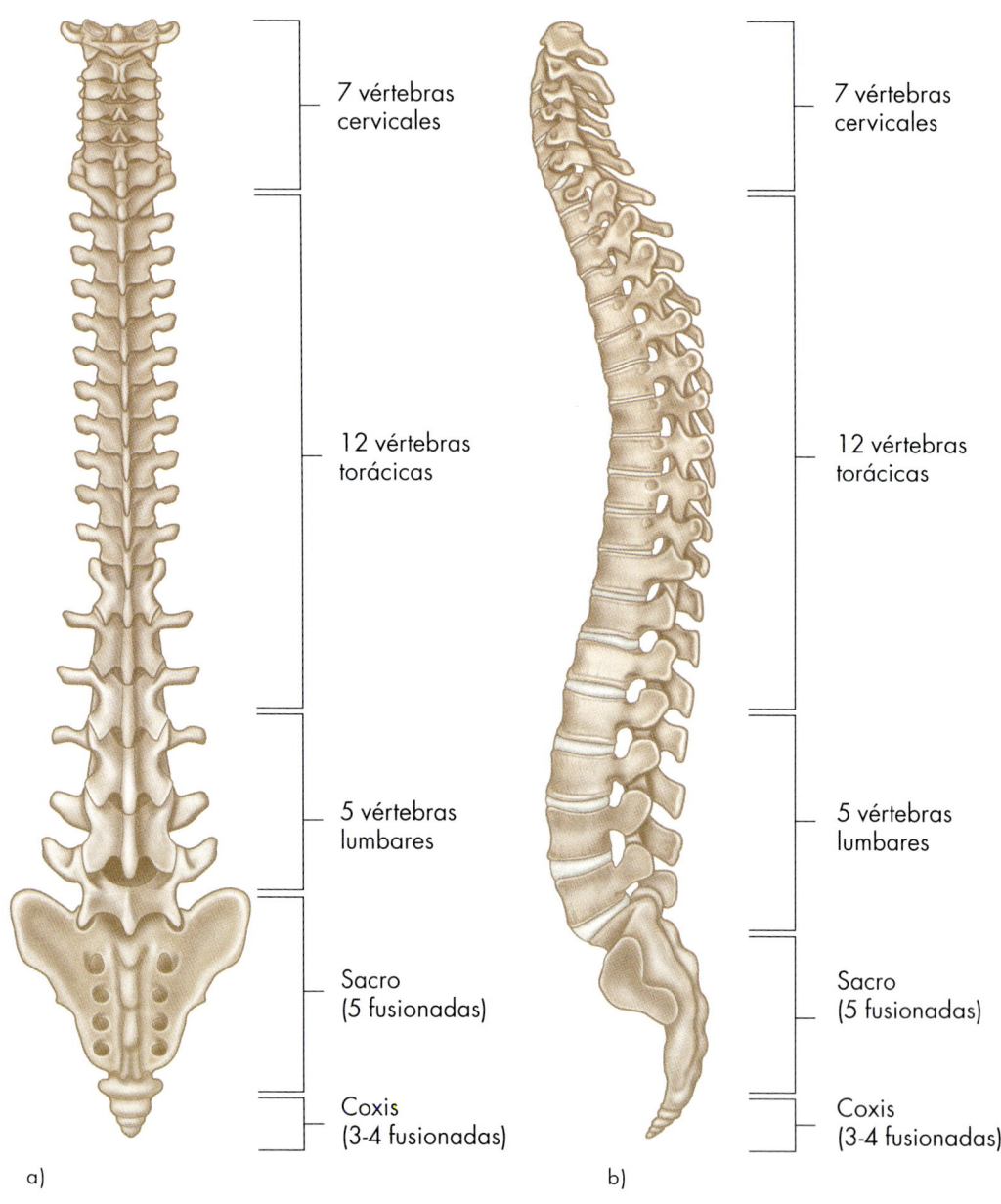

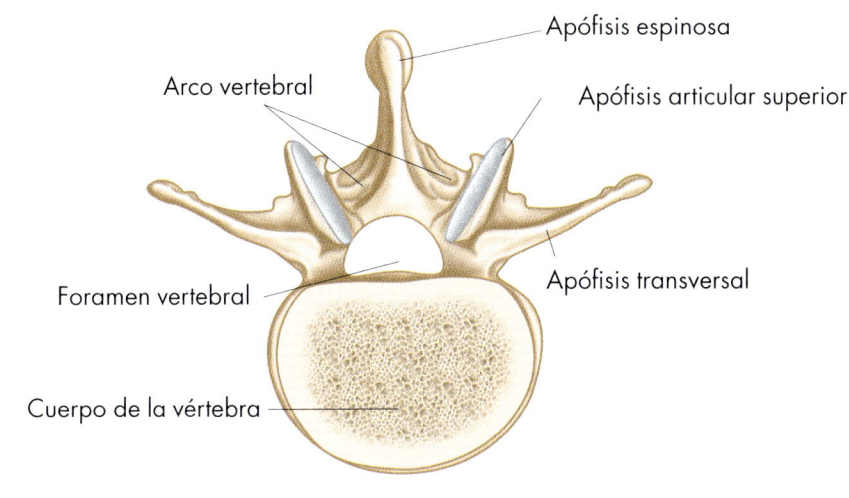

c)

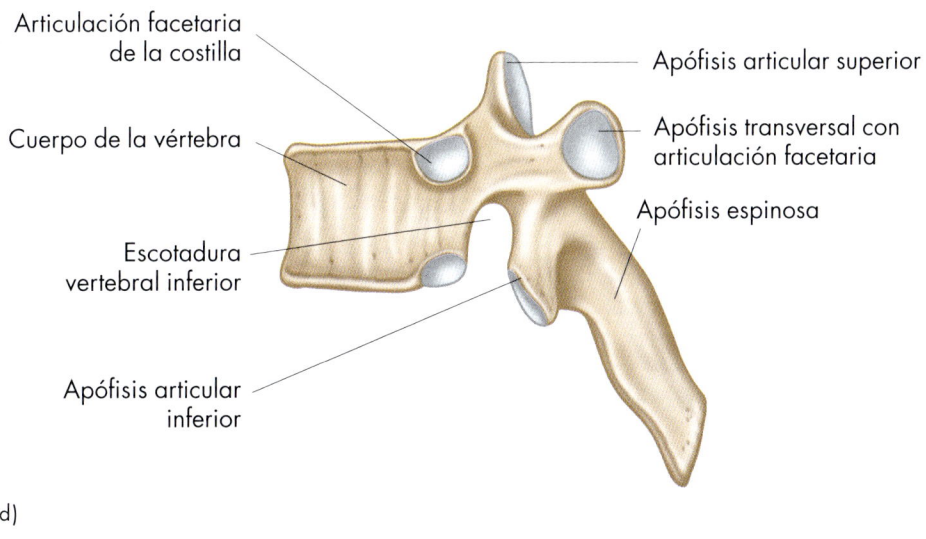

d)

Figura 1.31.
a) Columna: vista posterior.
b) Columna: vista lateral.
c) Vértebra lumbar (vista superior).
d) Vértebra torácica (vista lateral).

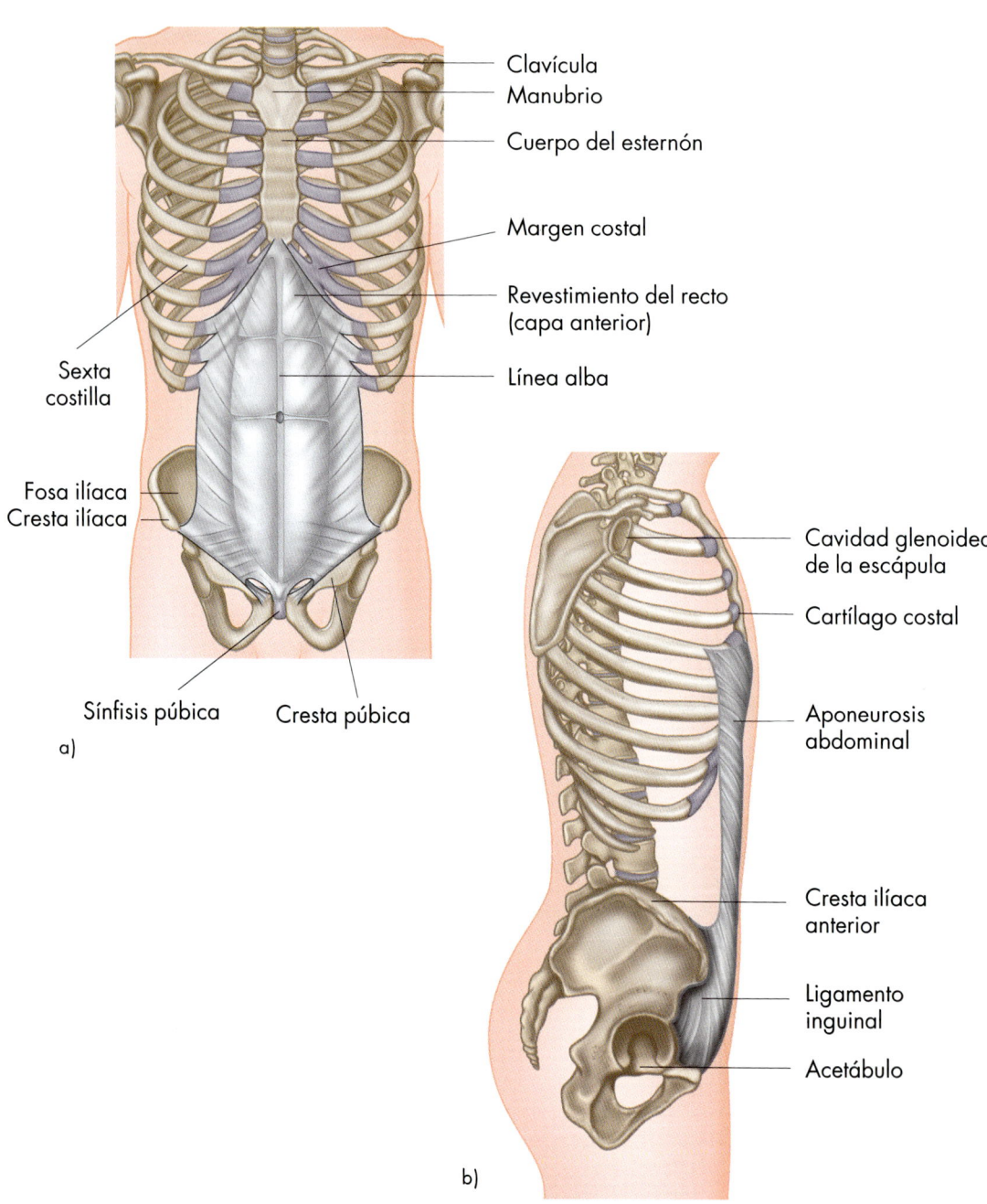

Figura 1.32.
a) Vista anterior
b) Vista lateral.

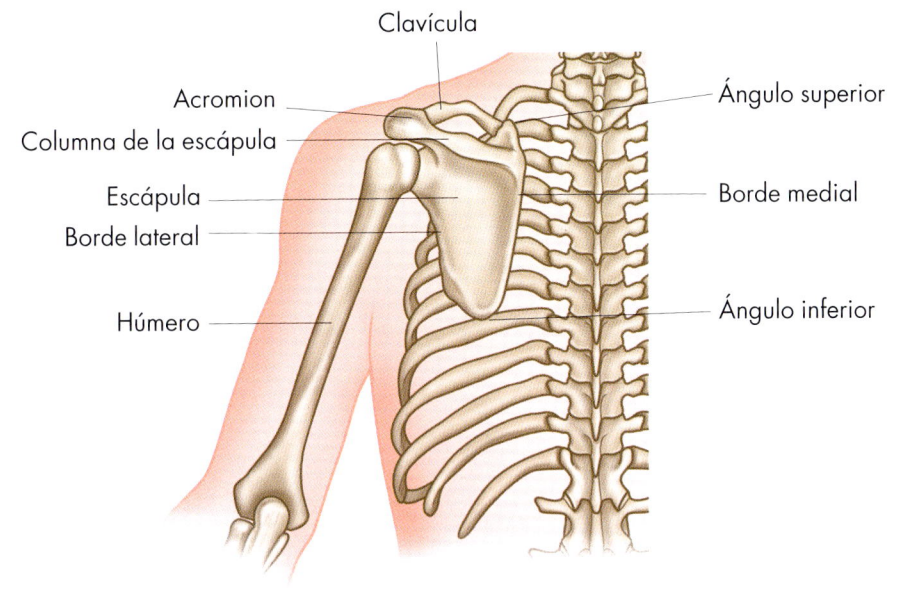

Figura 1.33. Escápula (vista posterior).

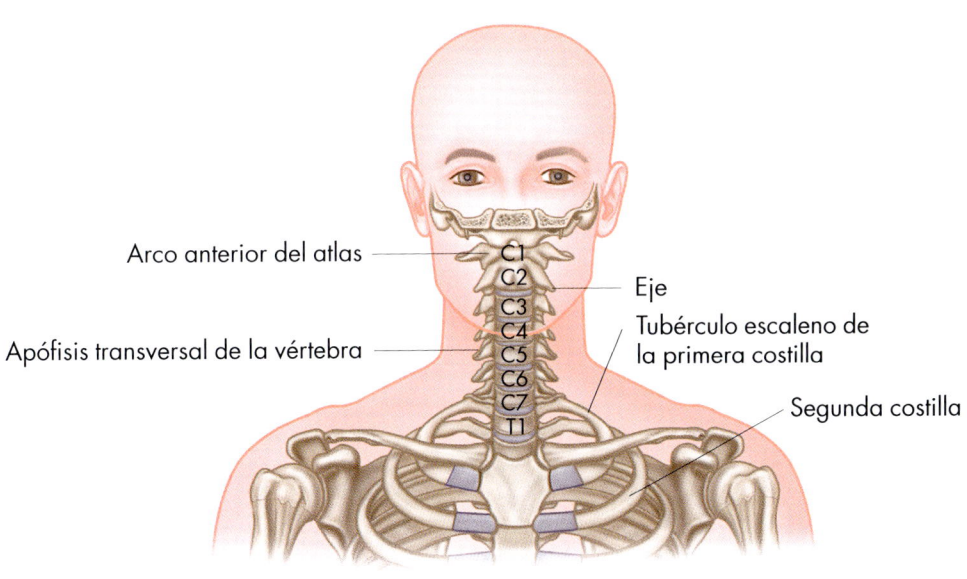

Figura 1.34. Del cráneo al esternón (vista anterior, se han eliminado la mandíbula y el maxilar superior).

MANUAL CONCISO DE ANATOMÍA DEL YOGA

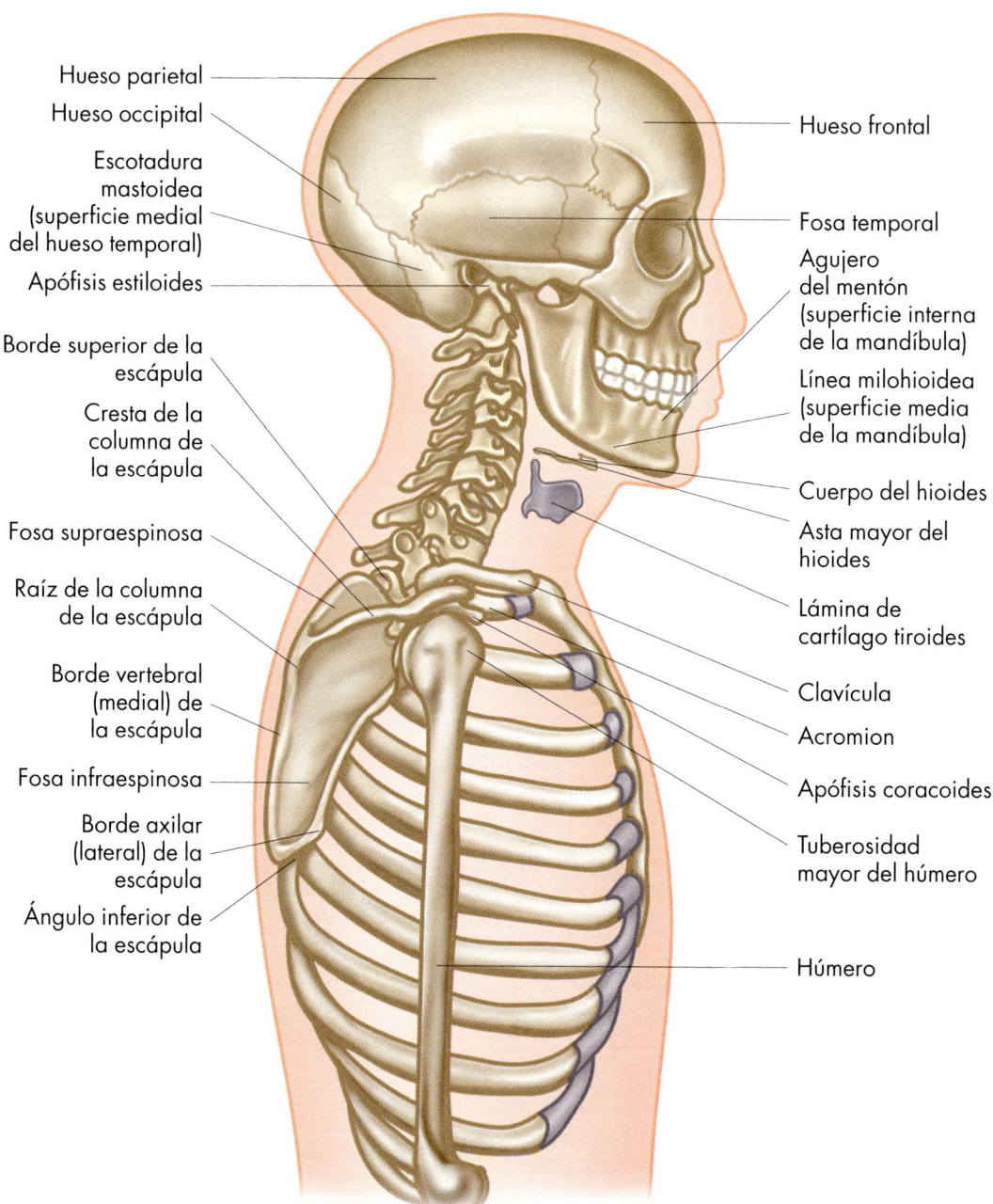

Figura 1.35. Desde el cráneo hasta el húmero (vista lateral).

LAS ARTICULACIONES SINOVIALES

Las articulaciones tienen dos funciones: proporcionan estabilidad y dan movilidad al esqueleto. Las articulaciones inamovibles (sinartrosis) y ligeramente movibles (anfiartrosis), más estables, se encuentran principalmente en el esqueleto axial y protegen los órganos internos, mientras que las articulaciones sinoviales se mueven libremente (diartrosis), y por tanto aparecen predominantemente en los miembros, donde se requiere una mayor amplitud de movimiento. Estas articulaciones tienen numerosos rasgos característicos:

- Un cartílago articular (hialino) que cubre los extremos de los huesos que forman la articulación.
- Una cavidad articular llena de líquido sinovial lubricante (un líquido deslizante que proporciona una capa que reduce la fricción).
- Unos ligamentos colaterales o accesorios que aportan afianzamiento y fuerza.
- Unas bolsas (saquitos llenos de líquido) que se encargan de proporcionar amortiguación.
- Unas fundas que rodean a los tendones que están sujetos a fricción, con objeto de protegerlos.

Los discos articulares (meniscos) están presentes en algunas articulaciones sinoviales (por ejemplo, la rodilla) y actúan como amortiguadores. Hay seis tipos de articulación sinovial: plana o deslizante, bisagra, pivote, esférica, condílea y en silla de montar.

Plana o deslizante

El movimiento se produce cuando dos superficies, por lo general planas o ligeramente curvadas, se deslizan la una sobre la otra. Algunos ejemplos son las articulaciones acromioclavicular y sacroilíaca.

Bisagra

El movimiento se produce alrededor de un único eje, un eje transversal, como en la bisagra de la tapa de una caja. Una protuberancia de un hueso encaja en una superficie articular cóncava o cilíndrica de otro, permitiendo la flexión y la extensión.

Algunos ejemplos son las articulaciones interfalángicas, el codo y la rodilla.

Pivote

El movimiento se produce alrededor de un eje vertical, como el gozne de una puerta. La protuberancia ósea de una superficie articular más o menos cilíndrica entra y gira en un anillo formado por hueso o ligamento. Un ejemplo es la articulación entre el radio y el cúbito, en el codo.

Esférica

Esta articulación consiste en una «bola» formada por la cabeza esférica o hemisférica de un hueso que rota dentro de la «cuenca» cóncava de otro, permitiendo la flexión, la extensión, la aducción, la abducción, la circunducción y la rotación. Por tanto, es multiaxial y permite el mayor rango de movimiento de todas las articulaciones.

Ejemplos son las articulaciones del hombro y de la cadera.

Condílea

Estas articulaciones tienen una superficie articular esférica que encaja en una concavidad que se ajusta a ella. Permiten la flexión, la extensión, la abducción y la aducción; una combinación de estas es la llamada «circunducción». Algunos ejemplos son la articulación de la muñeca y la articulación metacarpofalángica de los dedos (con la excepción de los pulgares).

En silla de montar

En una articulación en silla de montar las dos superficies articuladas tienen respectivamente áreas convexa y cóncava, que encajan como una silla de montar en el lomo de un caballo. Las articulaciones en silla permiten incluso más movimiento que las condíleas. Un ejemplo es la articulación carpometacarpiana del pulgar, que permite la oposición del pulgar al resto de los dedos.

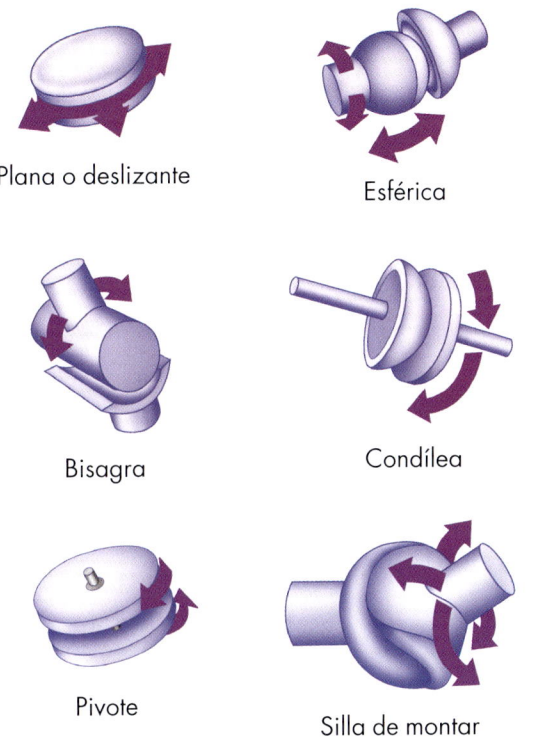

Figura 1.36. Las articulaciones sinoviales.

MANUAL CONCISO DE ANATOMÍA DEL YOGA

GUÍA DEL SISTEMA MUSCULAR

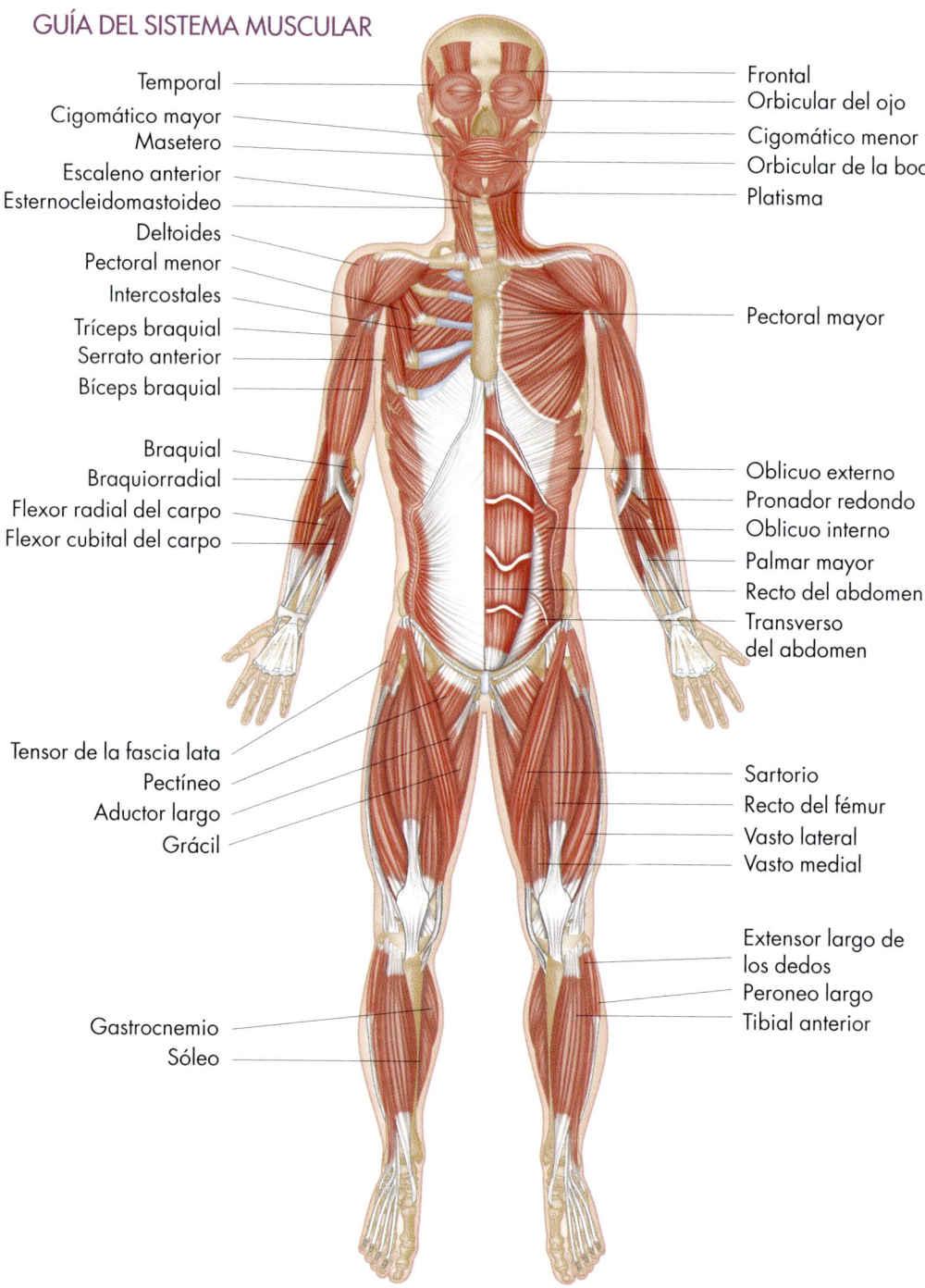

Figura 1.37a. Los músculos esqueléticos principales (vista anterior).

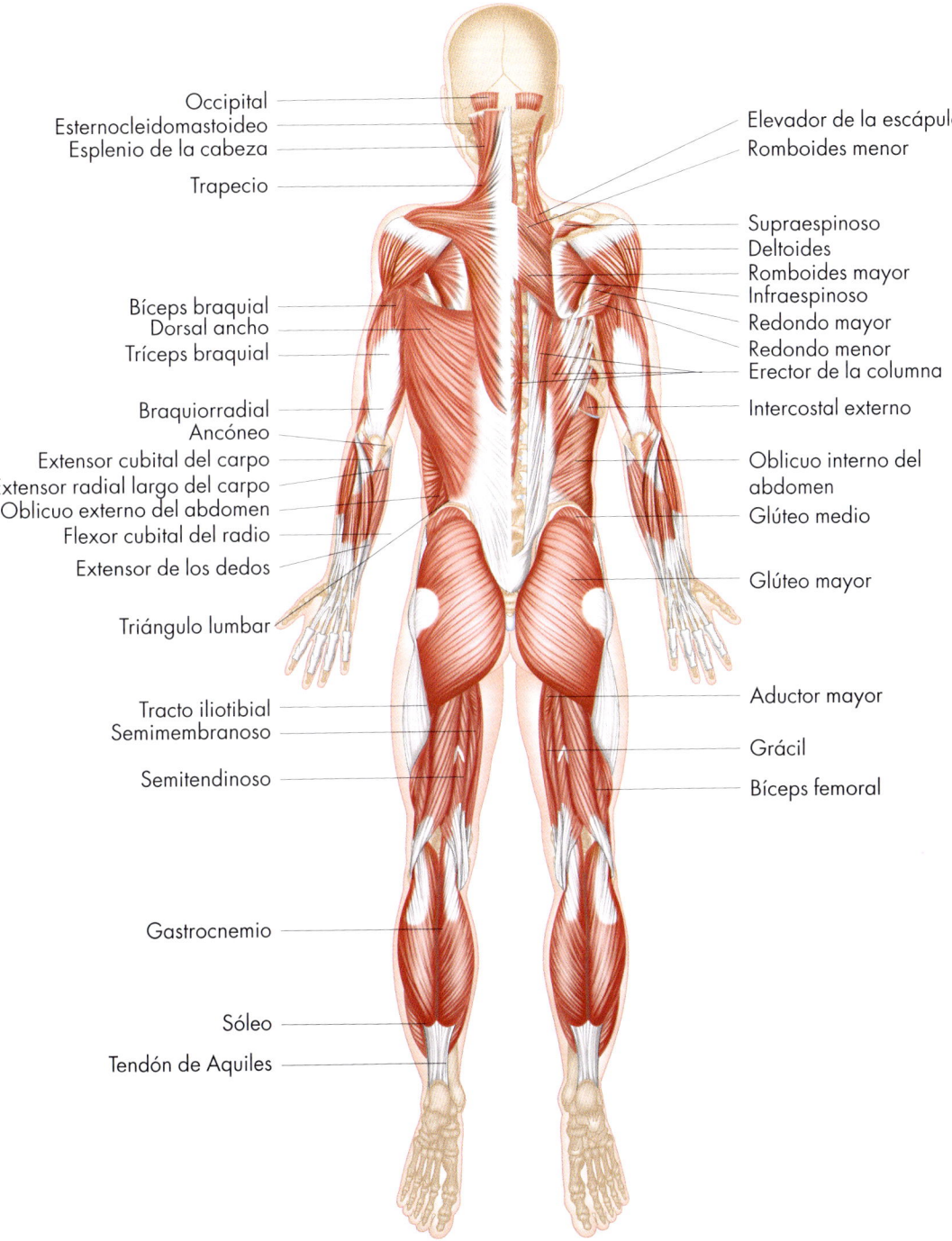

Figura 1.37b. Los músculos esqueléticos principales (vista posterior).

La inserción muscular

Los músculos esqueléticos (somáticos o voluntarios) constituyen aproximadamente el 40% del peso total del cuerpo humano. Su función principal es facilitar el movimiento, al contraerse y relajarse de una manera coordinada. Están adheridos al hueso por los tendones (o a veces directamente). El lugar en el que un músculo se adhiere a un punto relativamente fijo sobre un hueso, ya sea de forma directa o por medio de un tendón, se denomina *origen*. Cuando el músculo se contrae, transmite tensión a los huesos a lo largo de una o más articulaciones y el movimiento se produce. El extremo del músculo que se adhiere al hueso que se mueve recibe el nombre de *inserción*. La inserción del tendón, o tendinosa puede ser *proximal* (la más cercana al centro) o *distal* (la más alejada del centro).

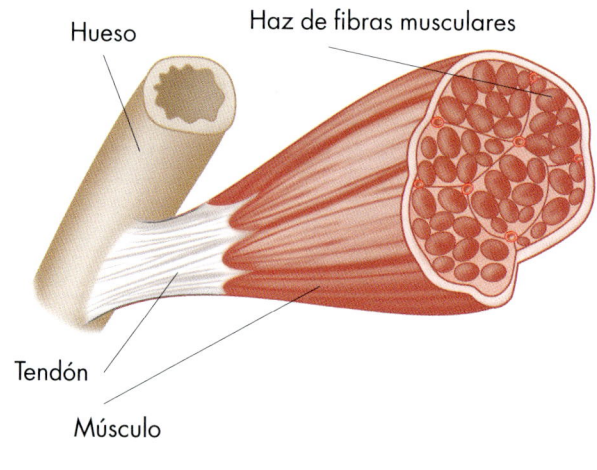

Figura 1.38. Inserción del tendón.

Los tendones y la aponeurosis

La fascia muscular (los componentes del tejido conjuntivo de un músculo) se combinan y extienden más allá del extremo del músculo en forma de cables redondeados o tiras lisas llamadas *tendones*, o como un material fino, plano y extenso parecido a una lámina, denominado *aponeurosis*. El tendón o la aponeurosis fijan el músculo al hueso, a un cartílago o a un haz de tejido fibroso llamado *sutura* (una unión parecida a una costura de las dos mitades laterales de una parte del órgano, como en la lengua).

El tabique intermuscular

En algunos casos, láminas planas de tejido conjuntivo denso conocido como *tabique intermuscular* penetran entre los músculos proporcionando así otro medio por el que las fibras musculares pueden adherirse.

Los huesos sesamoideos

Si un tendón está sometido a fricción, puede (aunque no necesariamente) desarrollar un hueso sesamoide. Un ejemplo es el tendón del peroneo largo en la planta del pie. Sin embargo, los huesos sesamoideos pueden aparecer también en tendones no sometidos a fricción. Sus funciones principales son modificar la presión, reducir la fricción y cambiar esporádicamente la dirección de una contracción muscular.

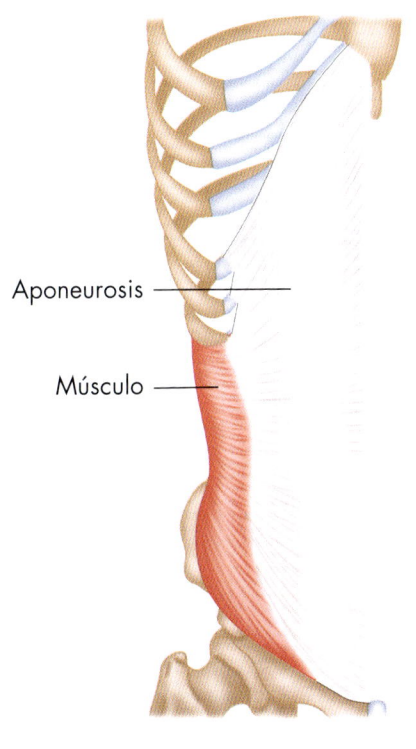

Figura 1.39. Aponeurosis de inserción.

Inserciones múltiples

Muchos músculos tienen solo dos inserciones, una en cada extremo, mientras que los músculos más complejos a menudo están adheridos a varias estructuras diferentes en su origen o en su inserción. Si estas adherencias están separadas, lo que significa que el músculo realmente da lugar a dos o más tendones o aponeurosis que se insertan en diversos puntos, se dice que este tiene dos o más cabezas.

Por ejemplo, el bíceps braquial tiene dos cabezas en su origen: una de la apófisis coracoide de la escápula y otra del tubérculo supraglenoideo (ver el capítulo 6). El tríceps braquial tiene tres cabezas y el cuádriceps, cuatro.

EL FUNCIONAMIENTO DEL MÚSCULO

Un músculo se contraerá al estimularlo con objeto de unir más sus inserciones, pero esto no siempre da lugar a un acortamiento muscular. Si la contracción del músculo hace que este cree alguna clase de movimiento, se denomina *isotónica*; si no se produce ningún movimiento, recibe el nombre de *isométrica*.

La contracción isométrica

Una contracción isométrica se produce cuando un músculo incrementa su tensión pero su longitud no se altera. En otras palabras, aunque el músculo se tensa, la articulación sobre la que este opera no se mueve. Un ejemplo de esto es sostener en la mano un objeto pesado con el codo doblado en una postura fija de 90 grados. Otro ejemplo es intentar levantar algo que resulta demasiado pesado para moverlo. Observa también que algunos de los músculos posturales trabajan principalmente de manera isométrica por reflejo automático. Por ejemplo, en la posición erguida, el cuerpo tiene una tendencia natural a caer hacia delante debido al tobillo. Esto lo impide la contracción isométrica de los músculos de la pantorrilla. Igualmente, el centro de gravedad del cráneo haría que la cabeza se inclinara hacia delante si los músculos de la parte posterior del cuello no se contrajeran isométricamente para mantenerla erguida. Las contracciones isométricas son muy frecuentes en el yoga ya que las posturas se realizan apoyándose contra una fuerza inamovible como el suelo o una pared.

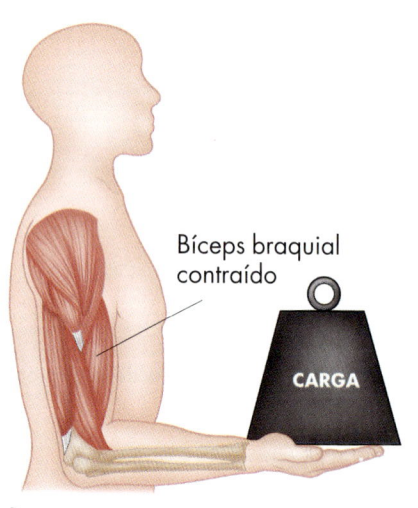

Figura 1.40. Contracción isométrica.

La contracción isotónica

Las contracciones isotónicas musculares nos permiten movernos. Existen dos tipos de contracción isotónica: *concéntrica* y *excéntrica*.

La contracción concéntrica

En las contracciones concéntricas, las inserciones de los músculos se acercan más entre sí, causando el movimiento en la articulación. Usando el ejemplo de sostener un objeto, si los bíceps braquiales se contraen concéntricamente, la articulación del codo se flexionará y la mano se moverá hacia el hombro, contra la gravedad. Igualmente, si hacemos abdominales, los músculos del abdomen se contraen concéntricamente para levantar el torso.

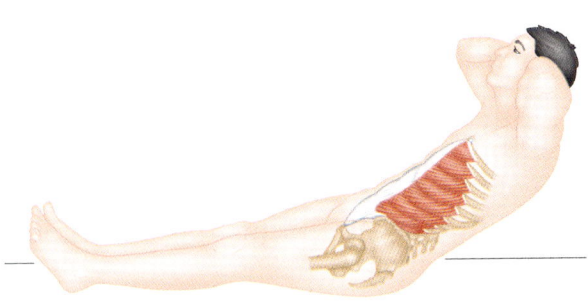

Figura 1.41. Los abdominales se contraen concéntricamente para levantar el torso.

La contracción excéntrica

La contracción excéntrica significa que las fibras musculares «se desenrollan» de una manera controlada para frenar los movimientos en aquellos casos en que la gravedad, si no se controla, les haría adquirir una velocidad excesiva. Un ejemplo de esto es bajar hasta el costado un objeto sostenido con la mano. Otro ejemplo es sencillamente sentarte en una silla o bajar el torso después de un ejercicio de abdominales (los abdominales se contraen excéntricamente para controlar el impacto

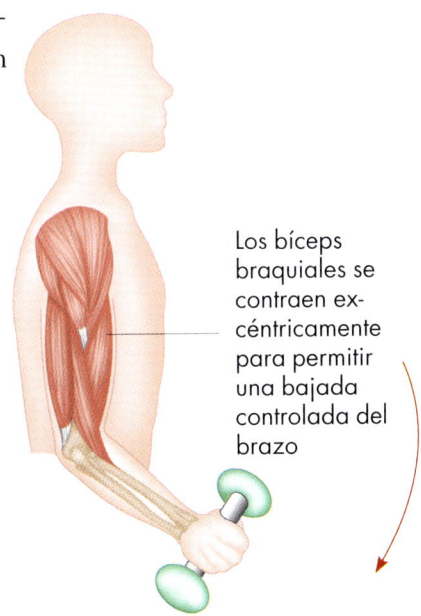

Los bíceps braquiales se contraen excéntricamente para permitir una bajada controlada del brazo

Figura 1.42. Contracción isotónica excéntrica.

en el suelo). Por tanto, la diferencia entre la contracción concéntrica y la excéntrica es que en la primera, el músculo se acorta, mientras que en la segunda, se alarga.

Acciones

Los músculos funcionan en conjunto o en oposición para lograr una amplia variedad de movimientos. Por tanto, cualquier cosa que pueda hacer un músculo, hay otro que puede deshacerlo. También se requiere que los músculos proporcionen sujeción o una estabilidad adicionales para permitir que ciertos movimientos se produzcan en otras partes del cuerpo.

Los músculos se clasifican en cuatro grupos funcionales:

1. Motor o agonista.
2. Antagonista.
3. Sinergista.
4. Fijador o estabilizador.

El motor o agonista

Un *motor* (también llamado *agonista*) es un músculo que se contrae para producir un movimiento determinado. Un ejemplo es el bíceps braquial, que es el motor en la flexión del codo. Otros músculos pueden ayudar al motor a producir ese mismo movimiento, aunque con menos efecto: a esos músculos se los denomina *ayudantes del motor* o *motores secundarios*. Por ejemplo, el braquial ayuda al bíceps braquial a flexionar el codo y, por tanto, es un motor secundario.

El antagonista

Al músculo situado en el lado contrario del motor en una articulación, que debe relajarse para permitir que el motor se contraiga, se le llama *antagonista*. Por ejemplo, cuando el bíceps braquial de la parte frontal del brazo se contrae para flexionar el codo, el tríceps braquial en la parte posterior del brazo debe relajarse para permitir que se produzca este movimiento. Cuando el movimiento se invierte, es decir, cuando el codo se extiende contra una resistencia, el tríceps braquial se convierte en el motor y el bíceps braquial asume el papel de antagonista.

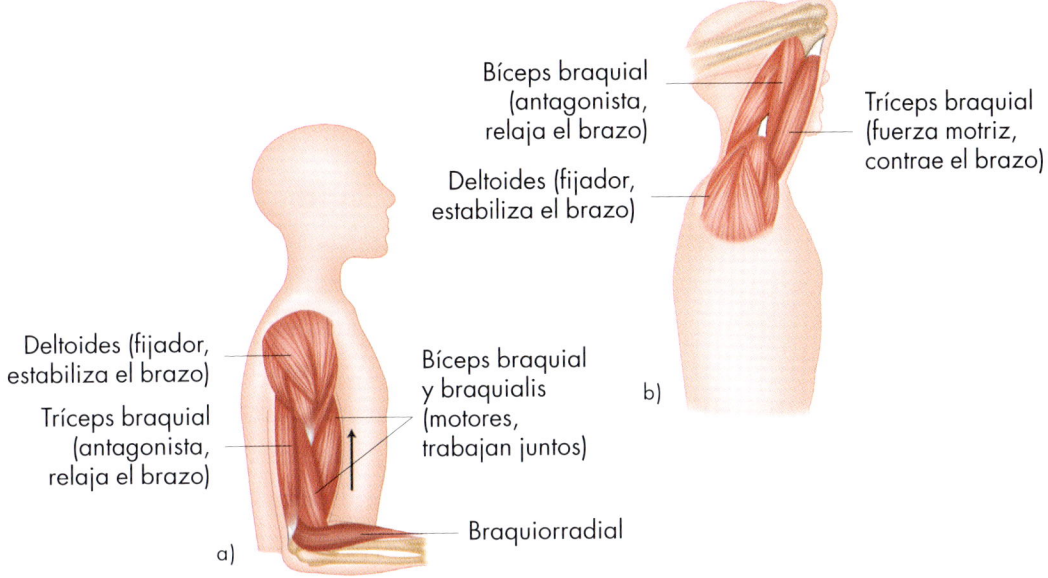

Figura 1.43. Acciones de los grupos musculares: a) Flexión del brazo en el codo. b) Extensión del brazo en el hombro (se muestra el movimiento invertido del motor y el antagonista).

El sinergista

El sinergista es el músculo que realza el movimiento de un antagonista. También puede impedir cualquier movimiento no deseado que pueda ocurrir cuando se contrae el músculo motor. Esto tiene una importancia especial donde un motor cruza dos articulaciones, porque al contraerse produce movimiento en ambas, a menos que otros músculos actúen para estabilizar una de las articulaciones. Por ejemplo, los músculos que flexionan los dedos no solo cruzan las articulaciones de los dedos, sino además las de la muñeca, lo que podría causar movimiento en ambas articulaciones. Sin embargo, como tienes otros músculos actuando sinergéticamente para estabilizar la articulación de la muñeca, puedes flexionar los dedos formando un puño sin flexionar además la muñeca al mismo tiempo.

Un motor puede realizar más de una acción en la misma articulación o en otra; por ese motivo actúan también para eliminar los movimientos indeseados. Por ejemplo, el bíceps braquial flexiona el codo, pero su línea de tracción también supinará el antebrazo (lo rotará como al apretar un tornillo). Si quieres que la flexión se produzca sin supinación, otros músculos deben contraerse para impedirla. En este contexto, a este tipo de sinergistas se los llama en ocasiones *neutralizadores*, ya que contrarrestan el movimiento indeseado.

El estabilizador

A los sinergistas se los conoce más específicamente con el nombre de fijadores o *estabilizadores* cuando inmovilizan el hueso del origen del motor, proporcionando así una base estable para la acción de este. Los músculos que estabilizan (fijan) la escápula durante los movimientos del miembro superior o los ejercicios abdominales son buenos ejemplos. Los músculos abdominales están adheridos tanto a la caja torácica como a la pelvis. Cuando se contraen para permitirte realizar abdominales, los flexores de la cadera se contraen sinérgicamente como fijadores para impedir que los abdominales desnivelen la pelvis, permitiendo así que la parte superior del cuerpo se incline hacia delante mientras la pelvis permanece fija.

Muchas posturas de yoga se mantienen isométricamente, contra una fuerza inamovible como la del suelo. Esta es una forma de ejercicio de resistencia. Pero por lo general para «llegar a» una postura determinada y «volver» de ella, los músculos se contraen concéntrica o excéntricamente. Para entender mejor estos conceptos, plantéate el siguiente análisis de la postura del barco (*Navasana*).

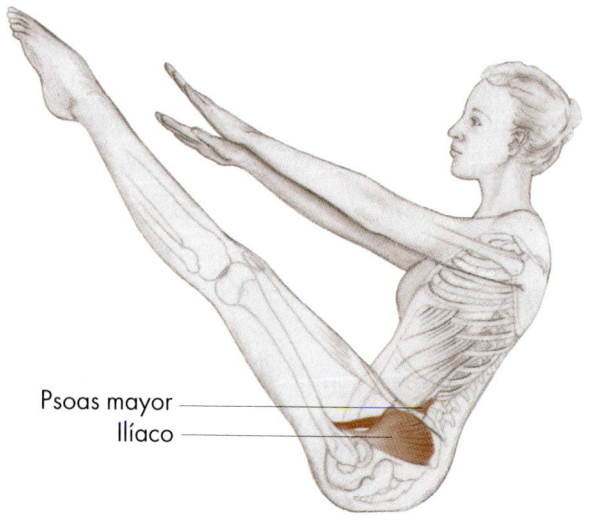

Figura 1.44. Postura del barco, en sánscrito, *Navasana*.

La postura del barco (figura 1.44) es principalmente una asana de flexión de cadera y de extensión de columna. Si los brazos están extendidos hacia delante, se añade la flexión del hombro.

Enfoque: los músculos principales que se contraen concéntricamente (acortándose) contra la resistencia (gravedad) «para llegar ahí» son los flexores de cadera: recto femoral, sartorio e iliopsoas; los aductores de cadera ayudan a mantener las piernas juntas y los cuádriceps también se contraen para mantener las piernas rectas (si esta postura resulta muy difícil, se pueden flexionar las rodillas y apoyar las manos en el suelo).

Si la postura se realiza correctamente, los músculos posteriores profundos (transverso, etc.) y otros extensores fuertes de columna (por ejemplo, el erector de la columna) se contraerán también para enderezar la espalda contra la resistencia de la gravedad. Por tanto, todos los músculos contractores son agonistas (motores o movilizadores), y sus antagonistas son los músculos que se encuentran en el lado contrario de los motores: los extensores de la cadera (el glúteo mayor y los tendones), los flexores de la rodilla (los tendones de las corvas) y los flexores de la columna (los abdominales). En la articulación del hombro, los flexores de los brazos (el pectoral mayor superior, el deltoides anterior, el bíceps braquial y el coracobraquial) actúan para mantener los brazos hacia delante en flexión contra la gravedad.

Estabilizadores: el psoas mayor actúa como un estabilizador para la cadera y la región lumbar y como un sinergista con el ilíaco en la flexión de cadera. Otros músculos profundos del torso, como el transverso del abdomen y el cuadrado lumbar, también estabilizan la región lumbar. La pregunta es: ¿qué hacen los abdominales? Ciertamente uno puede sentir su efecto en esta postura. De hecho, el recto del abdomen y los oblicuos actúan como estabilizadores, manteniendo la postura y sujetando la región lumbar.

Descenso: ahora, para salir de la postura, los agonistas, especialmente en la cadera, deben contraerse excéntricamente (alargarse) para impedir que las piernas caigan de golpe al suelo. En otras palabras, controlan el movimiento hacia la resistencia; de lo contrario, la gravedad haría que el movimiento hacia abajo fuera excesivamente rápido.

En *Navasana*, son principalmente los tendones de la corva de los que se estiran, sobre todo si las rodillas están rectas. Si los brazos están extendidos hacia delante, el dorsal ancho, el redondo mayor y menor, el infraespinoso, el deltoides posterior y el tríceps están alargados hasta cierto punto. Estos son músculos localizados posteriormente (en la espalda) que extienden la articulación del hombro. La cintura escapular se fija neutralmente.

UNA NOTA IMPORTANTE: todos los músculos tienen la capacidad de ser agonistas, antagonistas, sinérgicos y estabilizadores (fijadores). El papel de cada uno de ellos depende del movimiento que se esté realizando. Un músculo puede ser motor y otros que realizan el mismo movimiento se consideran «sinérgicos» cuando lo ayudan o cuando se convierten en motores secundarios o sustentadores de la postura. A veces se usa el término *neutralizador* así como *sinérgico* cuando un músculo actúa para suspender un movimiento indeseado de otro músculo (normalmente que puede hacer funcionar dos articulaciones, llamado *biarticulado*). ¡Es complicado!

En las asanas de yoga, es más importante saber qué músculos se están fortaleciendo (contrayendo), cuáles se están estirando (alargando) y cuáles están funcionando como estabilizadores para mantener la postura.

Las palancas

Una palanca es un utensilio para transmitir fuerza, pero no para crearla, y consiste en una barra rígida que se mueve sobre un punto fijo (punto de apoyo). Más específicamente, una palanca consiste en una fuerza de empuje, una fuerza de resistencia, una barra rígida y un punto de apoyo. Juntos, los huesos, las articulaciones y los músculos forman un sistema de palancas corporal, donde las articulaciones actúan como puntos de apoyo, los músculos aplican el esfuerzo y los huesos transportan el peso de las partes del cuerpo que han de moverse. Las palancas se clasifican según la posición del punto de apoyo, la resistencia (carga) y el esfuerzo relativo a cada una de estas variantes.

En una palanca de primera clase, el esfuerzo y la resistencia están localizados en los lados opuestos del punto de apoyo. En una palanca de segunda clase, el esfuerzo y la resistencia se sitúan en el mismo lado del punto de apoyo y la resistencia se encuentra entre el punto de apoyo y el esfuerzo. Por último, en una palanca de tercera clase el esfuerzo y la resistencia están localizados en el mismo lado del punto de apoyo, aunque el esfuerzo actúa entre el punto de apoyo y la resistencia; este es el tipo de palanca más común en el cuerpo humano.

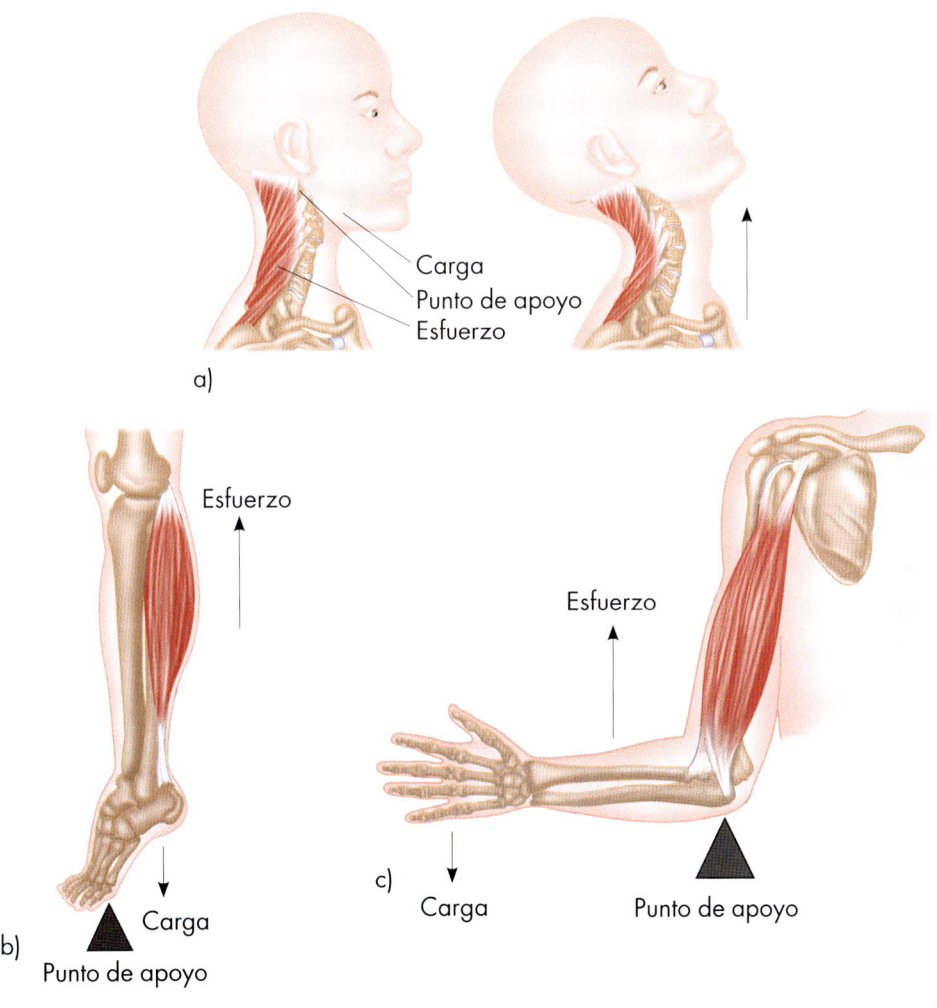

Figura 1.45. Ejemplos de palancas en el cuerpo humano: a) Palanca de primera clase; b) Palanca de segunda clase; c) Palanca de tercera clase.

2

LOS MÚSCULOS RESPIRATORIOS

EL YOGA Y LA RESPIRACIÓN

La respiración es la esencia del yoga y una de las razones principales por las que la práctica es tan vital (observa que el primer punto del que hay que tomar «conciencia» en cada una de las asanas descritas en esta obra es la respiración). El yoga conecta conscientemente por medio de la atención la mente y el cuerpo con el trabajo respiratorio, unificando los procesos corporales, ya que la respiración cura, nutre, limpia y energiza. La respiración, llamada *prana*, es la fuerza vital despertada, en contraste con la *kundalini*, que es la energía dormida. El yoga utiliza el *prana* para descubrir la energía latente.

En sánscrito (la lengua del yoga) al trabajo respiratorio se le llama *pranayama*, el cuarto de los ocho estadios descritos en los antiguos *Yoga Sutras* de Patanjali. Se utilizan diferentes técnicas para influir en el flujo, ritmo y volumen de aire que recorre el sistema respiratorio de manera consciente, permitiéndonos vincular el cuerpo-mente a lo inconsciente. Algunos ejemplos son *ujjayi* (respiración oceánica) y *nadi shodhana* (respiración alternando las fosas nasales).

Durante las asanas, la respiración se regula con el movimiento: la inspiración se usa para expandirse y la espiración para soltarse. Las fuerzas del *prana* y el *apana* se ponen de manifiesto aquí: el *prana* es inspirar para nutrirse y sanar y el *apana* («lo que arrastra») es la acción de eliminar hacia abajo y hacia fuera.[1]

---

1. El *prana* y el *apana* son dos de los cinco *vayus* (*vayu* = señor de los vientos) que se emplean en el yoga para controlar el trabajo respiratorio a través de diversas áreas corporales y de distintas maneras. Los otros tres son *samana* (respiración equilibrada centrada alrededor del ombligo), *udana* (movimiento ascendente alrededor de la garganta) y *vyana* (circulación y expansión por todo el cuerpo).

La concentración en la respiración se usa también en los métodos de relajación para calmar la mente activa.

En *The Vital Psoas Muscle* (Staugaard-Jones 2012) afirmé que el psoas mayor y el diafragma, el principal músculo respiratorio, se unen en un punto conocido como *plexo solar*. Esta es un área alrededor del ombligo y de la parte superior de la región lumbar que alberga un conjunto complejo de nervios del sistema nervioso central. Dentro del sistema sutil de energía conocido como los *chakras*, *Manipura*, el tercer chakra, existe en esta confluencia, donde la respiración es un componente vital. Aquí se conectan profundamente los aspectos físicos, emocionales y espirituales. Trataré más detalladamente sobre los chakras en el capítulo 5.

EL ACTO DE LA RESPIRACIÓN

La respiración es el proceso de inspirar y espirar, que estimula el flujo del aire, los fluidos, la conducción nerviosa y la fuerza energética hasta el nivel celular. Su mecanismo tiene múltiples aspectos y se pone en marcha espontáneamente.

El músculo del diafragma, en forma de cúpula, se contrae y se relaja rítmicamente para cambiar la presión y el volumen de la cavidad torácica por medio del SNA, que controla las acciones involuntarias. Cuando inspiramos, al diafragma le llega una señal desde el nervio frénico que le produce una sensación en el tendón central; el área diafragmática se contrae, lo que permite que se incremente en volumen la cavidad torácica, se expandan los pulmones y disminuya la presión. Al espirar, se reduce la capacidad y aumenta la presión, de una manera muy parecida a lo que sucede con un globo al expulsar el aire.

La cavidad abdominal también es activa. La forma del abdomen y la columna pueden cambiar cuando el diafragma empuja hacia abajo y hacia fuera el abdomen durante la inspiración y permite que los abdominales se muevan hacia atrás durante la espiración. A esto se le llama en el yoga «respiración abdominal» y se consigue cuando las inserciones del músculo en la caja torácica, el esternón y la región lumbar están fijas. La «respiración pectoral» se asocia a tener el tendón central (la parte superior) del diafragma fijo. Otros músculos ayudan también en la estabilización y acompañan la acción diafragmática.

EL DIAFRAGMA

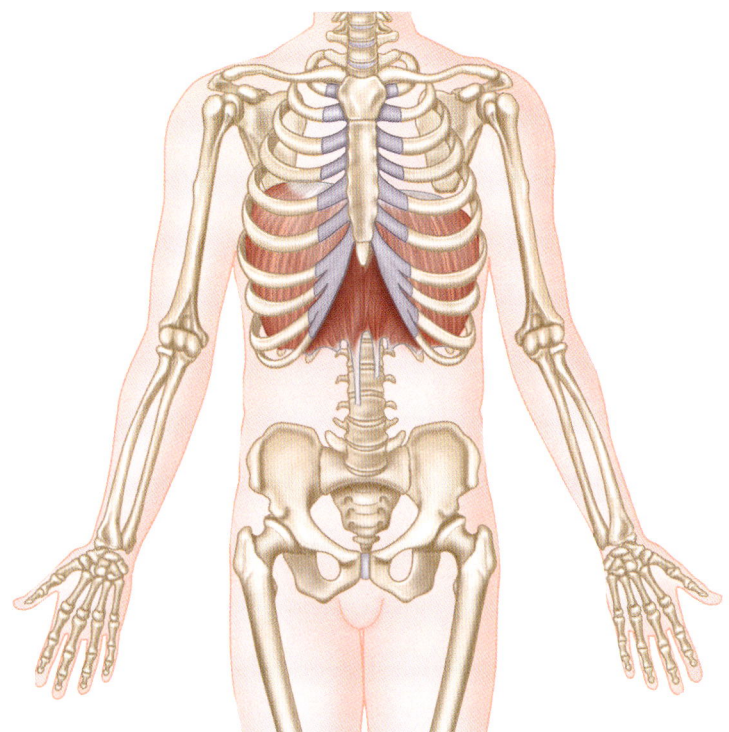

Del griego *dia,* 'entre', y *fragma,* 'partición', 'pared'.

Origen

Parte esternal: detrás de la apófisis xifoides.
Parte costal: las superficies internas de seis costillas inferiores y sus cartílagos costales.
Parte lumbar: las dos o tres vértebras superiores de la región lumbar (L1-L3). Los arcos lumbocostales mediales y laterales (conocidos también como los ligamentos arqueados mediales y laterales).

Inserción

Todas las fibras convergen y se insertan en un tendón central, es decir, este músculo se inserta en sí mismo.

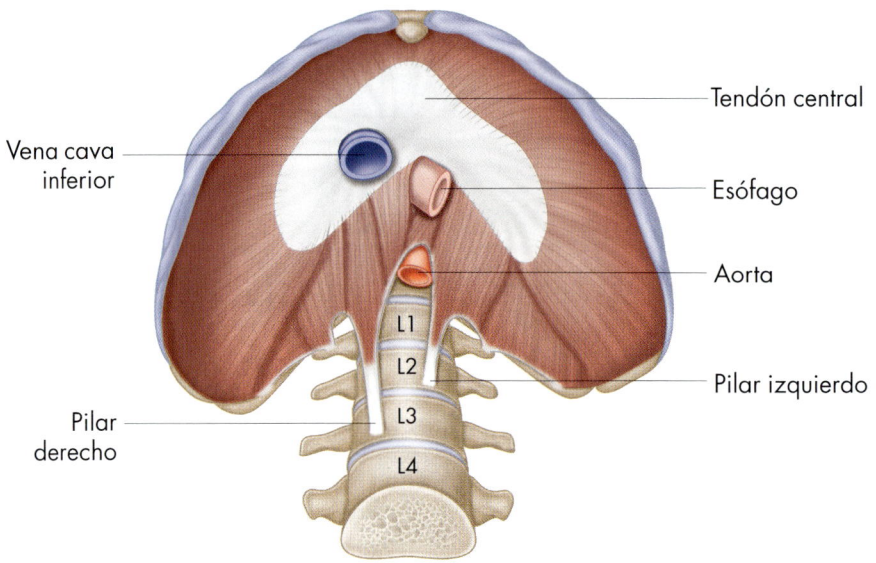

Acción

Forma el suelo de la caja torácica. Tira de su tendón central hacia abajo durante la inspiración, incrementando así el volumen de la cavidad torácica.

Nervio

El nervio frénico (ramas ventrales), C3, C4, C5.

Movimiento funcional

Produce el 60% de la capacidad respiratoria.

Asanas en las que se usa intensamente este músculo

Todas las asanas, así como los *pranayamas*. El diafragma aparece representado en *Vajrasana*, en la sección «Los músculos escalenos».

LOS ESCALENOS

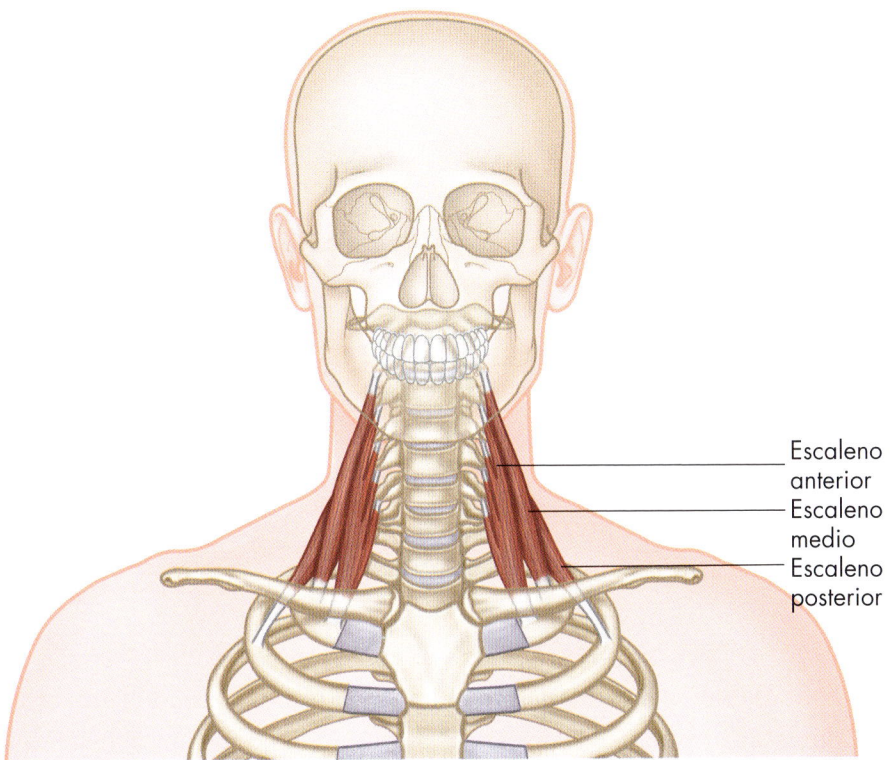

Junto con los intercostales, los escalenos forman parte de los músculos accesorios de la inspiración.

Del griego *skalenos*, 'desnivelado', y del latín, *anterior*, 'delante'; *medius*, medio y *posterior*, 'detrás'.

Origen

Apófisis transversas de las vértebras cervicales.

Inserción

ANTERIOR Y MEDIA: primera costilla.
POSTERIOR: segunda costilla.

Acción

EN CONJUNTO: flexionan el cuello. Elevan la primera costilla durante una fuerte inspiración.

INDIVIDUALMENTE: flexionan lateralmente y rotan el cuello.

Nervio

Ramas centrales de los nervios cervicales, C3-C8.

Movimiento funcional

Los escalenos son principalmente músculos de inspiración.

Problemas habituales cuando los músculos están tensos o retraídos crónicamente

Afecciones dolorosas del cuello, el hombro y el brazo porque el músculo hipertónico ejerce presión sobre un haz de nervios llamado plexo braquial y sobre la arteria subclavia.

Asanas o movimientos en los que se usan intensamente estos músculos

FORTALECIMIENTO: *Vajrasana* (postura de rodillas), elevando la caja torácica durante la inspiración. *Apanasana* (postura de liberación del viento). *Pranayamas*.

ESTIRAMIENTO: círculos cervicales. Cualquier movimiento que implique un descenso de la caja torácica durante la espiración.

Vajrasana (postura de rodillas). Nivel I
vajra = 'diamante', 'rayo'

Conciencia
La respiración, la caja torácica, expandirse, centrarse, los chakras.

Acción y alineamiento
Extensión de la columna, hombros y cintura escapular neutrales, flexión de las caderas y las rodillas. El peso del torso está directamente encima de los isquiones. Visto desde el lado, la oreja, el hombro y la cadera están alineados entre sí.

Técnica
Empieza arrodillándote con los isquiones sobre los talones (los dedos de los pies pueden estar encogidos o extendidos). La columna permanece alargada. Esta postura puede adoptarse en cualquier momento en que el practicante necesite centrarse en su interior.

Consejos prácticos
Esta postura es ideal para muchos *pranayamas* y para la meditación. Si sentarse recto sobre las piernas dobladas resulta incómodo, puede usarse un bloque o una manta bajo los isquiones o entre los muslos y las pantorrillas, ya que alzar las caderas acomodará las rodillas para que se doblen más fácilmente y ejercerá menos presión sobre los tobillos y los pies. Se recomienda mantener esta postura durante un máximo de diez minutos.

Contrapostura
Purvottanasana (ver el capítulo 6).

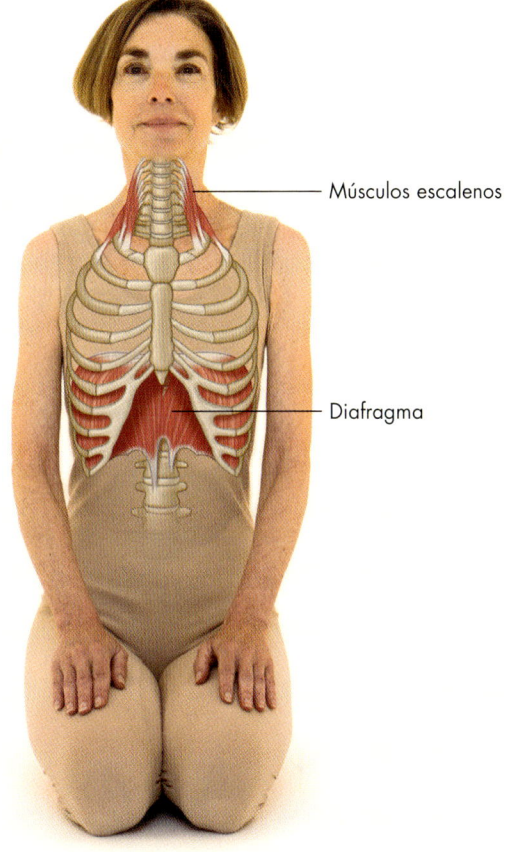

Músculos escalenos

Diafragma

EL TRANSVERSO DEL ABDOMEN

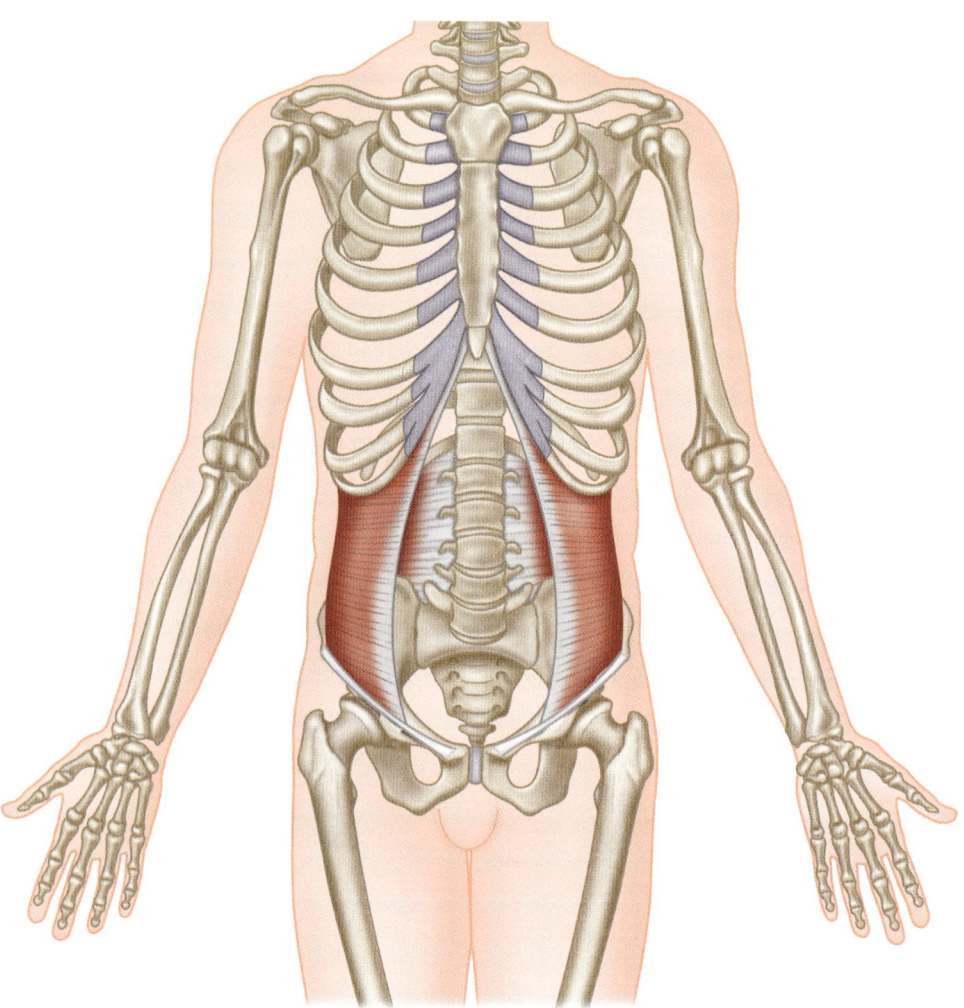

El transverso del abdomen es uno de los músculos accesorios que intervienen en la espiración.

Del latín *transversus*, 'a través', y *abdominis*, 'del abdomen', 'del estómago'.

Origen

Los dos tercios anteriores de la cresta ilíaca. Tercio lateral del ligamento inguinal. Cartílagos costales de las seis costillas inferiores. Fascia toracolumbar.

Inserción

La línea alba por medio de una aponeurosis abdominal (franja tendinosa que se extiende entre el esternón y el pubis).

Acción

Comprime el abdomen, ayudando a sujetar las vísceras abdominales contra la fuerza de la gravedad.

Nervio

Ramas ventrales de nervios torácicos T7-T12, nervios ilioinguinales e ilioipogástricos.

Movimiento funcional

Importante durante la espiración forzada, el estornudo y la tos. Ayuda a mantener una buena postura.

Problemas habituales cuando el músculo está débil

Lesión en la región lumbar, porque el tono muscular abdominal contribuye a la estabilidad de esa zona de la columna.

Asanas en las que se usa intensamente este músculo

FORTALECIMIENTO: cualquier asana a la que pueda incorporarse una espiración forzada, como *Agni Sara* (cascada de fuego). *Bidalasana* (postura del gato). *Adho Mukha Svanasana* (postura del perro boca abajo). *Uttihiti Chaturanga Dandasana* (postura de la plancha).

ESTIRAMIENTO: *Bitilasana* (postura de la vaca). *Setu Bandhasana* (postura del puente). Inspiración fuerte.

Agni Sara (cascada de fuego). Nivel I

agni = 'fuego'; *sara* = 'esencia', 'cascada'.
NOTA: *Agni Sara* no es una postura en el verdadero sentido de la palabra, sino una práctica más dinámica.

Conciencia
La respiración, el plexo solar, el poder, elevación del suelo pélvico (perineo) y del recto, contracción abdominal.

Acción y alineamiento
Flexión y extensión de la columna, hombros y cintura escapular neutrales, extensión del los codos, estiramiento pélvico, ligera flexión de las caderas y las rodillas. Las rodillas están alineadas con los dedos de los pies, la columna permanece neutral al comienzo y los hombros se rotan hacia abajo.

Técnica
Permanece de pie con los pies separados como mínimo a la anchura de los hombros y las rodillas flexionadas y proporciona apoyo al torso colocando las manos por encima de las rodillas. Los abdominales están activados al expandirlos durante la inspiración (extensión de la columna) y contraerlos durante la espiración (flexión de la columna). Repite de tres a cinco veces. El transverso del abdomen se tensa al espirar de una manera forzada, tirando del abdomen hacia la columna en una flexión pronunciada. El «fuego» se crea en el plexo solar, el tercer chakra, *Manipura* (ver los chakras en el capítulo 5).

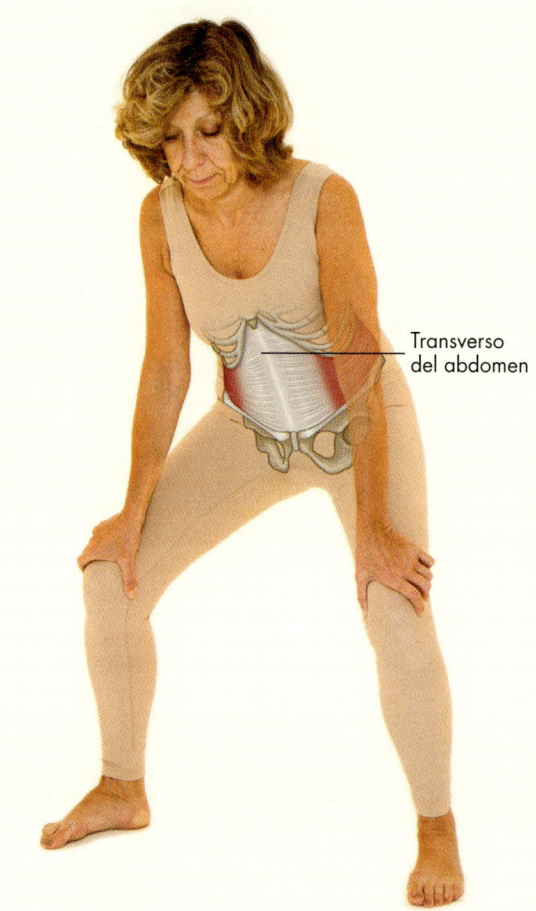

Transverso del abdomen

Consejos prácticos
Esta es una postura intensa y activa que calienta el núcleo abdominal y afecta al interior del cuerpo. Practícala con más suavidad si estás embarazada o menstruando, o si tienes hernia de hiato o problemas cardiovasculares. Esta asana puede realizarse en cualquier momento durante la práctica, pero parece más eficaz al principio o hacia la mitad de esta, cuando se requiere un calentamiento.

Contrapostura
Tadasana (ver el capítulo 3).

LOS INTERCOSTALES EXTERNOS

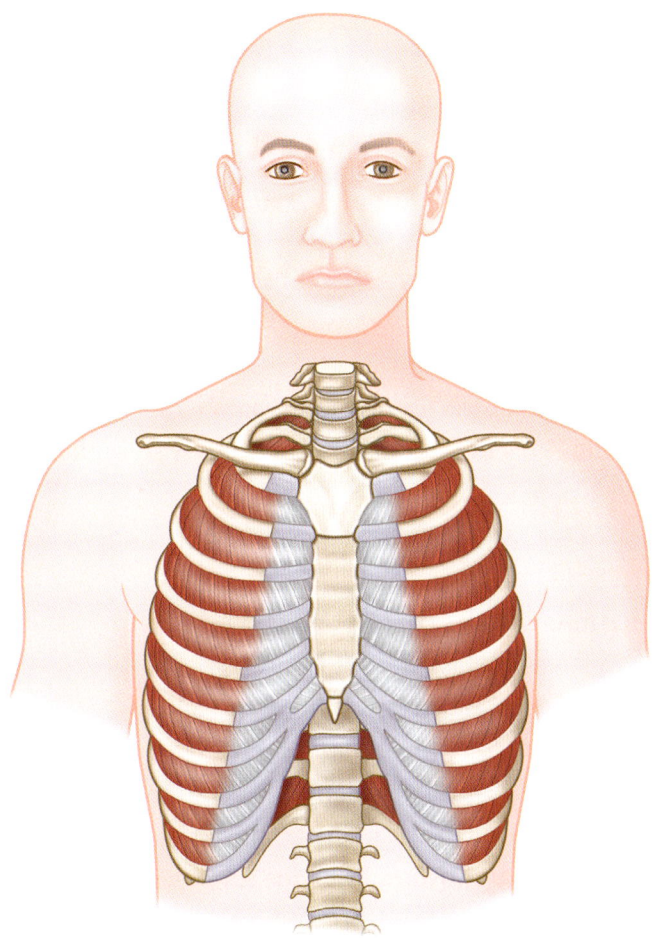

Los intercostales externos son, junto con los escalenos y los intercostales internos, parte de los músculos accesorios de la inspiración.

Del latín, *inter*, 'entre'; *costa*, 'costilla'. y *externi*, 'externo'.

Los músculos intercostales inferiores externos pueden unirse a las fibras del oblicuo externo, que se superponen a estos, formando así de hecho una capa continua de músculo en la que las fibras intercostales externas parecen entrelazadas con las costillas. Hay once intercostales externos en cada lado de la caja torácica.

Origen
El borde inferior de una costilla.

Inserción
El borde superior de la costilla inferior (las fibras se extienden oblicuamente hacia delante y hacia abajo).

Acción
Los músculos se contraen para estabilizar la caja torácica durante varios movimientos del tronco.

Pueden elevar las costillas durante la inspiración, incrementando así el volumen de la cavidad torácica (aunque esta acción es discutible).

Impide que el espacio intercostal sobresalga o se repliegue hacia dentro durante la respiración.

Nervio
Los nervios intercostales correspondientes.

Asanas en las que se usan intensamente estos músculos

FORTALECER Y ESTABILIZAR: *Virabhadrasana I, II, III* (postura del guerrero I, II y III). *Trikonasana* (postura del triángulo). *Sirsasana* (postura sobre la cabeza). *Vasisthasana* (postura de la plancha lateral) y postura de la plancha alta. *Adho Mukha Vrksasana* (postura invertida sobre las manos).

ESTIRAR: *Matsyasana* (postura del pez). Inspiración fuerte, *pranayamas*.

LOS INTERCOSTALES INTERNOS

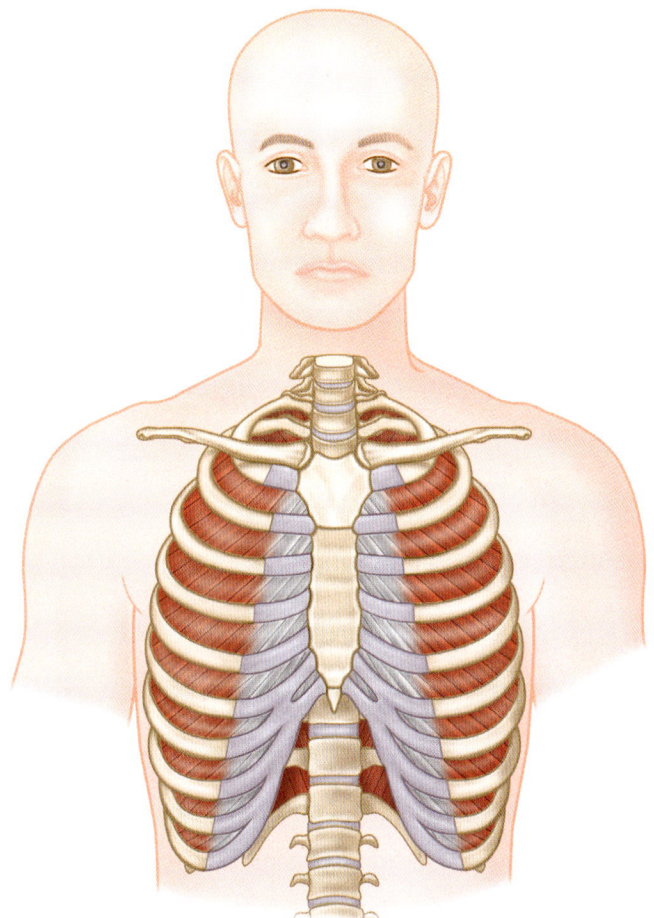

Los intercostales internos son, junto con los escalenos y los intercostales externos, parte de los músculos accesorios de la inspiración.

Del latín, *inter*, 'entre'; *costa*, 'costillas', e *interni*, 'interno'.

Las fibras intercostales internas se extienden por debajo de los intercostales externos y los cruzan oblicuamente. Hay once intercostales internos en cada lado de la caja torácica.

Origen

El borde superior de una costilla y el cartílago costal.

Inserción

El borde inferior de la costilla que hay por encima (las fibras se extienden oblicuamente hacia delante y hacia arriba en dirección al cartílago costal).

Acción

Los músculos se contraen para estabilizar la caja torácica durante varios movimientos del tronco.

Puede unir las costillas adyacentes durante la espiración forzada, disminuyendo así el volumen de la cavidad torácica (aunque esta acción es algo discutible).

Impide que el espacio intercostal sobresalga o se repliegue hacia dentro durante la respiración.

Nervio

Los nervios intercostales correspondientes.

Asanas en las que se usan intensamente estos músculos

FORTALECER Y ESTABILIZAR: *Virabhadrasana I, II, III* (postura del guerrero I, II y III). *Trikonasana* (postura del triángulo). *Sirsasana* (postura sobre la cabeza). *Vasisthasana* (postura de la plancha lateral) y postura de la plancha alta. *Adho Mukha Vrksasana* (postura invertida sobre las manos).

ESTIRAMIENTO: *Matsyasana* (postura del pez). Fuerte inspiración, *pranayamas*.

Virabhadrasana I (postura del guerrero I). Nivel I

Virabhadra = guerrero o ser superior de la mitología india

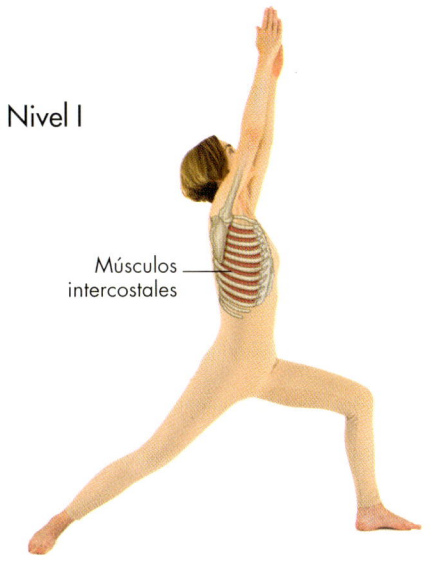

Músculos intercostales

Conciencia
La respiración, la fuerza, el estiramiento, la expansión de la caja torácica, la tensión abdominal, *drishti* (la concentración).

Acción y alineamiento
De extensión a hiperextensión de la columna, flexión de los hombros, elevación y depresión de la cintura escapular, flexión de la cadera y la rodilla (pierna adelantada), extensión de la cadera y la rodilla (pierna atrasada). La pelvis cuadrada al frente, la rodilla adelantada sobre el tobillo, el pie atrasado en un ángulo no superior a 45 grados, el talón adelantado alineado con la parte media del arco del pie atrasado.

Técnica
Permanece de pie en *Tadasana*, las manos en las caderas; da un paso atrás con un pie y coloca la parte inferior del cuerpo como se ha descrito anteriormente, doblando la rodilla adelantada. Inspira y eleva los brazos como se ve en la imagen, la mirada hacia delante o hacia arriba. Se pueden efectuar dos variaciones: una con el pie atrasado a 45 grados (solo si las caderas pueden aún cuadrarse hacia el frente) y otra con el pie atrasado hacia delante para ayudar a cuadrar la pelvis con el frente. El dorso se tensa al dejar caer la rabadilla, elevando el suelo pélvico y tirando de los abdominales hacia dentro y hacia arriba.

Consejos prácticos
Es una postura vigorosa que ayuda a calentar el cuerpo, si se hace al principio de la clase, y también se usa como postura de transición. Céntrate en la respiración y suaviza la intensidad. Tensa el torso para proteger la región lumbar. Asegúrate siempre de que la rodilla adelantada está mirando hacia delante y no oculta el dedo gordo del pie. Presiona el borde exterior del pie atrasado contra el suelo y absorbe energía desde ahí hacia arriba. Ambos pies son la base.

Contrapostura: *Tadasana* (ver el capítulo 3).

La glotis y el *ujjayi*
El *ujjayi* (respiración oceánica) es una respiración en tres partes que lleva el aire al abdomen, luego a la mitad del pecho, y por último a la parte superior del pecho; en la inspiración se invierte el proceso. A través de las fosas nasales se crea un sonido como el del mar que resuena en la garganta, ya que la glotis (el espacio entre las cuerdas vocales) está controlada por los músculos de la laringe para incrementar o disminuir el área según se requiera. Los sonidos surgen de este espacio, como la voz. Cuando la tensión de las cuerdas cambia, puede producirse el sonido del mar. Esta respiración se usa en los *pranayamas* y en las asanas como calentamiento y para enraizar profundamente.

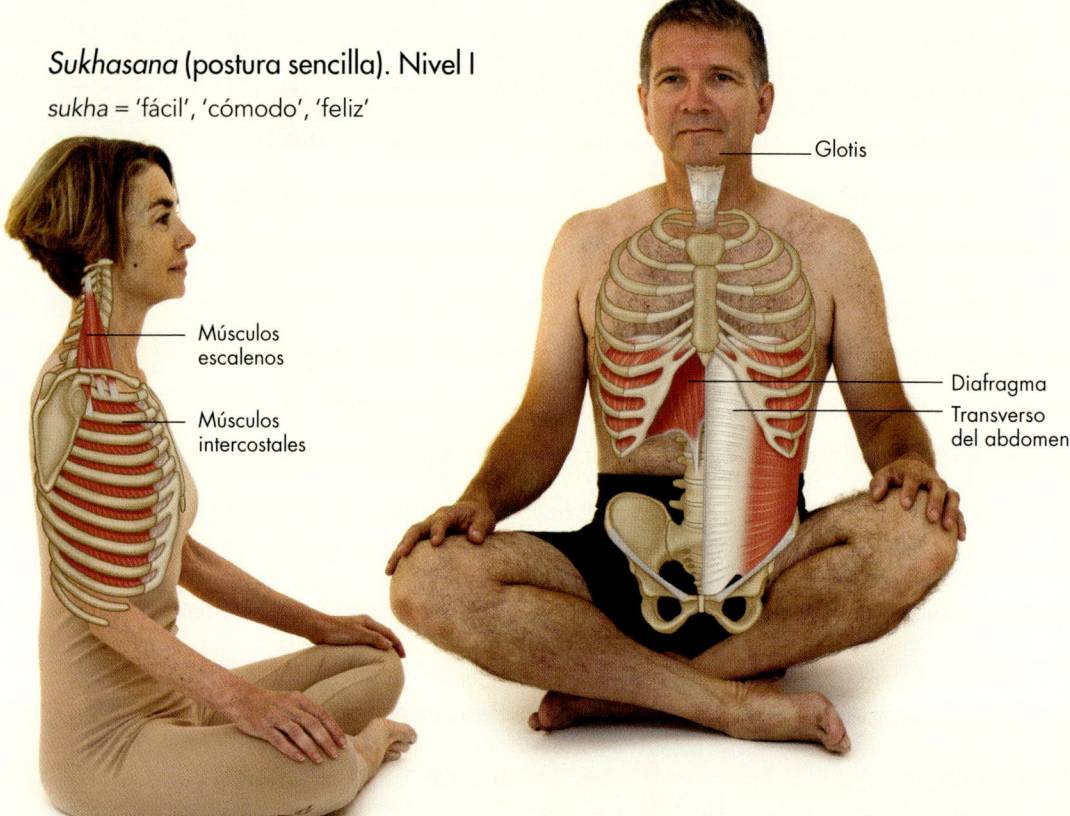

Sukhasana (postura sencilla). Nivel I

sukha = 'fácil', 'cómodo', 'feliz'

Conciencia
Respiración, comodidad, concentración.

Acción y alineamiento
Extensión de la columna, hombros y cintura escapular neutrales, flexión y rotación exterior de las caderas, flexión de las rodillas. El peso del torso está directamente sobre los isquiones, repartido uniformemente entre ambos.

Técnica
Cruza las piernas en posición sentada. Alarga la columna y descansa las manos sobre los muslos, en el regazo o extendidas sobre el suelo.

Consejos prácticos
Es una postura maravillosa de meditación y respiración y puede hacerse en cualquier momento durante la clase. Es especialmente beneficiosa al principio, cuando pueden presentarse el equilibrio, la concentración y la armonía. Es preferible tener las rodillas más bajas que las caderas para ayudar a extender la columna, pero para algunos esto no es «fácil». Sentarse sobre un bloque o unas mantas ayudará. Si hay tensión, descruza las piernas y siéntate en una silla.

Contrapostura
Alterna la posición de las piernas. Después de realizar la asana en ambas posiciones, estíralas y sacúdelas.

LOS MÚSCULOS DE LA CARA, LA CABEZA Y EL CUELLO

Aunque en la sociedad actual en ocasiones se presenta al yoga como un programa comercial de ejercicios, o incluso como una secta en algunos círculos, el objetivo milenario y verdadero de esta disciplina es la meditación, llevarnos al conocimiento del yo auténtico, a nuestra naturaleza más profunda de unidad e infinidad. Las asanas y los *pranayamas* se practican para conseguir este estado de unidad.

Evidentemente, los músculos del cuello son importantes para el movimiento de la cabeza, pero también hay que incluir aquí los músculos de la cara y el cráneo; de lo contrario, ¿cómo podría uno alcanzar la paz interior a menos que la atención esté centrada en los músculos de la concentración, la emoción y la tensión que se encuentran en esta área? En este capítulo descubrirás que al entender los músculos y los mecanismos del yoga se puede adquirir un profundo conocimiento.

LA RELAJACIÓN Y LA CONTRACCIÓN DEL MÚSCULO: LA UNIDAD MOTRIZ

Relajar ciertos músculos es fundamental si uno desea lograr una postura y una relajación adecuadas en el yoga. Los músculos esqueléticos pueden someterse al control consciente, ya que están ligados directamente al sistema nervioso somático (SNS), que forma parte del sistema nervioso periférico (SNP). El SNS transmite información de los nervios al sistema nervioso central (SNC) y de este a los músculos y a las fibras sensoriales; está asociado con el control muscular voluntario.

Se define a la «unidad motriz» como la neurona motriz (puede haber muchas en un solo músculo) y todas las fibras musculares que inerva; se trata de la única conexión entre el SNC y la actividad muscular. Cuando la neurona transmite un impulso nervioso, el músculo se contrae; cuando la neurona no transmite un impulso, el músculo se relaja. Se ha comprobado que tenemos la capacidad de «entrenar» a las unidades motrices para que permanezcan inactivas, permitiendo la relajación.

En términos sencillos, una decisión deliberada de la mente puede emitir señales internas que ayuden a silenciar los impulsos nerviosos, dando lugar a la relajación. Imagina los siguientes músculos de la cara y la cabeza en reposo; esto permite una liberación más intensa de la tensión, lo que conduce a la lucidez.

OCCIPITOFRONTAL

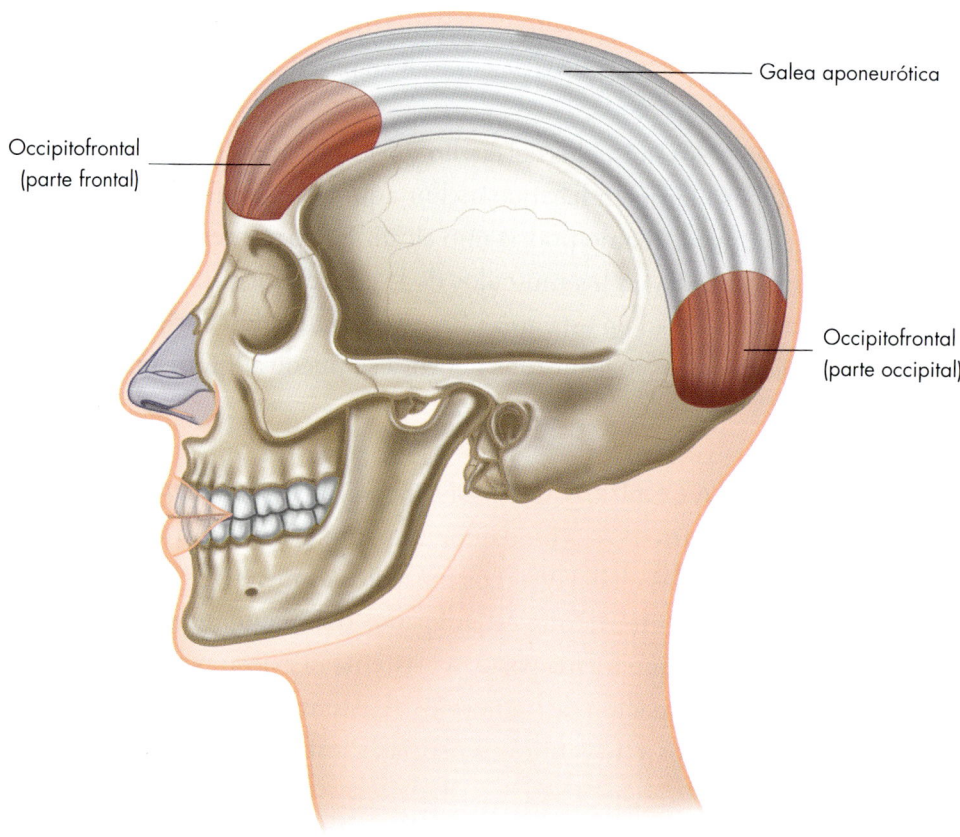

Del latín, *occiput*, 'parte posterior de la cabeza'; *frontalis*, y 'parte frontal de la cabeza'.

Este músculo en realidad está formado por dos músculos (el occipital y el frontal) unidos por una aponeurosis que recibe el nombre de galea aponeurótica, llamada así porque forma algo parecido a un casco (*galea* en latín) sobre el cráneo.

Origen

OCCIPITAL: el hueso occipital. La apófisis mastoides de un hueso temporal.
FRONTAL: la galea aponeurótica (un tendón en forma de lámina que llega a la parte frontal del abdomen).

Inserción

OCCIPITAL: la galea aponeurótica.
FRONTAL: la fascia y la piel sobre los ojos y la nariz.

Acción

OCCIPITAL: tira hacia atrás del cuero cabelludo.
FRONTAL: tira hacia delante del cuero cabelludo.

Nervio

Nervio facial VII.

Movimiento funcional básico

Ejemplo: eleva las cejas (arruga horizontalmente la piel de la frente).

Asanas que usan intensamente este músculo

Simhasana (postura del león).

EL PLATISMA

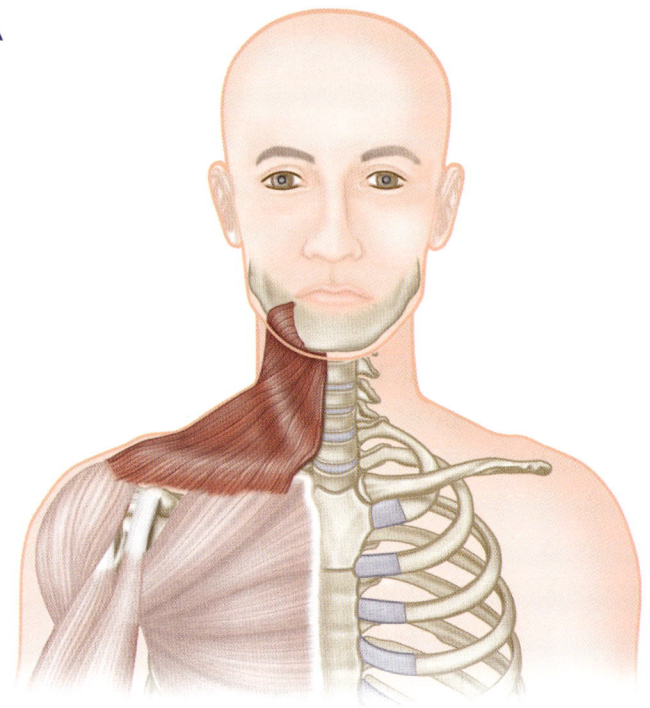

Del griego, *platys*, 'amplio', plano. En los corredores que están finalizando una carrera ardua puede verse cómo destaca este músculo.

Origen

La fascia subcutánea del cuarto superior del pecho (la fascia que recubre los músculos pectoral mayor y deltoides).

Inserción

La fascia subcutánea y los músculos de la barbilla y la mandíbula. El borde inferior de la mandíbula.

Acción

Tira hacia abajo y lateralmente del labio inferior desde la esquina de la boca. Tira hacia arriba de la piel del pecho.

Nervio

Nervio facial VII (rama cervical).

Movimiento funcional básico

Ejemplo: refleja una expresión de sorpresa o de sobrecogimiento repentino.

Simhasana (postura del león). Nivel I

simha = 'león'; *simhasana* = 'trono'

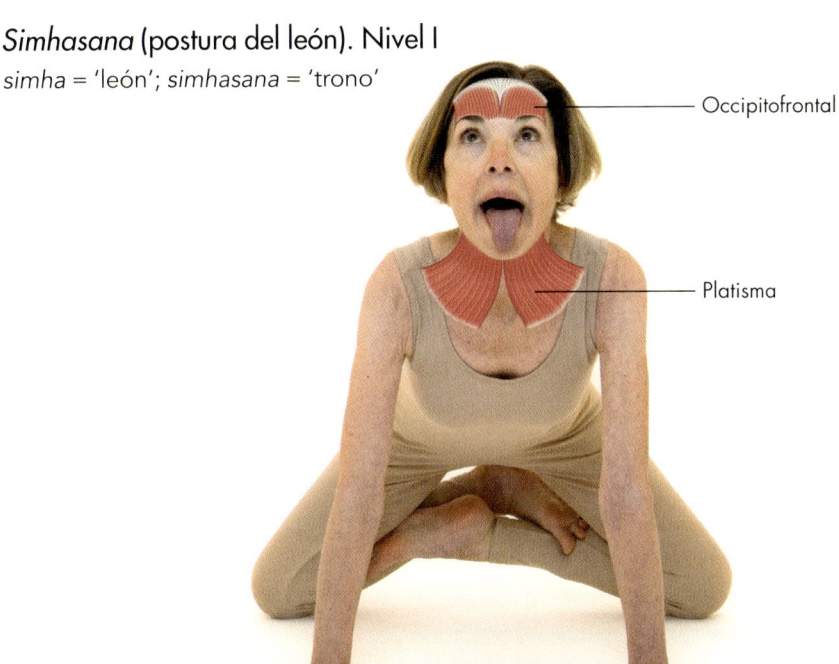

Conciencia
La respiración; relaja la tensión pectoral, facial respiratoria; puede activar tres bandas musculares principales; beneficia a los chakras cuatro, quinto y sexto.

Acción y alineamiento
Extensión de la columna, las articulaciones neutrales, flexión de la cadera dependiendo de la posición, expresión facial.

Técnica
En cualquier posición sentada de meditación, inspira profundamente por la nariz; luego espira mientras sacas la lengua, curvando la punta hacia la barbilla. Los ojos abiertos ampliamente, con la mirada hacia delante o hacia arriba, hacia las cejas. Al espirar se emite el sonido «ja», o a veces un «rugido».

Consejos prácticos
Si se añade movimiento corporal, uno puede empezar en *Sukhasana* (postura sencilla) y luego inclinarse sobre las manos al formar la expresión facial, llevando todo el torso hacia delante, como muestra la imagen. Presta atención a las rodillas ya que en esta acción el peso descansa sobre ellas. Esta postura puede añadirse en cualquier momento a la estructura de la clase.

Contrapostura
Si estás en *Sukhasana*, alterna la posición de las piernas y luego estíralas y sacúdelas.

EL NASAL

Del latín, *nasus*, 'nariz'.

Origen

La parte media del maxilar (sobre los dientes incisivo y canino). Cartílago alar mayor. La piel que cubre la nariz.

Inserción

Se une al músculo del lado opuesto al otro lado del puente de la nariz. La piel de la punta de la nariz.

Acción

Mantiene la apertura de las fosas nasales durante la inspiración forzada (es decir, abre los orificios nasales).

Nervio

Nervio facial VII (ramas bucales).

Movimiento funcional básico

Ejemplo: inspirar fuertemente por la nariz.

Pranayamas que usan intensamente este músculo

Ujjayi (respiración oceánica). *Nadi shodhana* (respiración alternando las fosas nasales).

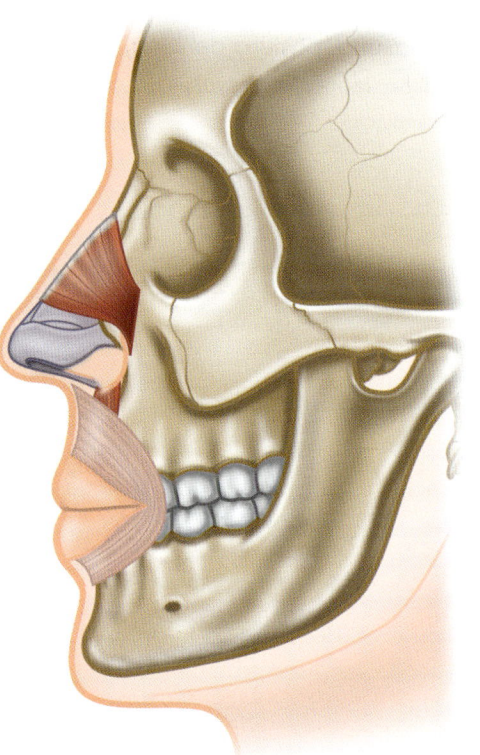

Padmasana (postura del loto). Nivel II
padma = 'loto'

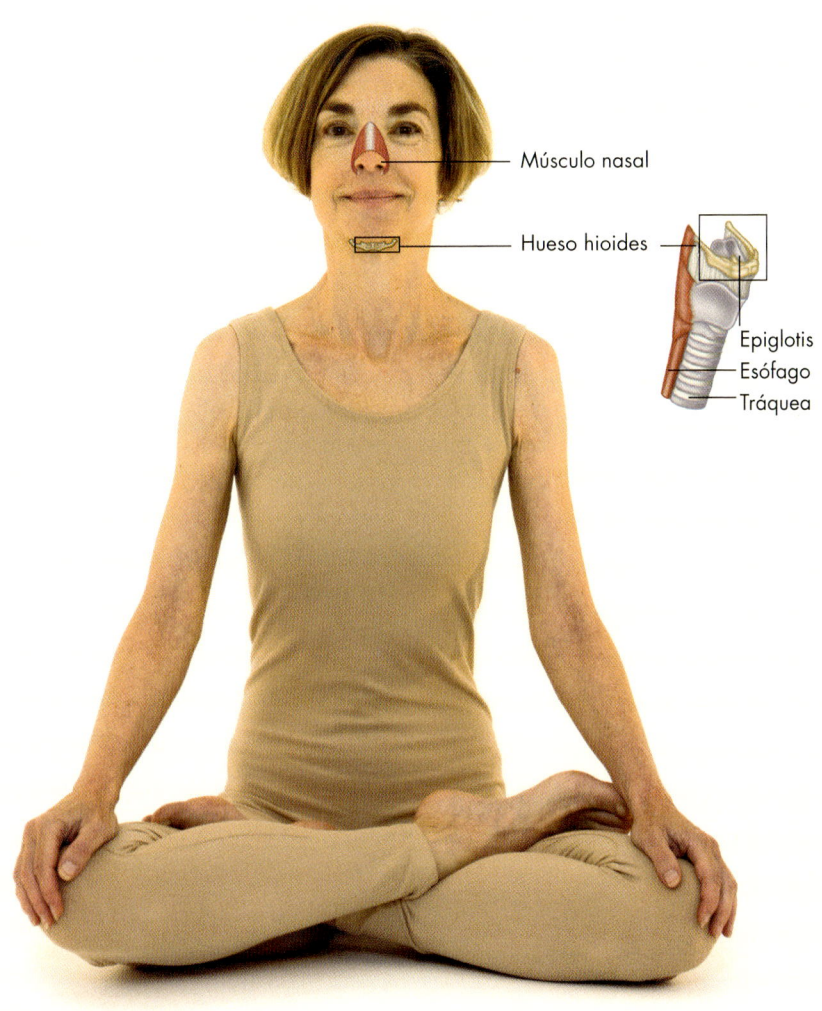

Conciencia

El loto es un símbolo de la creación, o de la floración plena; por tanto, esta postura intensifica el poder del *prana*.

Acción y alineamiento

Extensión de la columna, hombros y cintura escapular neutrales, flexión y rotación externa de las caderas, supinación de los tobillos, flexión intensa de las rodillas y los tobillos. La oreja, el hombro y la cadera están alineados.

Técnica

Empieza en *Sukhasana*, luego lleva un pie al pliegue de la cadera de la pierna contraria (medio loto). La postura del loto se completa cuando ambos pies están apoyados en los pliegues de la cadera sin causar incomodidad.

Consejos prácticos

Esta tan apreciada postura de meditación puede resultar incómoda para la cadera, las rodillas y los pies. Una vez que se ha hecho medio loto puede cambiarse la disposición de las piernas, para modificarlo. Aunque puede hacerse en cualquier momento de la clase, es especialmente eficaz durante la contemplación final.

Contrapostura

Dandasana (ver la página 79).

UNA NOTA ACERCA DEL HUESO HIOIDES: El hioides se encuentra en el área del cuello, debajo de la barbilla y encima de la laringe. En relación con las articulaciones, está justo bajo la mandíbula. Rodea el esófago, es pequeño y parecido a una «espoleta». Se trata de una estructura de anclaje para la lengua y otros tejidos, pero no se articula con otros huesos para formar una articulación. Se mueve arriba y abajo al tragar y hablar. El hioides se menciona en este texto por su emplazamiento y por el tono de los músculos que lo rodean, que pueden influir en la tensión y en la digestión. A este respecto, la lengua también es importante, ya que está anclada al hioides. Es un conector entre los músculos de las partes delantera y posterior del cuello. Como veremos más adelante, el esternocleidomastoideo y los músculos esplenios (esplenio de la cabeza y esplenio del cuello) pueden funcionar en armonía si el hueso hioides se encuentra en el alineamiento adecuado. Piensa en tirar suavemente de la parte superior de la garganta hacia atrás y hacia arriba; la parte posterior de la garganta se extenderá; sin embargo, se relajará con los músculos frontales del cuello. Otros músculos más pequeños y más profundos, llamados músculos largos de la cabeza y del cuello, situados en la zona anterior de la región cervical, pueden completar su misión: permitir que el cuello se alargue todavía más. ¿Suena a magia? Guiar al practicante a dejar la cabeza colgando en cualquier postura de yoga puede ayudar a este alineamiento, liberando la tensión de las áreas conectadas, como la cintura escapular y las articulaciones de los hombros. Recordarle que extienda (pero sin hiperextender) el cuello en las flexiones posteriores puede ayudar a la colocación y acondicionamiento de esta área.

EL TEMPORAL

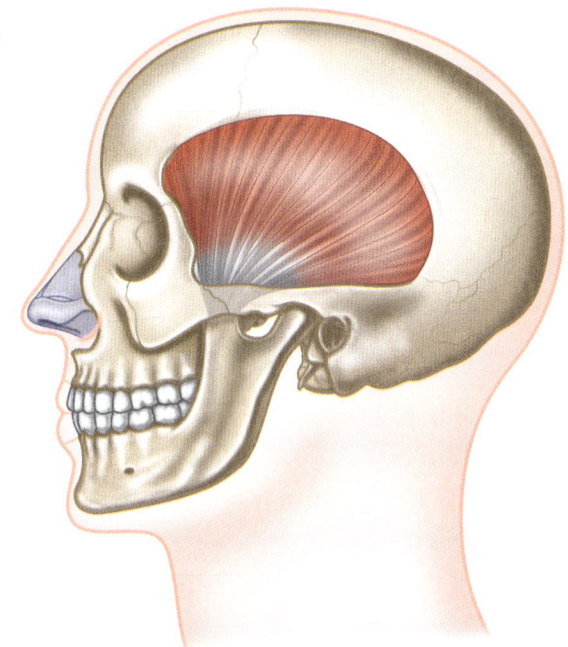

Del latín, *temporalis*, relativo al lado de la cabeza.

Origen
Fosa temporal, incluidos los huesos parietales, temporales y frontales. Fascia temporal.

Inserción
Apófisis coronoides mandibular. Borde anterior de la rama de la mandíbula.

Acción
Cierra la mandíbula. Aprieta los dientes. Ayuda al movimiento de lado a lado de la mandíbula.

Nervio
Nervios temporales profundos anterior y posterior del nervio v trigémino (división mandibular).

Movimiento funcional básico

Ejemplo: masticar la comida.

Asanas en las que se usa intensamente este músculo

Padmasana.

Los músculos agonistas y antagonistas

Las definiciones de estos músculos aparecen en el capítulo 1. Aquí se usarán los siguientes músculos del cuello para describir los agonistas y los antagonistas: los músculos esternocleidomastoideo (ECM) y esplenio son opuestos en su ubicación así como en la flexión y en la extensión; dependiendo del movimiento, son agonista y antagonista entre sí. Por ejemplo, en unos abdominales o en la postura de yoga *Apanasana*, el ECM flexiona el cuello contra la gravedad (contracción concéntrica) mientras que el esplenio actúa antagonistamente y se alarga. A continuación, el ECM se contrae excéntricamente en su camino hacia abajo, para impedir que la cabeza golpee el suelo.

Normalmente, cuando los extensores se contraen concéntricamente para levantar la cabeza (con el cuerpo en una posición vertical) los flexores se relajan. Del mismo modo, cuando un flexor se contrae concéntricamente, o se acorta, el extensor opuesto se relaja, incluso estirándose o alargándose, dependiendo de las fuerzas. Recuerda que nos referimos a los agonistas como a los músculos motores que se contraen para realizar un determinado movimiento, de manera que sus músculos opuestos deben relajarse para permitir que esto suceda.

EL ESTERNOCLEIDOMASTOIDEO

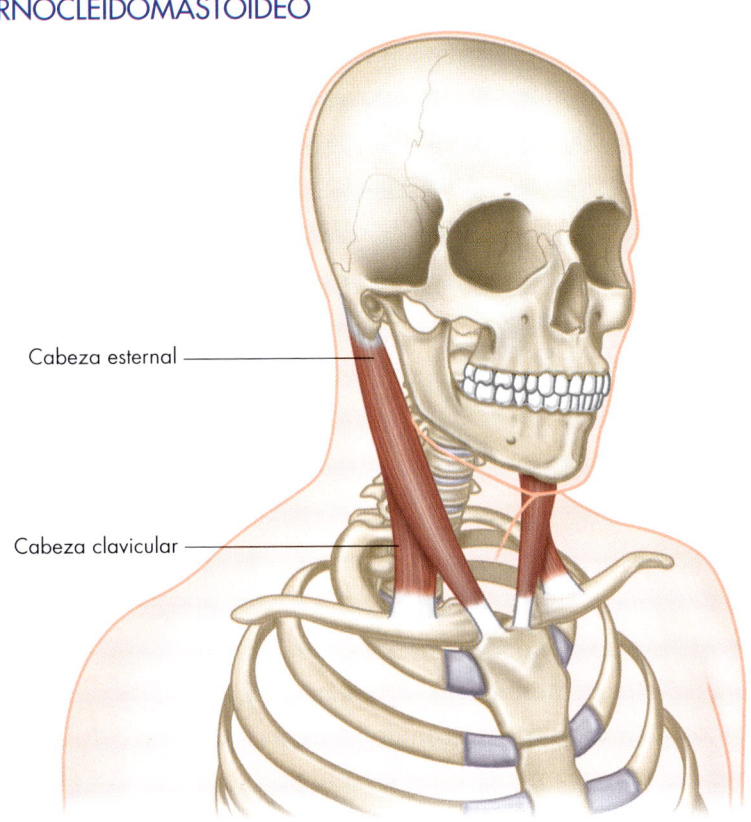

Cabeza esternal

Cabeza clavicular

Del griego, *sternon*, 'pecho'; *kleis*, 'llave', y *mastoeides*, 'en forma de seno'.

Este músculo tiene la forma de una cinta larga con dos cabezas. A veces se daña durante el nacimiento y puede ser reemplazado parcialmente por el tejido fibroso que se contrae produciendo una tortícolis.

Origen

Cabeza esternal: la superficie anterior del manubrio del esternón.
Cabeza clavicular: la superficie superior de la tercera medial de la clavícula.

Inserción

La superficie externa de la apófisis mastoides del hueso temporal.
La tercera lateral de la línea nucal superior del hueso occipital.

Acción

CONTRACCIÓN DE AMBOS LADOS JUNTOS: flexiona el cuello y tira hacia delante de la cabeza, como al levantarla de una almohada. Eleva el esternón, y por consiguiente las costillas, durante la inspiración profunda.

CONTRACCIÓN DE UN LADO: inclina la cabeza hacia el mismo lado. Rota la cabeza para mirar al lado contrario (y también hacia arriba al hacerlo).

Nervio

Nervio accesorio XI, con suministro sensorial para la propiocepción de los nervios cervicales C2 y C3.

Movimiento funcional básico

Ejemplos: volver la cabeza para mirar por encima del hombro. Levantar la cabeza en la posición supina.

Movimientos o lesiones que pueden dañar este músculo

Traumatismo cervical, tensión. Problemas habituales cuando el músculo está tenso o contraído crónicamente. Dolor de cabeza, dolor de cuello, incapacidad para mantener la cabeza erguida.

Asanas y movimientos en los que se usa intensamente este músculo

FORTALECIMIENTO: *Apanasana* (postura de liberación del viento). *Trikonasana* (postura del triángulo).

ESTABILIZACIÓN: *Dandasana* (postura del bastón).

ESTIRAMIENTO: acciones cervicales. Mirar hacia arriba, como en *Ustrasana* (postura del camello) o *Matsyasana* (postura del pez).

Dandasana (postura del bastón). Nivel I
danda = 'palo', 'vara', 'bastón'

Conciencia
La respiración, la expansión, la duración, el apoyo, la activación del núcleo abdominal, el flujo energético.

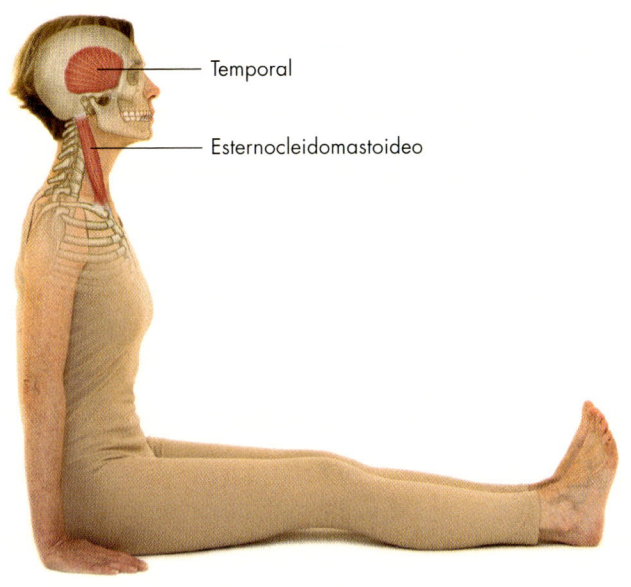

Temporal

Esternocleidomastoideo

Acción y alineamiento
La extensión de la columna, los hombros y la cintura escapular neutrales, la flexión de las caderas, la extensión de las rodillas, la dorsiflexión del tobillo.
El cuerpo forma una L, con la columna y las piernas rectas. Visto desde el lado, la oreja, el hombro y la cadera están alineados entre sí.

Técnica
Desde cualquier posición sentada, enraízate con los isquiones y extiende las piernas al frente. Coloca las palmas de las manos en el suelo a los lados de las caderas y alarga la columna hacia arriba mientras enderezas y juntas las piernas. Levanta el suelo pélvico.

Consejos prácticos
Si hay tensión, coloca un cojín bajo las rodillas para aliviarla; a algunos les viene bien también sentarse sobre una manta. Es más importante alargar la columna que mantener las rodillas rectas. Colocar la columna de manera que cada vértebra se sostenga sobre otra es el objetivo para conseguir un canal abierto de energía. *Dandasana* se puede hacer en cualquier momento de la clase, especialmente cuando los tendones de las corvas necesitan un calentamiento.

Contrapostura
Ardha Purvottanasana (ver el capítulo 6).

EL ESPLENIO DE LA CABEZA Y DEL CUELLO

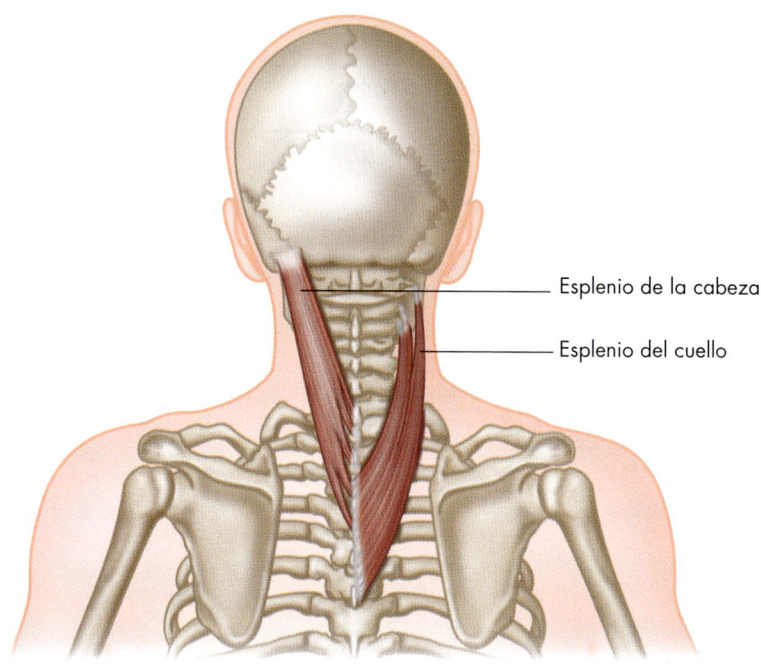

Esplenio de la cabeza
Esplenio del cuello

Del griego, *splenion*, 'venda', y del latín, *capitis*, 'de la cabeza'; y *cervicis*, 'del cuello'.

Origen

ESPLENIO DE LA CABEZA: la parte inferior del ligamento de la nuca. Apófisis espinosas de la séptima vértebra cervical (C7) y tres o cuatro vértebras superiores de la región torácica (T1-T4).

ESPLENIO DEL CUELLO: apófisis espinosas de las vértebras tercera a sexta (T3-T6).

Inserción

ESPLENIO DE LA CABEZA: la cara posterior de la apófisis mastoides del hueso temporal. La parte lateral de la línea nucal superior, profunda en la inserción del esternocleidomastoideo.

Esplenio del cuello: los tubérculos posteriores de las apófisis transversas de las dos o tres vértebras superiores de la región cervical (C1-C3).

Acción

Actuando juntos: extienden la cabeza y el cuello.
Individualmente: flexionan el cuello lateralmente. Rotan la cara al mismo lado del músculo que se contrae.

Nervio

Ramas dorsales de los nervios cervicales medios e inferiores.

Movimiento funcional básico

Ejemplo: mirar hacia arriba o girar la cabeza para mirar atrás.

Movimientos o lesiones que pueden dañar este músculo

Traumatismo cervical.

Problemas habituales cuando el músculo está crónicamente tenso o contraído

Dolores de cabeza y de cuello.

Asanas y movimientos en los que se usan intensamente estos músculos

Fortalecimiento: las posturas sentadas y de pie en las que es importante la extensión del cuello. Las flexiones anteriores (mantener la cabeza alineada con la columna). Cualquier postura en la que se guíe hacia arriba la cabeza, como *Virabhadrasana I*.
Estiramiento: las rotaciones cervicales. La barbilla al pecho.

Tadasana (postura de la montaña). Nivel I

tada = 'montaña'

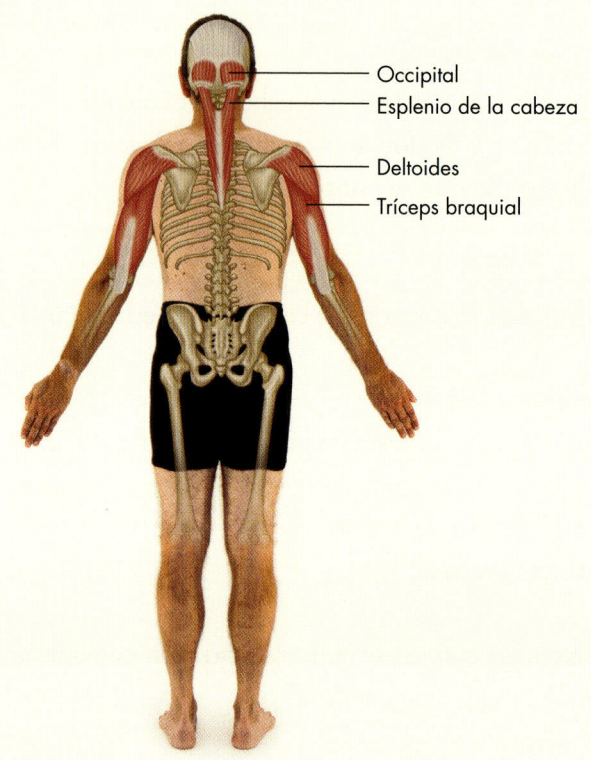

- Occipital
- Esplenio de la cabeza
- Deltoides
- Tríceps braquial

Conciencia
La respiración, la fuerza, la postura, el equilibrio, la concentración, la base, la introspección.

Acción y alineamiento
Extensión de la columna, hombros neutrales, depresión y ligera rotación en sentido descendente de la cintura escapular, extensión de los codos y las muñecas, supinación radiocubital, pelvis y caderas neutrales, extensión de las rodillas, tobillos neutrales, extensión de los dedos de los pies. La oreja, el hombro, la cadera, la rodilla y el hueso del tobillo están en alineamiento unos con otros.

Técnica
De pie con los pies en paralelo y separados a la anchura de las caderas (justo debajo de los huesos anteriores de las caderas). Los pies son la base, enraizados a través de

los metatarsos, los bordes externos y los talones. Hay una elevación en esta postura en la que están involucrados los arcos de los pies, las rótulas, el suelo pélvico, los abdominales y cada una de las vértebras en sentido ascendente hasta la parte superior de la cabeza. Todo ello para crear espacio, energía y respiración.

Consejos prácticos
Afloja las rodillas, la caja torácica y el hueso hioides. Con los ojos cerrados, imagina que absorbes la energía de la tierra y la mandas hacia el cielo, como si fueras el pico de una montaña; esta postura genera una sensación de firmeza y equilibrio. Intenta hacer la postura contra una pared, dejando que los omóplatos, el sacro y los talones estén en contacto con ella. A *Tadasana* se la considera la base de todas las asanas de pie.

Contrapostura
Surya Namaskar A (el saludo al sol). Empieza en *Tadasana*; saludo hacia arriba; zambúllete en *Uttanasana*, álzate hacia delante con la espalda recta (*Ardha Uttanasana*), y vuelve a *Uttanasana*; incorpórate desplegando poco a poco la columna o levántate con la espalda recta (zambullida invertida) al saludo hacia arriba, y luego a *Tadasana* con las manos en la posición de oración, *Anjali Mudra*.

Tadasana, como postura básica de todas las asanas de pie, tiene la mayor importancia. Debemos dedicar tiempo a adoptar esta postura, revisando la posición del cuerpo desde los pies hacia arriba para asegurarnos de que estamos equilibrados, alineados y vigorizados y que nos sirve de apoyo. En la imagen aparecen todos los músculos localizados en la parte posterior, pero la mayoría son neutrales y actúan como estabilizadores, no como fortalecedores. Imagina los siete chakras en relación con la columna (capítulo 5).

4

LOS MÚSCULOS DE LA COLUMNA

LAS FUNCIONES DE LA COLUMNA

La columna es el centro del universo corporal, desde un punto de vista mecánico y también desde uno energético, ya que en ella se encuentran los chakras principales. En todas las asanas la columna permanece activa, incluso en un estado de reposo como *Savasana*, en el que actúa como conducto de energías sutiles y transmisión de mensajes. La columna apoya y equilibra el tronco y la cabeza en posturas de pie, sentadas, arrodilladas, de flexión posterior y de equilibrio sobre brazos. Conecta las extremidades superiores e inferiores y protege la médula espinal, que se fusiona con el cerebro. La región torácica de la columna alberga, además de la caja torácica, el corazón y los pulmones, mientras que las áreas lumbar y sacra protegen, entre otros, los órganos sexuales.

Los músculos que hacen funcionar la columna estabilizan y mueven sus cuatro áreas: cervical, torácica, lumbar y sacra (aquí el movimiento es mínimo). La quinta sección, el coxis, es inamovible

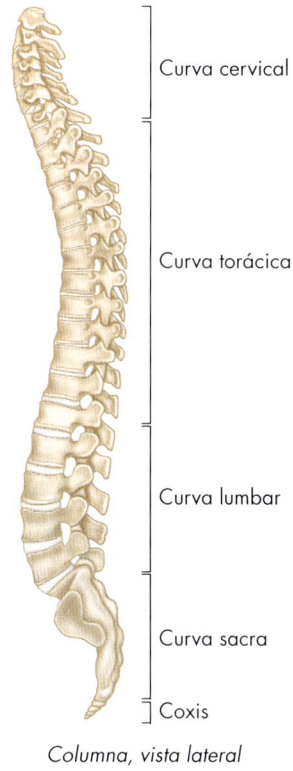

Columna, vista lateral

porque sus vértebras están fusionadas, pero proporciona apoyo y protección cuando transferimos el peso al sentarnos. Se cree que el coxis son los restos de una antigua cola que fue desapareciendo en el proceso evolutivo, aunque cumple otro propósito: proporcionar puntos de inserción para músculos y ligamentos, principalmente del suelo pélvico.

LAS ACCIONES DE LA COLUMNA

Las tres áreas movibles más importantes de la columna pueden realizar las acciones de flexión, extensión, flexión lateral a la derecha y a la izquierda y rotación a la derecha y a la izquierda. La columna también es capaz de llevar a cabo una hiperextensión (flexión posterior). Sin embargo, sus movimientos tienen algunas limitaciones.

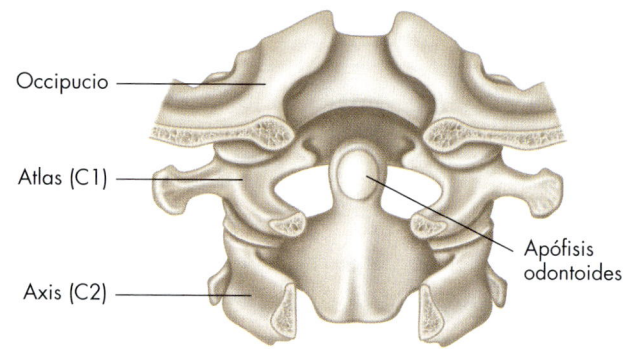

Articulación atlanto-occipital

Cervical

Considerada el área más movible de la columna porque se curva hacia delante (lordótica) para equilibrar el peso de la cabeza, las dos articulaciones vertebrales superiores tienen limitaciones en ciertas acciones articulares. La articulación atlantooccipital (entre el cráneo y la vértebra C1, llamada *atlas*) puede flexionar y extender (asentir con la cabeza), con muy poca flexión lateral y nada de rotación; la articulación atlantoaxial (entre C1, atlas, y C2, axis) principalmente rota y todas las demás articulaciones vertebrales cervicales (C3-C7) pueden moverse libremente en los tres planos si no hay complicaciones.

Como sucede con cualquier postura de yoga, uno de los objetivos principales es crear espacio en el cuerpo, no reducirlo; por eso le pido al estudiante que extienda, sin llegar a hiperextender, la posición de la parte posterior del cuello y que no comprima las vértebras.

Torácica

Esta es la sección más larga de la columna, con doce vértebras. Su limitación principal es la hiperextensión (arquear la espalda, como en *Ustrasana*, postura del camello, ver a continuación). Las apófisis posteriores de las vértebras inferiores de esta región empiezan a inclinarse hacia abajo, de manera que cuando se realiza una flexión posterior, una apófisis ósea puede entrar en contacto con la siguiente. Es muy importante que los practicantes de yoga entiendan que cuando arqueamos la espalda no podemos forzarla a llegar a una posición de hueso contra hueso. Aunque cada individuo es distinto, la mayoría tenemos una curva cifótica natural en esta sección (posterior) y una flexión posterior crea lo contrario.

Las flexiones posteriores se apoyan más en las áreas lordóticas de la columna (la lumbar y la cervical), así como en la parte superior de la región torácica, donde la limitación ósea no es tan grave. Es necesario obrar con precaución y dar las explicaciones apropiadas con objeto de

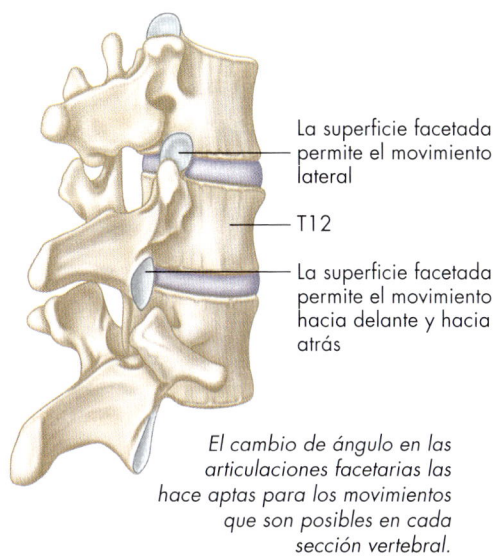

El cambio de ángulo en las articulaciones facetarias las hace aptas para los movimientos que son posibles en cada sección vertebral.

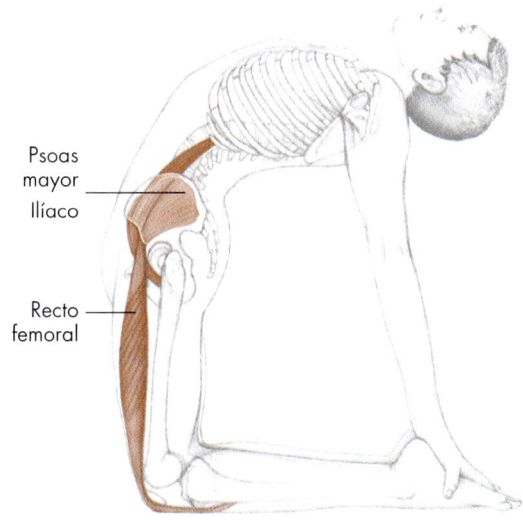

Ustrasana (postura del camello). Nivel I-II: los músculos anteriores que aparecen en la ilustración están estirándose, mientras que los músculos posteriores localizados a lo largo de la columna apoyan la flexión posterior. Observa la posición de la pelvis (alineada con las rodillas) y el área cervical apoyando, no dejando caer, el peso de la cabeza.

utilizar los músculos adecuados para apoyar estas regiones y permitir la apertura de la parte frontal del cuerpo.

Sentir la longitud de la columna cuando la espalda se extiende te ayudará a moverte con más soltura y además protegerá los discos de la columna (el cartílago situado entre las vértebras).

Lumbar

Esta sección tiene una curva anterior e incluye las cinco vértebras más largas y gruesas de la columna vertebral. La limitación principal es la rotación, debido a la forma de los huesos. Las apófisis (anteriores) de la columna sobresalen y las facetas (superficies móviles) están orientadas de tal manera que limitan el giro. Una vez más, este conocimiento tiene una enorme importancia, especialmente al hacer una torsión espinal.

En el yoga muchas lesiones de la parte inferior de la espalda pueden producirse debido a una torsión forzada, más a través de la región lumbar que a través de la región torácica. Otro factor de riesgo son los estiramientos excesivos en la flexión espinal.

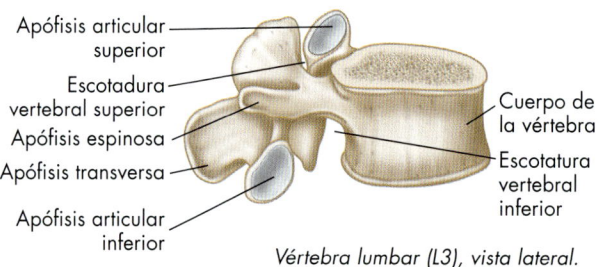

Vértebra lumbar (L3), vista lateral.

Sacra

Al final de la pubertad, de cuatro a cinco vértebras de esta parte de la columna se han fusionado, causando la formación del hueso sacro, que se solidifica con el paso de los años y aguanta el peso de la columna vertebral. Las vértebras en sí no se mueven, pero en la intersección del sacro con la pelvis (la articulación sacroilíaca) se produce un movimiento deslizante. Es sutil e involuntario; surge de manera espontánea en el parto en el momento en que empiezan a estirarse los ligamentos que sujetan la articulación cuando se segrega la hormona relaxina.

El nombre que reciben las acciones específicas de esta área pélvica es *nutación* (movimiento hacia delante de la base del sacro) y *contranutación* (movimiento hacia atrás de la base del sacro). No hay que confundir esto con la rotación o inclinación pélvica, aunque puede producirse junto con estas acciones.

Un hiperestiramiento excesivo en el yoga (como en la flexión anterior sentada, *Paschimottanasana*) puede provocar molestias en la articulación sacroilíaca, ya que los ligamentos no pueden recuperar fácilmente su longitud original. El área se vuelve menos estable, lo que da lugar a inflamación y dolor. Pasar mucho tiempo sentado también puede causar irritación en esta región.

En conclusión, el área sacra de la columna, aunque no es muy movible, se puede irritar. Esto se ve en posturas más avanzadas de yoga, y se debería prestar mucha atención en las posturas intensas de flexiones anteriores, torsiones, a horcajadas con las piernas muy abiertas e incluso en las flexiones posteriores.

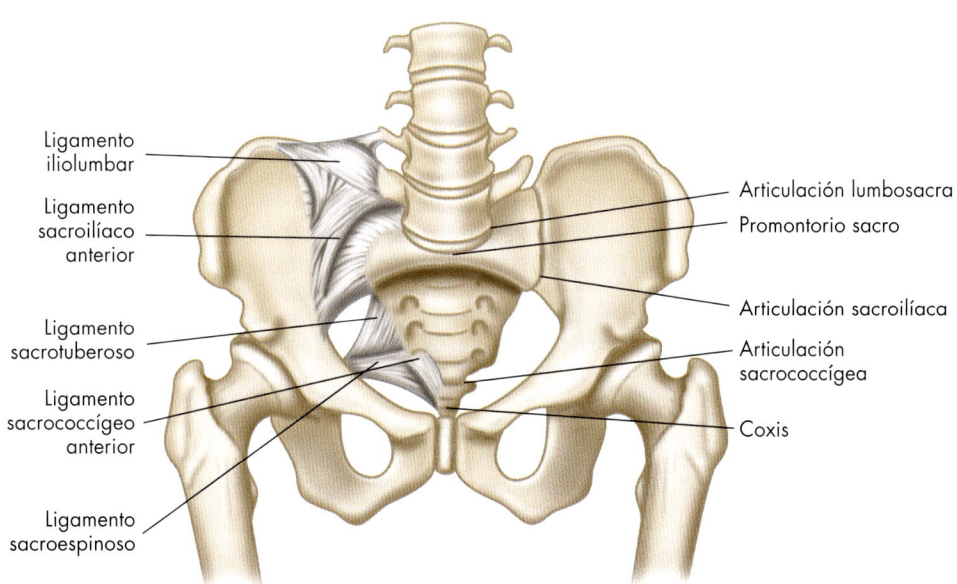

Ligamentos alrededor de la pelvis y de la articulación sacroilíaca.

Prasarita Padottanasa (estiramiento anterior intenso con piernas extendidas). Nivel I
prasarita = estirada,
pado = pie, *ut* = intenso,
tan = estiramiento

articulación sacroilíaca

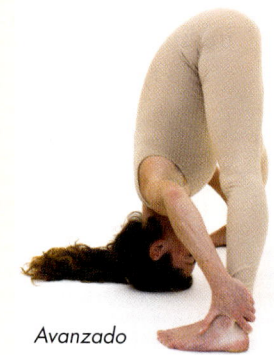
Avanzado

Conciencia
Respiración, expansión, estiramiento, calma, introspección.

Acción y alineamiento
Extensión de la columna, hombros, omóplatos y cintura escapular en posición normal, rotación de caderas hacia delante, extensión rodillas, estiramiento de los tendones de la corva y de las pantorrillas, la zona del sacro se despliega, tonificación abdomen. Al flexionarse las caderas la parte alta de la pelvis se adelanta.

Técnica
De pie sobre la esterilla en posición *tadasana* separa los pies entre un metro y un metro y medio, dependiendo de la longitud de tus piernas. Con las manos sobre las caderas inhala mientras estiras el torso, exhala mientras lo flexionas desde las caderas. Cuando tu columna esté completamente paralela al suelo toma otra respiración profunda y estira al máximo la zona abdominal. Al exhalar manteniendo la postura haz descender tu torso al máximo y luego posa tus manos sobre el suelo justo debajo de los hombros. Siente la energía que te llega desde la tierra, a través de los pies y que asciende por tus piernas, activa los cuádriceps para permitir que los tendones de la corva se estiren.

Consejos prácticos
Una vez que el tronco ya haya descendido hay muchas variedades para esta postura. La postura del perro boca abajo, el giro de cintura y el ejercicio de estocadas profundas pueden aportar un beneficio extra. Esta postura se utiliza para contrarrestar las series de *asanas* de pie.

Contrapostura
Tadasana flexión hacia atrás de la espalda con las manos en el sacro.

Así como la columna es clave para el cuerpo, lo es también para el yoga.

En las siguientes secciones se abordan los principales músculos que se involucran en la columna con sus asanas correspondientes ilustradas y explicadas con detalle.

EL ERECTOR DE LA COLUMNA (SACROESPINAL)

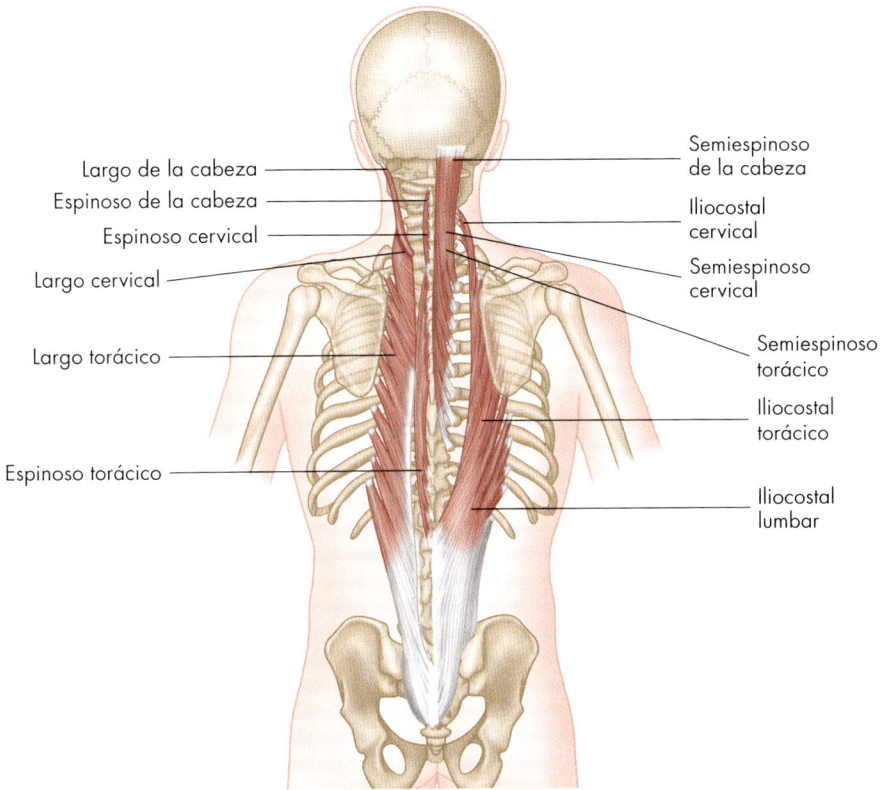

Del latín, *erigere*, 'eregir'; *spinae*, 'de la columna'; *sacrum*, 'sagrado', y *spinalis*, 'espinal'. El erector de la columna, llamado también sacroespinal, comprende tres conjuntos de músculos organizados en columnas paralelas. De lateral a medial, son el iliocostal, el largo y el espinoso.

Origen

Las bandas pretendinosas del músculo que surgen del sacro. La cresta ilíaca. Las apófisis espinosas y tranversas de las vértebras. Las costillas.

Inserción

Las costillas. Las apófisis transversas y espinosas de las vértebras. El hueso occipital.

Acción

Extiende y flexiona lateralmente la columna vertebral (es decir, la dobla hacia atrás y hacia los lados). Ayuda a mantener la curvatura correcta de la columna en las posiciones erguida y sentada. Estabiliza la columna vertebral sobre la pelvis al caminar.

Nervio

Las ramas dorsales de los nervios cervicales, torácicos y lumbares.

Movimiento funcional básico

Ejemplo: mantiene la espalda recta (con las curvaturas adecuadas) y, por tanto, mantiene la postura.

Movimientos que puedan afectar a este músculo

El traumatismo cervical. Levantarse sin doblar las rodillas o manteniendo la espalda recta. Sostener un objeto situado excesivamente lejos de la parte frontal del cuerpo. En el yoga, cualquier posición hiperextendida realizada en un grado que resulte excesivo para una determinada persona.
Una flexión anterior extrema (como en *Paschimottanasana*) puede estirarlo excesivamente.

Problemas habituales cuando el músculo está crónicamente tenso o contraído

Dolor de cabeza y de cuello.

Asanas en las que se usa intensamente este músculo

FORTALECIMIENTO: la mayoría de las posturas sentadas y de pie en las que la columna se extiende en oposición a la gravedad, como *Virabhadrasana* I, II y III (postura del guerrero). Flexiones posteriores, cuando se produce una hiperextensión de la columna. *Parighasana, Trikonasana, Utthita Parsvakonasana* y *Viparita Virabhadrasana* (postura del guerrero invertido), todas las posturas de flexión lateral. *Tadasana* al volver a ponerse de pie.
ESTIRAMIENTO: *Balasana* (postura del niño), *Halasana* (postura del arado). Las flexiones laterales.

Virabhadrasana II (postura del guerrero II). Nivel I

Virabhadra = guerrero o ser superior de la mitología india

Conciencia
Respiración, espacio, fuerza, estiramiento, expansión de la caja torácica, equilibrio, apertura y solidaridad.

Largo — Iliocostal — Espinal

Acción y alineamiento
Extensión de la columna, abducción de los hombros, estabilización de la cintura escapular, flexión de la cadera y la rodilla (pierna adelantada) y extensión y abducción de la cadera, extensión de la rodilla (pierna atrasada). Pelvis abierta, rodilla adelantada directamente sobre el tobillo, pie atrasado en un ángulo de aproximadamente 90 grados desde el frente, talón frontal alineado con la parte media del arco del pie atrasado.

Técnica
De pie en *Tadasana*, las manos en las caderas; da un paso atrás con un pie y coloca la parte inferior del cuerpo como se describe en la ilustración, doblando la rodilla adelantada. Inspira y extiende los brazos a los costados, la mirada hacia delante sobre el brazo adelantado concentrada intensamente. Tensa el núcleo abdominal y eleva el suelo pélvico.

Consejos prácticos
Es una postura poderosa que equilibra el cuerpo y puede adoptarse al principio o a la mitad de la clase. Esta asana puede también servir de transición entre otras posturas, como la del guerrero I y la del triángulo. Céntrate en la respiración, la energía y la extensión del cuerpo. Deja caer la rabadilla mientras el abdomen se eleva; esto protegerá la parte inferior de la columna. Asegúrate de que la rodilla adelantada mira hacia delante y no esconde el dedo gordo del pie, rotando ligeramente hacia fuera la cadera adelantada. Presiona contra el suelo el borde exterior del pie atrasado y absorbe la energía de la tierra haciéndola subir por el cuerpo. Los pies son la base.

Contrapostura
Cambia de lado, luego *Tadasana* o *Prasarita Padottanasana* para contrarrestar.

EL SEMIESPINOSO DE LA CABEZA, DEL CUELLO Y DEL TÓRAX

El transverso espinoso (que significa a lo largo de la columna) se encuentra formado por tres grupos de músculos pequeños situados en el fondo del erector de la columna. Sin embargo, al contrario que este, cada grupo se encuentra a una profundidad progresivamente mayor, en lugar de uno al lado del otro. Estos grupos de músculos son, del más superficial al más profundo, semiespinosos, multífidos y rotadores. Por lo general, sus fibras se extienden hacia arriba y centralmente desde las apófisis transversas hasta las apófisis espinosas superiores y a veces se agrupan en lo que se denomina los músculos posteriores profundos. Las acciones combinadas son principalmente rotación y extensión, con alguna flexión lateral.

Semiespinoso de la cabeza
Semiespinoso del cuello
Semiespinoso del tórax

Del latín, *semispinalis*, 'media columna'; *capitis*, 'de la cabeza'; *cervicis*, 'del cuello', y *thoracis*, 'del pecho'.

Origen
La apófisis transversa de las vértebras cervicales y torácicas (C1-T10).

Inserción
Entre las líneas nucales del hueso occipital y las apófisis espinosas de las vértebras cervicales y las cuatro vértebras superiores torácicas (C2-T4).

Acción

DE LA CABEZA: es el extensor más potente de la cabeza y ayuda a la rotación.
DEL CUELLO Y DEL TÓRAX: extiende las partes cervical y torácica de la columna vertebral. Ayuda a la rotación de las vértebras cervicales y torácicas.

Nervios

Las ramas dorsales de los nervios espinosos cervicales y torácicos.

Movimiento funcional básico

Ejemplo: mirar hacia arriba o girar la cabeza para mirar atrás.

Movimientos que puedan dañar este músculo

Traumatismo cervical. En yoga, forzar la hiperextensión y la rotación torácica y cervical.

Asanas en las que se usan intensamente estos músculos

FORTALECIMIENTO: *Bhujangasana* (postura de la cobra). *Salabhasana* (postura de la langosta). *Matsyasana* (postura del pez). Todas ellas asanas invertidas o de torsión. *Virabhadrasana III* (postura del guerrero III).

ESTIRAMIENTO: *Balasana* (postura del niño). *Halasana* (postura del arado). Torsiones.

Bhujangasana (postura de la cobra). Nivel I
bhujanga = 'serpiente'

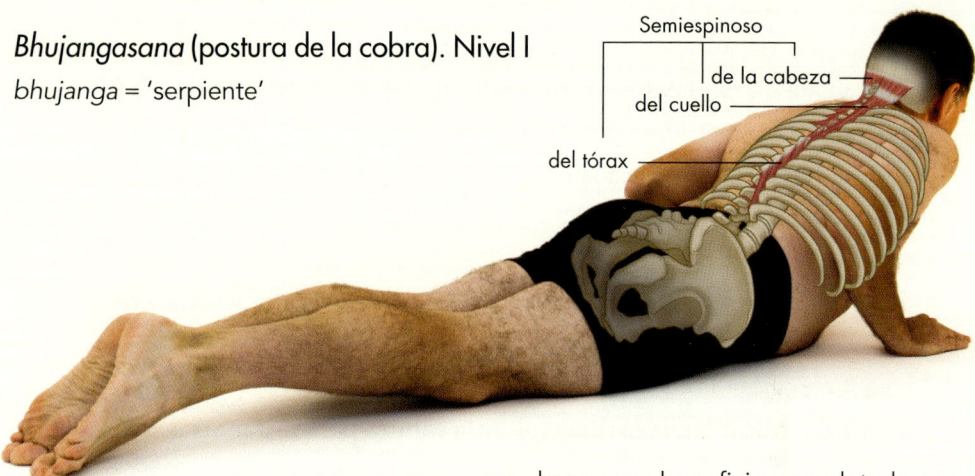

Semiespinoso
- de la cabeza
- del cuello
- del tórax

Conciencia
La respiración, la fuerza, el estiramiento, la estimulación del núcleo abdominal, la expansión del corazón y los pulmones (cuarto chakra).

Acción y alineamiento
Hiperextensión de la columna, de extensión a flexión de los hombros, retracción de la cintura escapular, extensión de las caderas. Activación del núcleo abdominal y las piernas, las manos directamente bajo los hombros.

Técnica
Túmbate sobre el abdomen, con las manos y los codos junto a la caja torácica. Las piernas se juntan y se extienden, presionando los pies contra el suelo y tensando el núcleo abdominal hacia la columna para proteger la región lumbar. Levanta el torso del suelo, con los huesos de la cadera enraizados en la esterilla. La mirada hacia delante. Las manos no se usan para presionar contra el suelo; para llegar a alcanzar un beneficio completo los extensores de la columna deben contraerse, elevando la parte superior del cuerpo contra la gravedad.

Consejos prácticos
Experimenta primero la *media cobra*: las manos pueden levantarse del suelo para asegurarse de que son los extensores de la columna y no los brazos los que están haciendo el trabajo. Una vez que has conseguido esto, las manos pueden usarse para presionar contra el suelo e incrementar el estiramiento de la parte frontal del cuerpo, mientras el núcleo abdominal permanece en tensión. Esta es una flexión posterior básica y un buen calentamiento para posiciones más avanzadas; está incluida en el saludo al sol para calentar el cuerpo. Si la región lumbar está afectada, separa los pies y tensa el núcleo abdominal con mayor eficacia.

Contrapostura
Balasana (ver el capítulo 8).

LOS MULTÍFIDOS

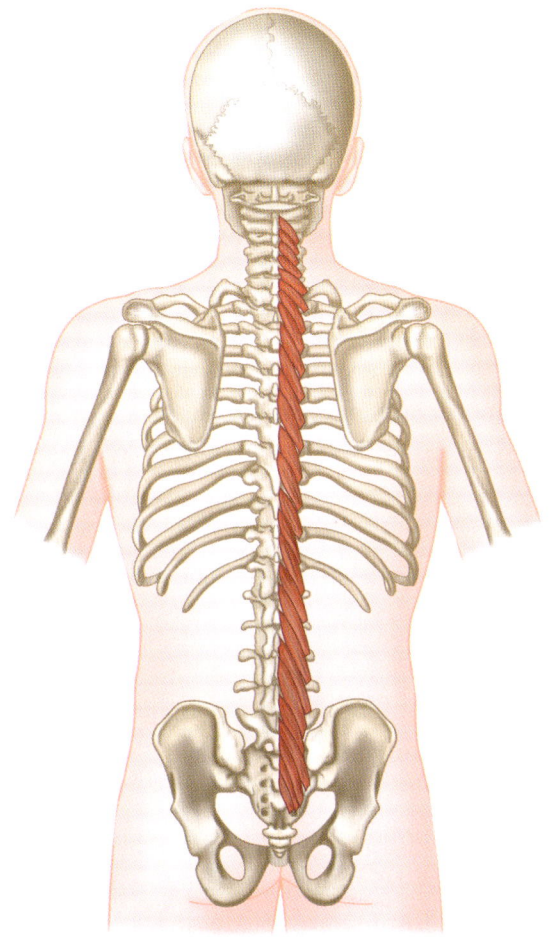

Del latín, *multi*, 'muchos', y *findere*, 'separarse'.

Estos músculos son la parte del grupo transverso espinoso que se encuentra en el surco entre la columna vertebral y sus apófisis transversas.

Origen

La superficie posterior del sacro, entre la foramina sacra y la columna ilíaca superior posterior. Las apófisis mamilar (bordes posteriores de las apófisis articulares superiores) de todas las vértebras lumbares. Las apófisis transversas de todas las vértebras torácicas. Las apófisis articulares de las cuatro vértebras cervicales inferiores.

Inserción

Hay partes que se insertan en las apófisis espinosas de las dos, tres y cuatro vértebras superiores al origen; en conjunto, esto incluye las apófisis espinosas de todas las vértebras desde la quinta lumbar hasta el axis (L5-C2).

Acción

Protegen las articulaciones vertebrales de los movimientos realizados por los motores superficiales más poderosos.
Extensión, flexión lateral y rotación de la columna vertebral.

Nervio

Ramas dorsales de los nervios espinales.

Movimiento funcional básico

Ejemplo: ayudan a mantener la buena postura y la estabilidad de la columna durante todos los movimientos y asanas.

Movimientos que pueden dañar este músculo

Levantarse sin doblar las rodillas o manteniendo la espalda erguida. Sostener un objeto excesivamente alejado de la parte frontal del cuerpo al levantarlo. En yoga, la flexión o torsión extrema.

Asanas en las que se usan intensamente estos músculos, sobre todo para crear estabilidad

Todas las asanas de pie, de rodillas, sentadas, de flexión posterior y de torsión o invertidas.

LOS MÚSCULOS DE LA COLUMNA

LOS ROTADORES

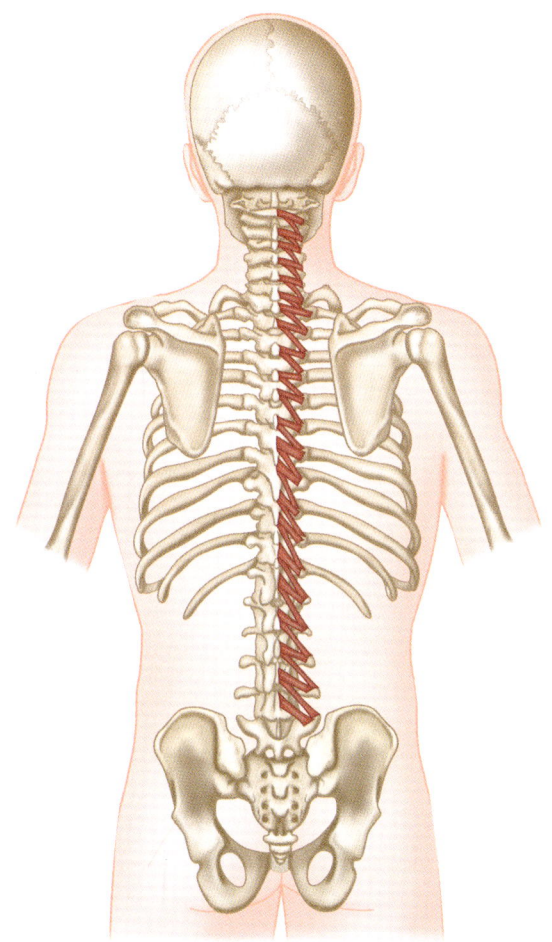

Del latín, *rota*, 'rueda'.
Componen la capa más profunda del grupo transverso espinoso.

Origen
Apófisis transversa de cada una de las vértebras.

Inserción
Base de la apófisis transversa de la vértebra adyacente superior.

Acción

Rotar y ayudar a la extensión de la columna vertebral.

Nervios

Ramas dorsales de todos los nervios espinales.

Movimiento funcional básico

Ayuda a mantener una buena postura y a la estabilidad de la columna al estar de pie, sentado y en todos los movimientos y las asanas.

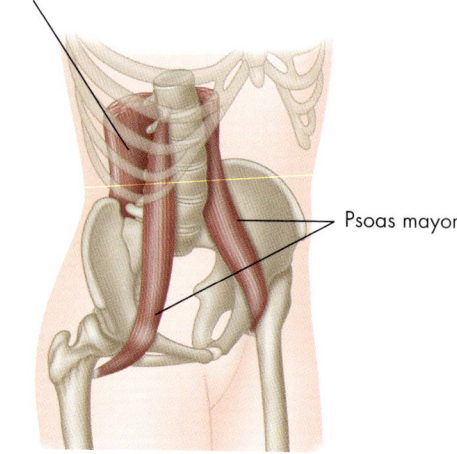

Observa el efecto estabilizador de los músculos posteriores de la región lumbar

Movimientos que pueden dañar estos músculos

Levantarse sin doblar las rodillas o manteniendo la espalda erguida. Sostener un objeto excesivamente alejado de la parte frontal del cuerpo al levantarlo. En yoga, la torsión extrema de la columna en la región lumbar es considerada contraproducente.

Asanas en las que se utilizan intensamente estos músculos

Todas las asanas de pie, sentadas y las de torsiones o inversiones, tanto de fortalecimiento como de estiramiento.

EL CUADRADO LUMBAR

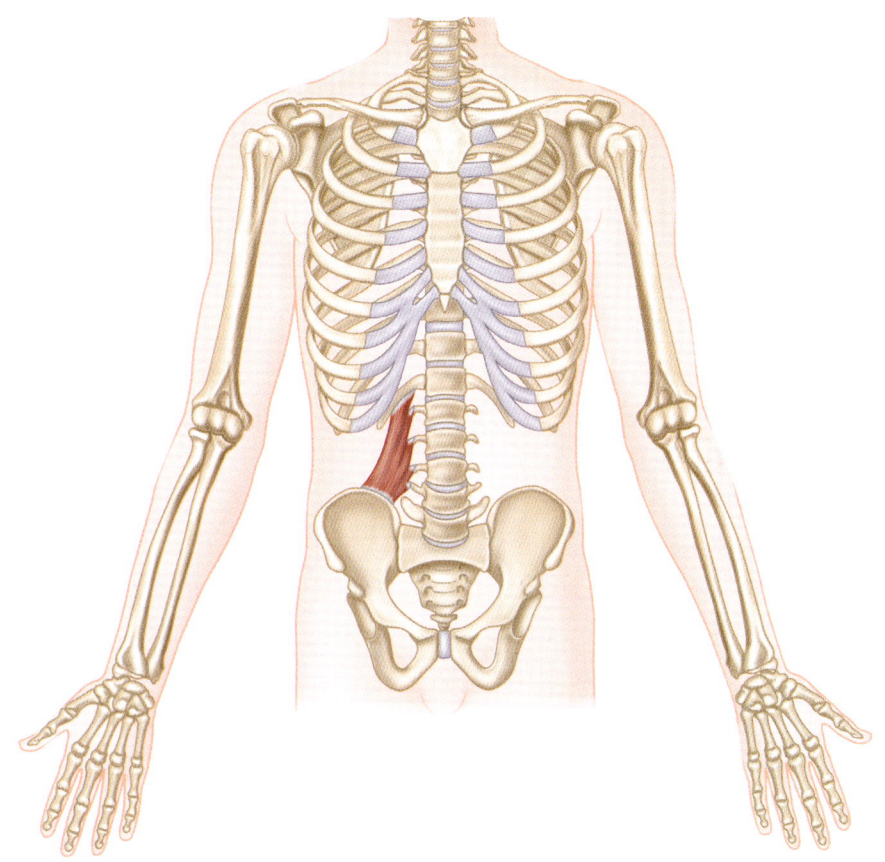

Del latín, *quadratus*, 'cuatro lados', y *lumborum*, 'de la región lumbar'. Un músculo estabilizador.

Origen

La cresta ilíaca. El ligamento iliolumbar (el ligamento que va de la quinta vértebra lumbar al ilion).

Inserción

Duodécima costilla. Apófisis transversas de las cuatro vértebras lumbares superiores (L1-L4).

Acción

Flexiona lateralmente la columna vertebral. Fija la duodécima costilla durante la respiración profunda (ayuda a estabilizar el diafragma a los cantantes que ejercitan el control de voz). Contribuye a extender la parte lumbar y le proporciona estabilidad lateral.

Nervios

Ramas ventrales del nervio subcostal y los tres o cuatro nervios lumbares superiores (T12, L1-L3).

Movimiento funcional básico

Ejemplo: inclinarse hacia los lados mientras se está sentado para recoger un objeto del suelo.

Movimientos que pueden dañar este músculo

Inclinarse a los lados o levantarse de una posición lateral rápido.

Problemas habituales cuando el músculo está crónicamente tenso o contraído

Dolor que se irradia a la cadera y al área del glúteo, así como a la parte inferior de la espalda.

Asanas en las que se usa intensamente este músculo

FORTALECIMIENTO: *Bharadvajasana. Viparita Virabhadrasana. Parighasana. Utthita Parsvakonasana.*

ESTIRAMIENTO: *Tadasana* con flexión lateral. *Halasana* (postura del arado).

Bharadvajasana (postura de torsión sentada). Nivel I
Bharadvaja = sabio legendario

Conciencia
La respiración, el estiramiento, la depuración, la relajación.

Acción y alineamiento
Extensión y rotación de la columna, estabilización de los hombros y de la cintura escapular, flexión de las caderas y de las rodillas. Piernas firmes y apoyo a la pelvis y al brazo.

Técnica
Siéntate con las piernas dobladas hacia un lado. Tensa el núcleo abdominal al levantar la columna y haz una torsión, alejándote de las rodillas. Con una mano en la rodilla exterior, coloca la otra por detrás y cerca de la columna, sobre el suelo. La mirada puede seguir la torsión, siempre que esto no afecte al cuello.

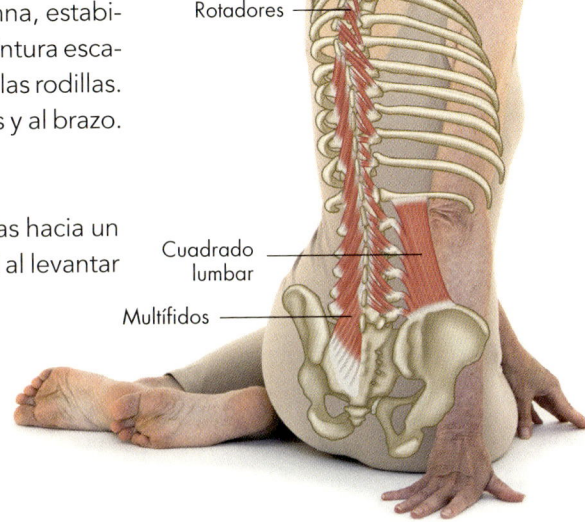

Rotadores
Cuadrado lumbar
Multífidos

Consejos prácticos
Bharadvajasana es una de las torsiones más fáciles, y puede realizarse tras el calentamiento o antes de enfriarse. La columna puede hacer mejor la torsión cuando cada vértebra está situada directamente sobre la parte superior de la que la precede, antes de comenzar la rotación. Mientras los isquiones se anclan hacia el suelo, una manta bajo cada cadera puede ayudar a nivelar las vértebras. El uso de un apoyo bajo el lado hacia el que se realiza la torsión puede aliviar la incomodidad de la zona lumbar. Se pueden realizar variaciones con los brazos y las piernas.

Contrapostura
Baddha Konasana (ver el capítulo 8).

LOS OBLICUOS INTERNOS Y EXTERNOS

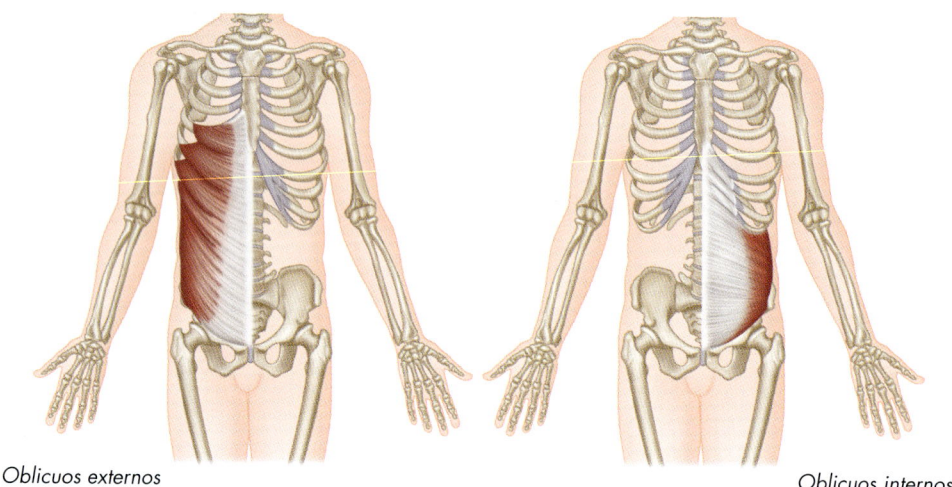

Oblicuos externos   *Oblicuos internos*

Del latín, *obliquus*, 'diagonal', 'oblicuos'.

Normalmente las fibras posteriores de los oblicuos externos están solapadas por el dorsal ancho; sin embargo, en algunos casos hay un espacio entre ambos músculos, conocido como triángulo lumbar, situado justo encima de la cresta ilíaca. El triángulo lumbar es un punto débil de la pared abdominal. A los oblicuos internos se los considera un fuerte estabilizador y también un motor.

Origen

OBLICUOS EXTERNOS: las ocho costillas inferiores.

OBLICUOS INTERNOS: la cresta ilíaca. Los dos tercios laterales del ligamento inguinal. La fascia toracolumbar (capa de tejido conjuntivo de la región lumbar).

Inserción

OBLICUOS EXTERNOS: la mitad anterior de la cresta ilíaca y dentro de una aponeurosis abdominal que termina en la línea alba (una banda tendinosa que se extiende hacia abajo desde el esternón).

OBLICUOS INTERNOS: las tres o cuatro costillas del fondo y la línea alba mediante una aponeurosis.

Acción

Comprimen el abdomen, ayudando a sujetar las vísceras abdominales contra la fuerza de la gravedad.

OBLICUOS EXTERNOS: la contracción de un único lado pliega el tronco lateralmente y lo rota hacia el lado contrario (contralateral).

OBLICUOS INTERNOS: la contracción de un único lado pliega el tronco lateralmente y lo rota hacia el mismo lado (ipsilateral).

Cuando los lados derecho e izquierdo se contraen simultáneamente (tanto los oblicuos externos como los internos), ayudan a la flexión.

Nervios

OBLICUOS EXTERNOS: ramas ventrales de los nervios torácicos T5-T12.

OBLICUOS INTERNOS: ramas ventrales de los nervios torácicos T7-T12, nervios ilioinguinal e iliohipogástrico.

Movimiento funcional básico

Ejemplo: cavar con una pala, rastrillar, girar.

Problemas habituales cuando estos músculos están débiles

Lesión en la región lumbar, porque el tono de los músculos abdominales contribuye a estabilizar esta zona de la columna.

Asanas en las que se usan intensamente estos músculos

FORTALECIMIENTO: cualquier asana que doble, flexione o rote lateralmente la columna, como *Trikonasana, Parighasana*, *Utthita Parsvakonasana, Ardha Matsyendrasana* o *Parivrtta Trikonasana. Parivrtta Janu Sirsasana* y *Baddha Parsvakonasana*.

ESTIRAMIENTO: flexiones laterales. *Setu Bandhasana* (postura del puente).

EL RECTO DEL ABDOMEN

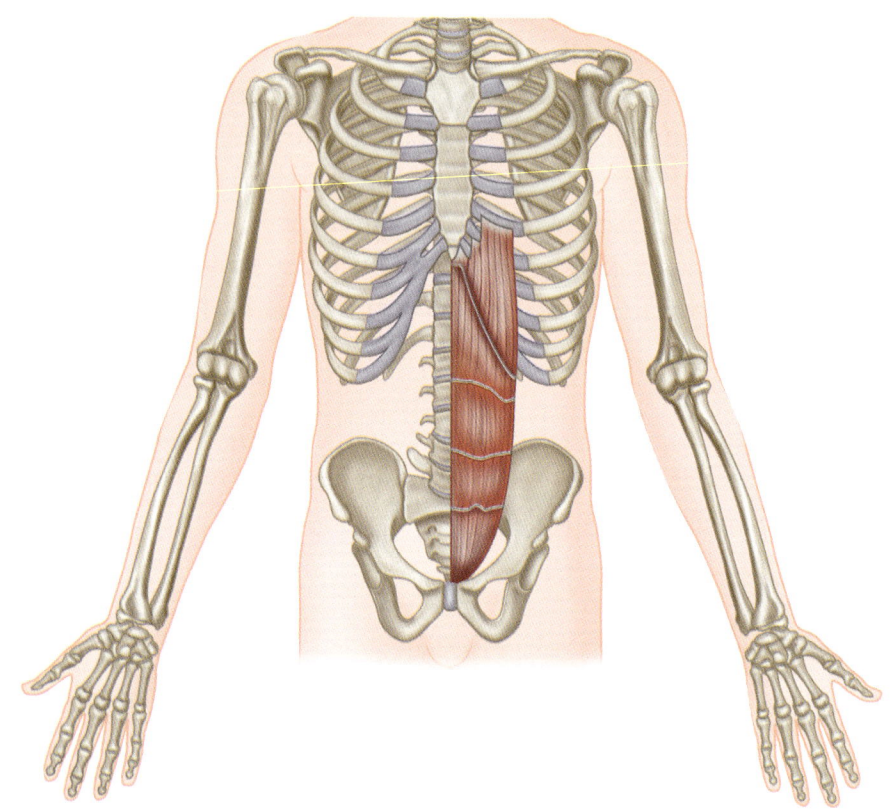

Del latín, *rectus*, 'derecho', y *abdominis*, 'del vientre o el estómago'. El recto del abdomen está dividido en tres o cuatro regiones por bandas tendinosas, cada una de ellas revestida de fibras aponeuróticas de los músculos abdominales laterales. Estas fibras convergen para formar la línea alba. Situado delante de la parte inferior del recto del abdomen hay un músculo a menudo no desarrollado, llamado piramidal que surge de la cresta púbica y se inserta en la línea alba. Este músculo y el recto superior del abdomen forman lo que popularmente se conoce como la «tableta de chocolate» que podemos ver en algunos atletas.

Origen

La cresta púbica y la sínfisis (de un hueso púbico).

Inserción
La apófisis xifoides (base del esternón); cartílagos costales del quinto al séptimo.

Acción
Flexiona la región lumbar. Presiona la caja torácica. Estabiliza la pelvis al caminar.

Nervios
Las ramas ventrales de los nervios torácicos T5-T12.

Movimiento funcional básico
Ejemplo: levantarse de una silla baja o de una posición supina.

Problemas habituales cuando el músculo está débil
Lesión en la región lumbar, porque el tono del músculo abdominal contribuye a estabilizar la columna vertebral.

Asanas en las que se usa ampliamente este músculo
FORTALECIMIENTO: *Trikonasana. Apanasana. Navasana. Agni Sara. Utkatasana* y otras que usan el recto del abdomen como estabilizador de la columna.
ASANAS DE PIE SOBRE UNA PIERNA PARA AYUDAR A ESTABILIZAR LA COLUMNA Y LA PELVIS: *Virabhadrasana III. Vrksasana.*
ESTIRAMIENTO: *Setu Bandhasana* (postura del puente). Flexiones posteriores.

Trikonasana (postura del triángulo). Nivel I
trikona = 'tres ángulos' o 'triángulo'

Conciencia
Respiración, fuerza, estiramiento, expansión, equilibrio, apoyo, estimulación, poder, terapéutica y concentración.

Acción y alineamiento
Extensión de la columna, abducción de los hombros, estabilización de la cintura escapular, extensión de los codos y las muñecas, activación del núcleo abdominal, estabilidad pélvica, flexión y rotación exterior de la cadera (pierna adelantada), extensión y abducción de la cadera (pierna atrasada), flexión y extensión de las rodillas, supinación de tobillo del pie atrasado. Los hombros en línea vertical, el uno sobre el otro, el talón del pie adelantado alineado con el centro del pie atrasado.

Técnica
Desde *Tadasana* con las manos en las caderas, da un paso atrás con un pie a *Virabhadrasana II*. Extiende la rodilla adelantada sin bloquearla y centra la pelvis. Tensa el núcleo abdominal y levanta la pelvis del suelo. Extiende hacia delante el brazo adelantado y el torso mientras la pelvis empuja hacia atrás. Una vez alcanzada esta posición, deja caer la mano hasta la parte interior de la pierna o un bloque mientras el otro brazo se extiende hacia el cielo. La cabeza permanece alineada con la columna. Mantén la posición durante un minuto.

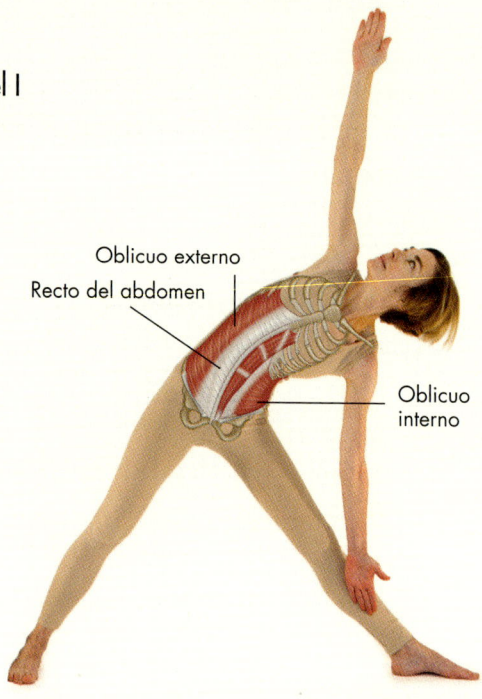

Oblicuo externo
Recto del abdomen
Oblicuo interno

Consejos prácticos
El cuerpo se halla extendido como si estuviera sostenido entre dos planos; para experimentar esto prueba a hacer la asana con la parte posterior del cuerpo contra una pared. Siempre que no afecte al cuello, la mirada puede dirigirse hacia arriba, hacia la mano superior (en lugar de esto algunos practicantes pueden elegir apoyar esa mano sobre el sacro). Los tendones de las corvas estarán estirados, especialmente en la pierna atrasada; aflojar las rodillas ayudará a aliviar la tensión. Inspira para elevarte y salir de la postura, luego repite con el otro lado. Lo mejor es hacer esta asana en la mitad de la clase, cuando es necesario centrarse.

Contrapostura
Viparita Virabhadrasana (ver, a continuación, «El psoas»).

Apanasana (postura de liberación del viento). Nivel I

apa = 'fuera'; *apana* = uno de los cinco *vayus* principales explicados en el capítulo 2

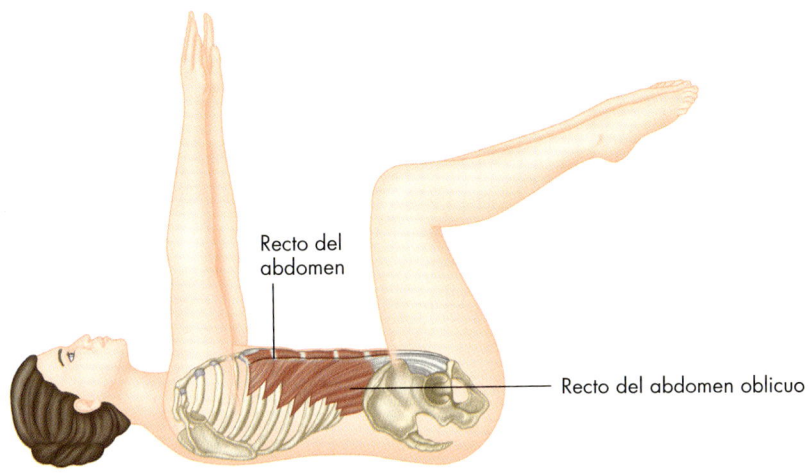

Otra asana cuyo objetivo principal es el recto del abdomen es *Apanasana*. Es parecida a la posición 100 de pilates. La técnica que se describe a continuación explicará las diferencias.

Conciencia
La respiración, la fortaleza del núcleo abdominal y del cuello, la digestión, la eliminación.

Acción y alineamiento
Flexión de la columna, estabilización de los hombros y de la cintura escapular, flexión de las caderas, flexión de la rodillas, las cuales se sitúan directamente sobre las caderas.

Técnica
Tendido sobre la espalda, con las rodillas dobladas y las pantorrillas en la posición de la mesa. Las manos descansan sobre las rodillas. Inspira, luego espira mientras la columna se flexiona y la nariz se mueve hacia las rodillas. Inspira y estira las piernas, separándolas, luego espira y llévalas otra vez a la postura de la mesa. Inspira y desciende. Repite tres o cuatro veces.

Consejos prácticos
Usa el recto del abdomen para flexionar la columna y el esternocleidomastoideo para flexionar el cuello. La columna se estira, así como los músculos de los glúteos. Esta postura está bien al principio de la clase, para ayudar a calentar el núcleo abdominal, o al final, antes de *Savasana*.

Contrapostura
Savasana (ver el Apéndice 1).

EL PSOAS MAYOR

Del griego, *psoa*, 'músculo de la espalda baja' y del latín, *major*, 'mayor'.

El psoas mayor y el ilíaco (grupo muscular iliopsoas) se consideran parte de la pared abdominal posterior por su posición y su papel amortiguador para las vísceras abdominales.

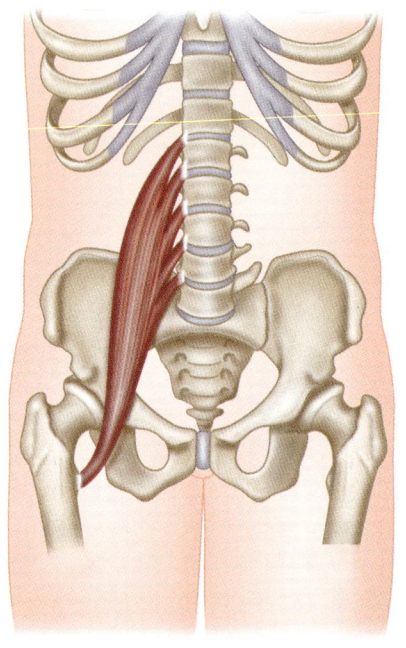

Sin embargo, basándose en su acción de flexionar la articulación de la cadera (el psoas mayor es el más débil de los dos), estos dos músculos también podrían incluirse en el capítulo 8. Individualmente el psoas mayor es asimismo un músculo profundo del abdomen por su inserción en la región lumbar (que se estudia con mayor detenimiento en el capítulo 5). Observa que algunas de las fibras superiores del psoas mayor pueden insertarse gracias a un tendón largo en la eminencia iliopúbica para formar el psoas menor, con una función poco importante y que no está desarrollado en alrededor del 40% de las personas.

La contractura bilateral de este músculo puede incrementar la lordosis lumbar, y emplearla excesivamente o no emplearla lo suficiente puede provocar otros problemas posturales y dolor. ¡La clave es el equilibrio!

Origen
Las bases de las apófisis transversas de todas las vértebras lumbares (L1-L5). Los cuerpos de la duodécima vértebra torácica y de todas las vértebras lumbares. Los discos intervertebrales sobre cada vértebra lumbar.

Inserción
Trocánter menor del fémur.

Acción

Flexor de la articulación de la cadera, en conjunción con el ilíaco (flexiona y rota lateralmente el muslo, como al patear una pelota de fútbol). Actuando desde su inserción, flexiona débilmente el tronco, como al sentarnos desde una posición supina. Es un potente estabilizador de la región lumbar y las articulaciones de la cadera.

Nervios

Ramas ventrales de los nervios lumbares (L1-L4; psoas menor inervado desde L1-L2).

Movimiento funcional básico

Ejemplo: subir un escalón o caminar por una pendiente ascendente.

Movimientos que pueden dañar o afectar este músculo

Su uso excesivo, ya que es un fuerte estabilizador, y un músculo biarticulado en la región lumbar y en la cadera.

Su falta de uso, como permanecer mucho tiempo sentado, que causa un psoas contraído y atrofiado.

Asanas en las que se usa intensamente este músculo

Cualquier asana de pie usa el psoas mayor como estabilizador tanto en la región lumbar como en las articulaciones de cadera.

FORTALECIMIENTO: *Navasana*. *Virabhadrasana I, II, III* (y el guerrero invertido, donde la fuerza está en la pierna adelantada y el estiramiento en la atrasada, como en la imagen). *Alanasana* (postura de la estocada alta, la fuerza está en la pierna adelantada).

ESTIRAMIENTO: pierna atrasada de *Anjaneyasana*, *Virabhadrasana I, II y III*, *Alanasana*.

Viparita Virabhadrasana (postura del guerrero invertido). Nivel I
Virabhadra = guerrero o ser superior de la mitología india

Conciencia
La respiración, el estiramiento, la expansión de la caja torácica, la estabilidad pélvica, la circulación.

Acción y alineamiento
Flexión lateral espinal; abducción y aducción de los hombros, estabilización de la cintura escapular; extensión del codo y la muñeca; flexión, extensión y abducción de las caderas, y flexión y extensión de las rodillas. Alineamiento inferior del cuerpo como en la postura del guerrero II.

Técnica
Desde *Virabhadrasana II*, invierte la columna y los brazos hacia arriba y hacia atrás, manteniendo las piernas firmes y los pies uniformemente enraizados. Para aumentar la dificultad, se puede incrementar la estocada y llevar el brazo atrasado alrededor de la espalda para conseguir un efecto integrador. Eleva el núcleo abdominal y el suelo pélvico mientras el torso se estira hacia el lado posterior.

— Pectoral mayor

— Psoas mayor

Consejos prácticos
Es una buena postura para contrarrestar las de guerreros y triángulos; se realiza más como flexión lateral que como flexión posterior. La respiración es fuerte mientras el cuerpo se expande al inspirar, y suaviza su intensidad al espirar.

Contrapostura
Uttanasana (ver el capítulo 6).

Alanasana (postura de la estocada alta o postura de la luna creciente alta). Nivel I, II

Alana = ministro de Shiva

Alanasana es un excelente ejemplo de asana que usa todos los músculos que hemos visto en este capítulo (así como los principales de la cadera y de las articulaciones de la rodilla). Esta asana es especialmente eficaz para desarrollar tanto la fuerza (pierna adelantada) como el estiramiento (pierna atrasada) en el psoas mayor, que además actúa como estabilizador de la región lumbar.

Conciencia

La respiración, la fuerza, el estiramiento, el apoyo, el trabajo del núcleo abdominal, el equilibrio, la energía, *drishti* (concentración).

Recto del abdomen
Psoas mayor

Acción y alineamiento

Extensión de la columna, flexión de los hombros, estabilización de la cintura escapular, flexión y extensión de las caderas, flexión y extensión de las rodillas, activación del núcleo abdominal. La rodilla adelantada está alineada directamente sobre el tobillo, con la pelvis centrada.

Técnica

Normalmente se hace durante el saludo al sol, antes o después de la postura del perro boca abajo. Eleva una pierna (postura del perro de tres patas) y luego lleva esa pierna hacia delante con la rodilla doblada, colocando el pie entre las manos. Levanta el torso, con las manos sobre el muslo adelantado o con los brazos hacia arriba, en el aire.

Consejos prácticos

Comprueba el alineamiento de la rodilla adelantada y activa el núcleo abdominal dejando caer la rabadilla, elevando los abdominales inferiores y el suelo pélvico. Energiza la pierna atrasada enderezando la rodilla y presionando hacia fuera por el talón atrasado. Una mirada intensa hacia delante te ayudará a mantener el equilibrio. Se pueden colocar bloques a los lados externos de ambos pies para proporcionar apoyo y equilibrio; asimismo, se puede apoyar en el suelo la rodilla atrasada.

Contrapostura

Adho Mukha Svanasana (ver el capítulo 6).

5

EL NÚCLEO ABDOMINAL Y EL SUELO PÉLVICO

En el capítulo 4 se habló de la columna como centro del universo corporal. Su conexión con la pelvis por medio del sacro forma la cavidad central, y ambas componen nuestro centro de gravedad o núcleo abdominal.

EL NÚCLEO ABDOMINAL PROFUNDO Y EL NÚCLEO ABDOMINAL SUPERFICIAL

El núcleo abdominal superficial es el foco de atención de muchos programas de ejercicios. Normalmente, los músculos en los que se centran son los del grupo anterior abdominal, entre ellos los cuatro músculos abdominales, el recto del abdomen y los oblicuos externos e internos. Estos músculos se encargan principalmente de flexionar y rotar la región torácica y lumbar (capítulo 4).

Sin embargo, para lograr el mantenimiento y la salud de todo el centro del cuerpo hay que profundizar. Aquí es donde el equilibrio, la fuerza y la estabilidad se integran a través de la conexión muscular de la región lumbar. Cinco músculos escondidos pero muy importantes son el diafragma (inserciones inferiores L1-L3, página 53), el psoas mayor (página 110), el cuadrado lumbar (página 101), el grupo transversal (página 91, excepto los semiespinosos) y el transverso del abdomen (página 58, el cuarto músculo abdominal). Estos músculos ya han aparecido en los capítulos sobre la respiración y la columna, ya que son relevantes en estas áreas y están situados en ellas. Agruparlos nos ayuda a ver su relación con una capa más profunda de la parte inferior de la columna y la pelvis, el área llamada núcleo abdominal profundo, donde la estabilización de la región lumbar con la pelvis se produce y es necesaria para el alineamiento adecuado del cuerpo.

Asanas en las que se usan intensamente los músculos del núcleo abdominal profundo

En todas las asanas se puede incorporar el núcleo abdominal profundo, dando instrucciones especiales para ayudar al practicante (ver las secciones sobre instrucciones en el Apéndice 2), aunque algunas posturas son más útiles que otras en este sentido. Empezar con un trabajo de respiración te ayudará a llevar la atención al núcleo abdominal profundo, y las posturas de equilibrio y fuerza pueden ser valiosas para descubrir la importancia de estos músculos ocultos.

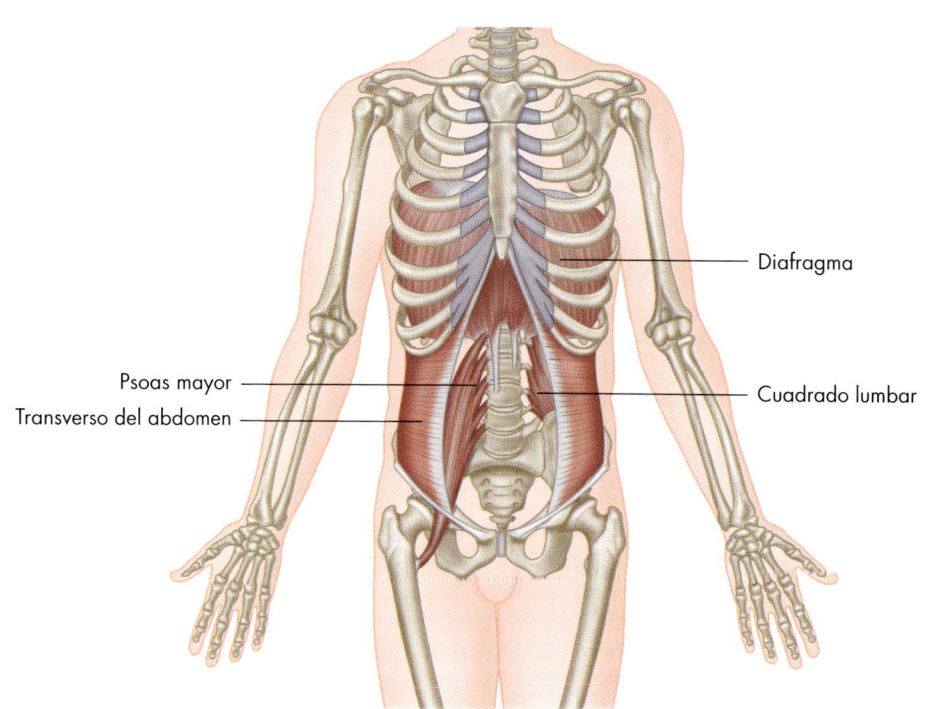

Utthita Parsvakonasana (postura del ángulo lateral extendido)
utthita = 'extendido'; *parsva* = 'lateral'; *kona* = 'ángulo'

Conciencia
La respiración, la fuerza, el estiramiento, la caja torácica y la expansión del pecho, el trabajo del núcleo abdominal, el equilibrio, la concentración.

Acción y alineamiento
Extensión y flexión lateral de la columna, abducción y aducción de los hombros, rotación arriba y abajo de la cintura escapular, flexión del codo, flexión y extensión de las caderas, flexión y extensión de las rodillas. Lo ideal es un ángulo llano desde el pie atrasado hasta la mano superior.

Diafragma
Psoas mayor

Técnica
Desde la postura del guerrero II, inclina el torso sobre el muslo adelantado, apoya la mano inferior en un bloque o reposa ligeramente el antebrazo sobre el muslo adelantado y estira el brazo superior hacia arriba o junto a la cabeza. La mirada puede dirigirse hacia abajo, hacia el frente o hacia arriba, más allá del brazo alzado. Por lo general, esta postura se hace durante la serie del guerrero, hacia la mitad de la clase. La imagen muestra los músculos abdominales profundos anteriores excepto el transverso del abdomen; imagina también cómo trabajan en la zona lumbar los músculos abdominales profundos posteriores en el papel de estabilizadores.

Consejos prácticos
Esta es una postura profunda en la que la atención se dirige a ambas piernas por igual, haciendo ascender la energía por los pies y las piernas hasta el centro. Aquí son necesarias instrucciones enérgicas para el núcleo abdominal, así como presionar firmemente contra el suelo el talón del pie que queda atrás. Relaja el cuello y los hombros.

Contrapostura
Viparita Virabhadrasana (ver el capítulo 4).

Chakravakasana (estiramiento de la vaca y el gato, o postura del pájaro del sol). Nivel I

chakra = 'rueda'; *vaka* = 'grulla', 'ave mitológica' (por separado: *bidalasana* = 'gato'; *bitilasana* = 'vaca')

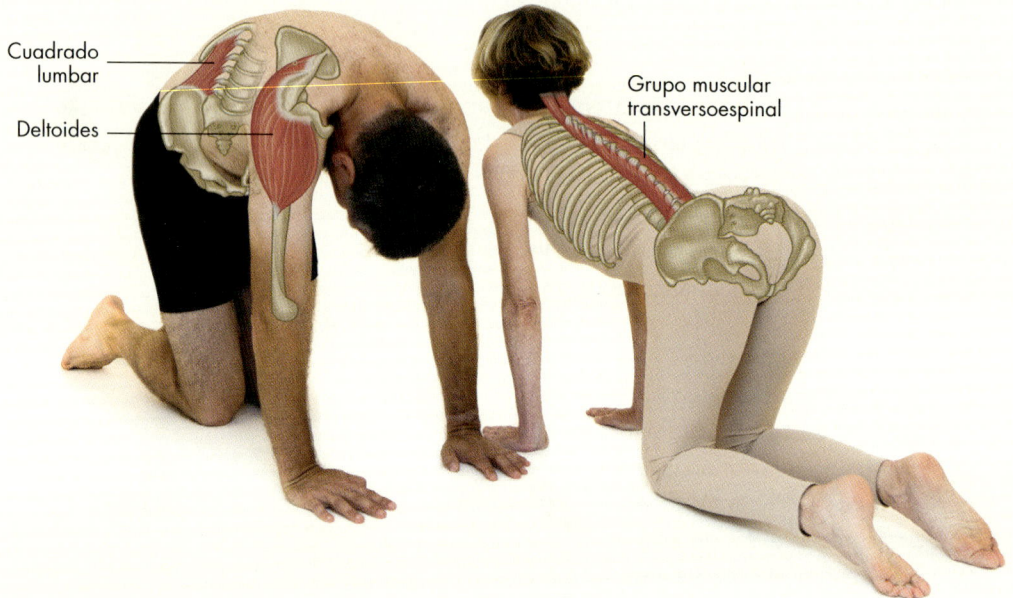

El suelo pélvico: donde lo físico conecta con lo espiritual

La pelvis es una cavidad que actúa como pilar arquitectónico para apoyar y equilibrar los dos fémures, uno a cada lado. Está formada por tres huesos: el sacro y los dos huesos ilíacos (la fusión del íleon, el isquion y las áreas del pubis para crear los huesos ilíacos se produce al llegar a la pubertad o durante esta).

La pelvis puede moverse por el espacio, pero en realidad la acción ocurre en la región lumbar y en las articulaciones iliofemorales (cadera), como en los estiramientos pélvicos. Las posturas del gato y el perro o la vaca incorporan estiramientos anteriores y posteriores de la pelvis y pueden ser parte de otras asanas cuando así se indica.

Conciencia

La respiración, el estiramiento, la fuerza, el estiramiento pélvico, el equilibrio, el movimiento fluido, la columna flexible, el núcleo abdominal, los chakras.

Acción y alineamiento
La flexión de la columna (postura del gato), la hiperextensión de la columna (postura de la vaca), la flexión de los hombros, la abducción y aducción de la cintura escapular, la extensión de los codos y las muñecas, el apoyo de los brazos y las piernas. Las manos están bajo los hombros y las rodillas bajo las caderas.

Técnica
Desde la posición de la mesa (apoyado sobre las manos y las rodillas), empieza con la columna en su propia curvatura natural. Intensifica la curva al inspirar, levantando la rabadilla y la cabeza mientras dejas caer el abdomen (postura de la vaca o estiramiento del perro). Espira mientras la rabadilla desciende, redondeando la columna; la cabeza baja y los omóplatos se separan. Sé consciente de cómo se mueve el torso, así como de la parte posterior del cuerpo.

Consejos prácticos
Inicia el movimiento desde la rabadilla, dejando que este fluya ascendiendo por la columna. La postura del pájaro del sol es la parte compensadora: desde la postura de la mesa, lleva un brazo hacia delante y la pierna contraria hacia atrás. Tensar el núcleo abdominal ayudará a mantener el equilibrio. Es una postura ideal para aliviar el dolor de espalda. Las manos pueden colocarse sobre una silla si los brazos no logran sostener bien el cuerpo. También es útil colocar una manta bajo las rodillas. Esta postura puede hacerse en cualquier momento en la clase, y es especialmente beneficiosa para calentar la columna y el núcleo abdominal.

Contrapostura
Balasana (ver el capítulo 8).

La base de esta área, el suelo pélvico, es único y tiene una importancia especial en el yoga. Merece la pena investigar sus múltiples facetas y estructuras, ya que mejoran la respiración, la postura, el equilibrio y la vitalidad.

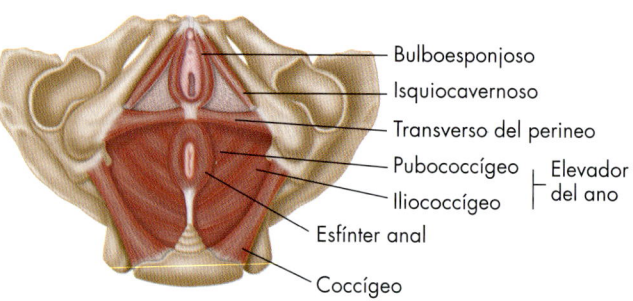

- Bulboesponjoso
- Isquiocavernoso
- Transverso del perineo
- Pubococcígeo ⎫ Elevador
- Iliococcígeo ⎭ del ano
- Esfínter anal
- Coccígeo

Entender esta área y su uso es complicado pero necesario en la mayoría de las prácticas de yoga. Hay otro diafragma, el diafragma pélvico, que incluye capas de músculo y fascia, así como el nervio plexo sacro, de alguna manera coordinado con un tercer diafragma situado en la garganta, el diafragma vocal, al respirar. Basta con decir que el área pélvica tiene mucho interés para los yoguis por el apoyo muscular, las terminaciones nerviosas sensitivas y el trabajo respiratorio.

En el yoga «levantamos» el suelo pélvico. Esto es un poco ambiguo, pero la imagen de tirar hacia arriba del fondo de la pelvis ayuda a tensar la musculatura adecuada, ya sea en posturas sentadas, de rodillas, de pie e incluso invertidas. Esta acción incrementa el apoyo, el equilibrio y la fuerza de músculos especialmente pequeños pero necesarios. Entre estos músculos están el elevador del ano y el coccígeo y otros que, al tensarlos, pueden fortalecer el suelo pélvico. La pared abdominal inferior también participa, así como el psoas mayor, como estabilizador. Incluso los aductores de cadera pueden ayudar a levantar el suelo pélvico.

El perineo es un área situada entre la cara interna de los muslos, entre la uretra y el ano, que tiene al diafragma como techo. Todo esto ofrece una forma de diamante, con dos triángulos intersectados por una línea imaginaria entre los isquiones, los triángulos urogenital y anal. Los músculos esfínteres (del ano y de la uretra) están localizados aquí (los esfínteres son músculos circulares que controlan el flujo de material). Asimismo, aquí se localiza la activación del primer *bandha*, o llave, cuya finalidad es elevar los campos de energía sutil a unos niveles superiores (ver la sección *Bandhas*, que viene a continuación). Al practicar o enseñar yoga, hay que hacer una distinción entre tensar el suelo pélvico y activar los *bandhas*. Al usar el suelo pélvico para servir de apoyo a una postura se produce una pequeña contracción intencionada de los músculos que lo levanta. El objetivo final de la activación de los *bandhas*, mediante la respiración controlada y la contracción muscular unidas (o sostenidas la una por la otra) es lograr el desapego de los sentidos externos y liberar energía haciéndola ascender por la columna.

LA FILOSOFÍA DEL YOGA: *BANDHAS, NADIS,* CHAKRAS Y ESTADIOS
Bandhas

Hay cuatro *bandhas* principales incorporados en los estilos yóguicos: *mula bandha* (perineo y ano), *uddiyana bandha* (abdomen), *jalandhara bandha* (garganta) y *jivha bandha* (lengua y paladar). El trabajo de respiración incorporado en el kundalini yoga es un buen ejemplo de usar los cuatro cuando esté debidamente indicado. Aquí se hablará de los dos inferiores, ya que están relacionados con el área pélvica.

Mula bandha es la llave asociada con el suelo pélvico, específicamente con el perineo y el ano. Se trata de una intersección neuromuscular que se estimula por medio de una gran concentración y con la contracción del área (una acción parecida está presente en los cuatro *bandhas*). Es un acto voluntario e intencionado: allí donde se tiene la sensación de que la energía está bloqueada, se mantiene una contracción para activar un impulso que subirá por la columna.

Uddiyana bandha es un buen ejemplo de «volar hacia arriba», la traducción literal del término sánscrito. Las zonas inferior y media del abdomen, el diafragma y las costillas son las áreas específicas en las que se produce un movimiento ascendente del diafragma mientras los abdominales permanecen cóncavos. Esto se menciona aquí por la interacción de los músculos del suelo pélvico con *mula bandha* y *uddiyana bandha*. Es mejor estudiarlo con un maestro, teniendo presente como objetivo más importante la sensación gradual que surge de mantener una contracción y no pensar en lo que se está activando muscularmente.

El trabajo de *bandha* forma parte de una práctica continua de asanas de yoga y *pranayamas*. Su objetivo son los aspectos más elevados de la senda espiritual, donde chakras y *nadis* son importantes. La conciencia se vuelve más interna que externa, permitiendo una meditación más profunda, en la que la iluminación, conocida como *samadhi* (el octavo estadio del yoga) puede llegar a producirse.

Upavesasana (postura sentada) o *Malasana* (postura de la guirnalda). Nivel I, II
upa = 'hacia', 'abajo'; *maalaa* = 'guirnalda'; *mala* = 'impurezas'

Conciencia
La respiración, el estiramiento, la relajación, la estimulación de los órganos y el metabolismo, la activación de *bandha*, la concentración, la apertura de caderas.

Acción y alineamiento
Extensión de la columna, estabilización de los hombros y la cintura escapular, flexión de los codos, extensión de las muñecas y las manos, flexión y rotación exterior de las caderas, flexión de las rodillas, dorsiflexión de los tobillos. Los pies están separados a una distancia superior a la anchura de los hombros y apuntan hacia fuera, y las manos están en la posición de oración (*Anjali Mudra*).

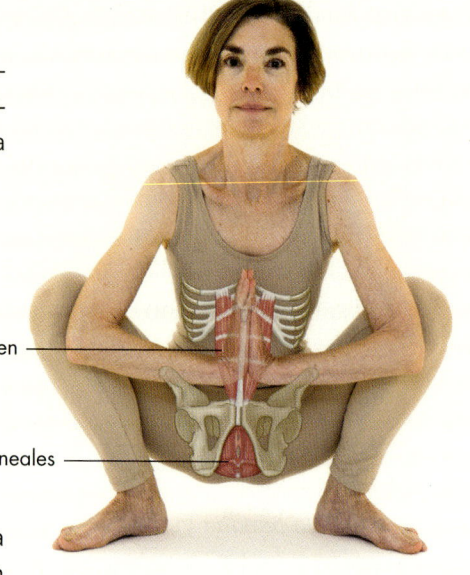

Recto del abdomen

Músculos perineales

Técnica
Empieza en una posición de pie, con los pies separados al menos treinta centímetros y las manos en la posición de oración o sobre las rodillas. Desciende el cuerpo lentamente, flexionando las caderas y las rodillas mientras la columna permanece tan recta como sea posible. Esta es una posición en cuclillas, con los talones hacia arriba o hacia abajo. Presiona las rodillas con los codos, separándolas para lograr un buen estiramiento.

Consejos prácticos
Esta es una posición ideal para la salud de la región lumbar, ya que permite que la gravedad la libere. Utilizar un bloque para sentarse sobre él suavizará el impacto en las caderas, las rodillas y los tobillos. Si el tendón de Aquiles es corto en la parte posterior del talón, hará falta mantener los talones separados del suelo. Aquí se pueden crear *bandhas* fuertes. Es una buena postura de transición para pasar de estar de pie a sentarse y se puede hacer en cualquier momento en la clase.

Contrapostura
Savasana (ver el Apéndice 1).

NADIS

Los *nadis* son canales de energía y movimiento que pueden activarse por el trabajo con la Kundalini, o «despertar». Citando al pionero de este método en los Estados Unidos, Yogi Bhajan (27 de octubre, 1988): «Kundalini yoga es la ciencia de unir lo finito con lo Infinito, y es el arte de experimentar el Infinito en lo finito».

Los *nadis* se emplean también en la práctica de las medicinas orientales, como la acupuntura, y en el uso de los meridianos. Conectan en los puntos de energía sutiles conocidos como *chakras*. El yoga y la respiración se convierten en medios para purificar estos canales.

Sushumna, uno de los tres *nadis* más importantes, es el canal central a través del cual fluye la fuerza vital (*nadi* significa corriente). Cuando la energía pránica asciende por nosotros experimentamos una sensación parecida a la que sentimos cuando activamos los *bandhas*. Los otros dos *nadis* importantes son *ida* y *pingala*, los canales izquierdo y derecho a lo largo de la columna.

CHAKRAS
El sistema de chakras: el yo cósmico

Los *cakras* (como se escribía originalmente) proceden de una tradición arcaica —la palabra aparece en la India hace miles de años durante la época de la invasión de los pueblos indoeuropeos (arios), lo que se conoce como el periodo védico, cuando se produjo una fusión cultural en toda la India durante los siglos siguientes—.

El chakra se representaba simbólicamente como un anillo de luz con un significado histórico de «traer una nueva era». Los chakras se mencionan en los Vedas, los antiguos textos de conocimiento hindú.

Sabemos, a pesar de que es un misterio del pasado, que el término sánscrito *chakra* significa rueda, como en la rueda del tiempo, aunque también se cree que es una metáfora del sol y que, por tanto, representa el equilibrio celestial. En los textos yóguicos se mencionan ya los chakras desde el 200 a. de C. como centros psíquicos de conciencia en los *Yoga Sutras* de Patanjali. Los chakras como centros energéticos se convirtieron en una parte integral de la filosofía del yoga por medio de la tradición tántrica en el siglo VII de nuestra era, en la que se resaltaba la integración de las múltiples fuerzas del universo. El yoga empezó a incorporar el ser integral.

Hay siete chakras básicos (otros menores están en las extremidades) que operan en conjunto como un sistema completo. A veces se los denomina los «órganos internos del cuerpo esotérico (oscuro)» y están situados en la columna. Se cruzan con los *nadis* (canales de energía espiritual) así como con el sistema endocrino y el plexo nervioso. Podría considerarse a los chakras centros «psicoenergéticos». Están vinculados a los elementos naturales de tierra, agua, fuego, aire y éter, y sus cualidades ayudan a definir el propósito humano. Se cree que reciben, asimilan, distribuyen y transmiten energía vital y por tanto se los conoce como las «siete raíces del despertar».

A continuación, aparecen los siete chakras principales junto a su nombre en sánscrito. El sánscrito, lengua sagrada y arcaica, es reverenciado porque su objetivo, como el de los chakras, es la iluminación. El significado y los efectos del sistema de chakras va más allá de lo que se indica en este libro; otros expertos, como Barbara Brennan y Cyndi Dale, describen mejor el flujo de energía y los campos áureos. El libro *Yoga y psicoterapia*, de Swami Rama, también es útil y está considerado como la obra más seria acerca de los chakras.

1. Chakra raíz, *Muladhara*

Cimientos, necesidades básicas, enraizamiento, estar conectado, seguridad
Color: rojo
Planeta: Saturno
Elemento: la tierra
Sentido: el olfato
Localización: por encima del ano, base de la columna, suelo pélvico

Gobierna: los pies, las piernas, el intestino grueso y el perineo
Animal: el elefante
Sonido raíz: *lam*
Aquí yace enroscada la Kundalini Shakti, el poder de lo divino femenino

2. Chakra sacro, *Svadhisthana*

Útero, el flujo emocional y sexual, la dulzura, el placer y la creatividad
Color: naranja
Planeta: Plutón y la Luna
Elemento: el agua
Sentido: el gusto
Localización: el lado frontal de la región inferior de la columna, la pelvis, el sacro

Gobierna: la fertilidad, la región lumbar y las caderas, la vejiga, los riñones, los ovarios y los testículos
Animal: el cocodrilo
Sonido raíz: *vam*
La expansión de nuestra propia individualidad

3. Chakra del plexo solar, *Manipura*

Corazonadas, respiración, guerrero (valentía), joya brillante, poder personal
Color: amarillo
Planeta: el Sol y Marte
Elemento: el fuego
Sentido: la vista
Localización: el plexo solar, la unión del diafragma, el psoas, los órganos, centrado alrededor del ombligo

Gobierna: la digestión, el metabolismo, las emociones, la universalidad de la vida, el páncreas, las glándulas suprarrenales
Animal: el carnero
Sonido: *ram*
Influye en los sistemas inmunitario, nervioso y muscular

4. Chakra del corazón, *Anahata*

La aceptación divina, el amor, las relaciones, la pasión, la alegría de vivir
Color: verde y rosa
Planeta: Venus
Elemento: el aire
Sentido: el tacto
Localización: la parte superior del pecho, el corazón, los pulmones

Gobierna: la parte superior de la espalda, las capacidades extrasensoriales, algunas emociones, la apertura a la vida, la glándula timo
Animal: el antílope
Sonido raíz: *yam*
Envuelve el ritmo del universo

5. Chakra de la garganta, *Vishuddha*

Comunicación, autoexpresión, armonía, vibración, gracia, sueños
Color: azul celeste
Planeta: Mercurio y Júpiter
Elemento: el espacio
Sentido: el oído
Localización: la garganta, el cuello, los oídos, la boca

Gobierna: el sonido, el poder de la voz, la asimilación, las glándulas tiroides y paratiroides
Animal: el elefante blanco
Sonido raíz: *ham*
Comunica la verdad interna al mundo, asciende lo físico a espiritual

6. Chakra del entrecejo, *Ajna*

Tercer ojo, intuición, concentración, conciencia, devoción, neutralidad
Color: añil, morado
Planeta: Neptuno
Elemento: la luz
Sentido: la mente
Localización: centro de la cabeza entre las cejas y por encima de ellas

Gobierna: la creatividad, la imaginación, la comprensión, el sueño racional, la glándula pineal
Animal: el antílope negro
Sonido raíz: *om*
Proporciona la oportunidad de ver todas las cosas como sagradas

7. Chakra de la coronilla, Sahasrara

Conciencia pura; espiritualidad; sabiduría verdadera; integración; dicha
Color: blanco, violeta y dorado
Planeta: Urano y Ketu (astrología védica)
Más allá de los elementos
Localización: la parte superior de la cabeza, el córtex cerebral

Gobierna: todas las funciones del cuerpo y la mente, otros chakras, la glándula pituitaria
Símbolo: el loto de mil pétalos (vacío)
La energía Kundalini (Shakti) se une con la energía masculina (Shiva) para trascender la esencia de todo

LOS OCHO ESTADIOS DEL YOGA

A lo largo de esta obra se han mencionado algunos de los miembros del yoga. Estos son los ocho estadios, definidos por Patanjali hace unos dos mil quinienos años como una guía para vivir de la manera yóguica:

1. *Yamas* (abstenciones).
2. *Niyamas* (reglas).
3. *Asanas* (posturas).
4. *Pranayama* (respiración consciente).
5. *Pratyahara* (introspección).
6. *Dharana* (concentración).
7. *Dhyana* (meditación).
8. *Samadhi* (dicha).

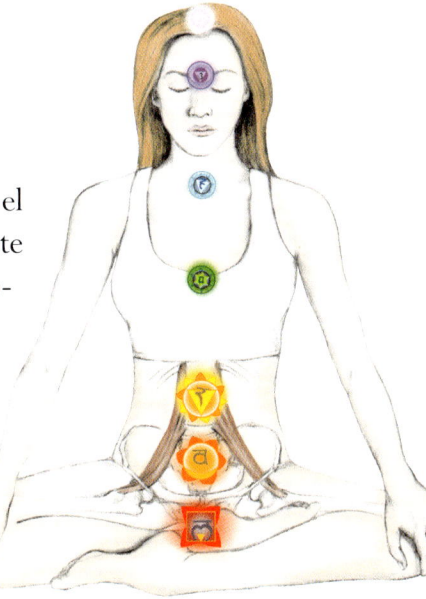

En este libro dedicado a la anatomía y el movimiento, nos interesan principalmente las asanas y el *pranayama*, así como desarrollar el equilibrio físico y la respiración por medio de la conciencia.

El yoga no es un método lineal. La práctica comienza en la esterilla, aprendiendo técnicas de distintos maestros. Las enseñanzas completas de la filosofía yóguica se descubren a medida que uno continúa ahondando en la esencia del yoga tal y como está integrada en la vida cotidiana.

Todas las cosas están conectadas.

Anjaneyasana (postura de la luna creciente; postura de la estocada baja). Nivel I
Anjani = madre de Hanuma

Conciencia
La respiración, el estiramiento, la fuerza, la apertura del corazón y las caderas, el trabajo del núcleo abdominal, el equilibrio, los *bandhas*, *drishti*.

Acción y alineamiento
La extensión de la columna, la flexión de los hombros, la rotación hacia arriba de la cintura escapular, la flexión y la extensión de las caderas, la flexión de la rodilla, la flexión plantar del pie atrasado. La rodilla adelantada se flexiona hacia delante por encima del tobillo, con la pelvis nivelada.

Técnica
Desde *Uttanasana*, las manos a los lados de los pies o sobre bloques, da un paso atrás con un pie a una posición de estocada baja. Flexiona la rodilla atrasada para apoyarla en el suelo; puedes colocar una manta bajo la rodilla. Extiende el pie atrasado. Suelta los brazos hacia fuera y hacia arriba, creando una forma de luna creciente desde las caderas hasta las manos (flexión posterior ligera). La mirada hacia delante o hacia arriba, a las manos. Esta postura está incluida en el saludo al sol como calentamiento.

— Diafragma
Cuadrado lumbar — Psoas mayor

Consejos prácticos
Elevar el suelo pélvico y tensar el núcleo abdominal ayudará al equilibrio en esta postura. Deja caer la rabadilla y presiona hacia abajo los hombros y los omóplatos. Si es posible, empuja hacia delante la pelvis para crear más estiramiento en la parte frontal del muslo atrasado. Coloca las manos en el muslo adelantado, en el sacro o ponlas en la postura del cactus si hay un problema de hombros.

Contrapostura
Adho Mukha Svanasana (ver el capítulo 6).

LOS MÚSCULOS DEL HOMBRO Y DE LA PARTE SUPERIOR DEL BRAZO

Esta compleja zona se simplifica dividiéndola en las siguientes áreas articulares:

- La cintura escapular, la articulación esternoclavicular.
- La articulación del hombro, la articulación glenohumeral.
- La articulación del codo, la articulación humerocubital.

Cada área articular tiene sus propias acciones específicas, y unos cuantos músculos comparten inserciones a lo largo de dos o más articulaciones diferentes. Estos músculos son conocidos como *multiarticulados* porque se utilizan en más de una articulación.

La estructura del hombro hace posible un amplio ámbito de movimiento, lo que permite una considerable libertad para el brazo y la mano. Los movimientos de la región del hombro están determinados por los músculos localizados en el pecho, la espalda y la parte superior de los brazos. El centro del nervio del plexo braquial pasa por aquí y desciende por el brazo, inervando muchos de los músculos de todo el brazo.

LA CINTURA ESCAPULAR
Estructura

Esta es un área separada que permite a la articulación del hombro proporcionarle una excelente amplitud de movimiento al brazo. Tres huesos se articulan en dos áreas diferentes para formar la cintura escapular: la clavícula, la escápula y el esternón. Los movimientos de la cintura escapular están activados principalmente en la articulación esternoclavicular, que a su vez mueve la escápula. Esta articulación es el único punto en el que el esqueleto axial conecta con el tronco. Las articulaciones menores son la escapulotorácica, la acromioclavicular y la coracoclavicular, en las que los huesos se articulan pero apenas se produce movimiento.

Acciones

Existen de seis a ocho acciones de la cintura escapular, dependiendo del texto que se consulte. Aquí se enumeran todos los movimientos ya que se trata de acciones principales asociadas con muchas posturas de yoga: elevación, depresión, abducción (protracción), aducción (retracción), rotación hacia arriba, hacia abajo, estiramiento hacia delante y estiramiento hacia atrás.

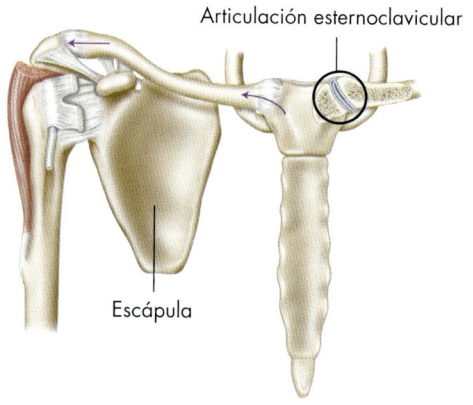

Articulación esternoclavicular

Escápula

Las acciones están indicadas por la manera en la que la escápula se mueve en el espacio: cuando la escápula se mueve hacia arriba es elevación; hacia abajo, depresión; alejándose de la columna, abducción, y hacia la columna, aducción. La rotación hacia arriba se consigue moviendo hacia fuera y hacia arriba el ángulo inferior de la escápula; la rotación hacia abajo es la vuelta desde esta posición. El estiramiento hacia delante se ve más claramente cuando el brazo se extiende tras el cuerpo y el estiramiento hacia atrás puede producirse en una flexión posterior en la que la escápula superior se inclina hacia atrás. El capítulo 1 ilustra algunas de estas acciones. Casi todas las asanas de yoga incorporan el movimiento de la cintura escapular. Incluso en *Tadasana* (postura de la montaña) y en la posición sentada de meditación, se nos recuerda «deslizar los omóplatos hacia abajo». Esta es una combinación sutil de las acciones de aducción, rotación hacia abajo y depresión.

Músculos

Los seis músculos que operan en la cintura escapular son el pectoral menor, el serrato anterior, el subclavio, el elevador de la escápula, el romboides y el trapecio. Los seis están localizados en el pecho (anterior) o en la parte superior de la espalda (posterior). Dos de ellos, el elevador de la escápula y el trapecio superior, están biarticulados con la región cervical. Cada músculo es muy específico, especialmente el trapecio, ya que sus diferentes partes pueden realizar acciones contrarias, algo extremadamente raro en los músculos.

EL ELEVADOR DE LA ESCÁPULA

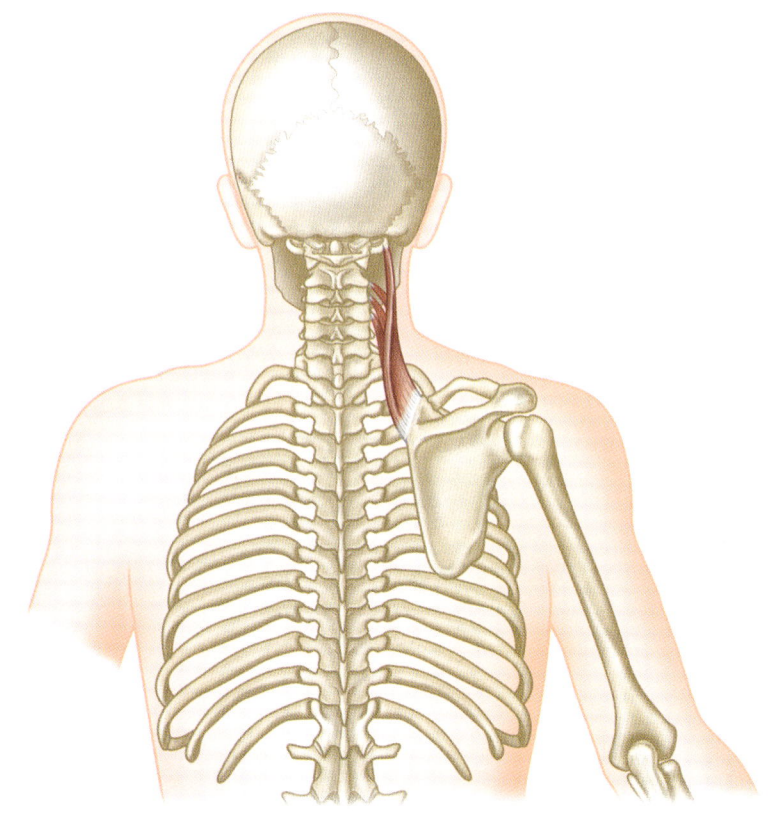

Del latín *levare*, 'levantar'; *scapulae*, 'de la escápula (omóplato)'.

El elevador de la escápula es un músculo profundo respecto al esternocleidomastoideo y el trapecio. Se llama así por su acción de elevar la escápula.

Origen

Los tubérculos posteriores de la apófisis transversa de las primeras tres o cuatro vértebras de la región cervical (C1-C4).

Inserción

Borde medial (vertebral) de la escápula, entre el ángulo superior y la espina de la escápula.

Acción

Eleva la escápula. Ayuda a retraerla. Ayuda a doblar el cuello lateralmente.

Nervios

Nervio escapular dorsal, C4, C5 y nervios cervicales, C3, C4.

Movimiento funcional básico

Ejemplo: llevar una bolsa pesada. Encoger los hombros.

Movimientos que pueden dañar este músculo

Un movimiento brusco del cuello, como un traumatismo cervical. Este músculo, junto con el trapecio superior, está tenso a menudo debido al estrés; por tanto, es necesario hacer estiramientos.

Asanas en las que se usa este músculo[1]

FORTALECIMIENTO: *Makarasana*; flexiones laterales del cuello. Encogimiento de hombros.

ESTIRAMIENTO: flexiones laterales cervicales. Rotación de hombros.

---

1. En cualquier asana en la que se levante el brazo también debe elevarse la cintura escapular para llevar el brazo de una posición horizontal a una vertical. Luego su función es realizar la acción contraria, la depresión, para mantener los hombros abajo, separados de las orejas.

Makarasana (postura del cocodrilo). Nivel I
makara = 'criatura marina'

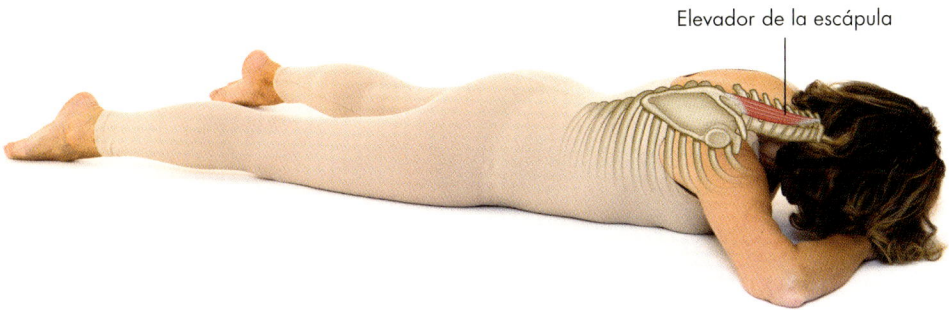

Elevador de la escápula

Conciencia
La respiración, el estiramiento, la expansión, la relajación, soltar.

Acciones y alineamiento
Abducción de los hombros, elevación de la cintura escapular, flexión de los codos, rotación exterior de las caderas, extensión de las rodillas, flexión plantar de los tobillos. La columna, neutral.

Técnica
Tiéndete sobre el abdomen (en posición boca abajo), los brazos elevados con una mano sobre la otra. Apoya la frente en las manos. Extiende el cuerpo y separa los pies a la anchura de la esterilla, con las piernas rotadas hacia fuera. Calienta el cuerpo con la respiración; en esta postura se puede tensar el núcleo abdominal, o incluso hacer *bandhas*.

Consejos prácticos
Esta posición es ideal al principio de la clase, o como calentamiento para hacer la postura de la cobra y la de la langosta.
Al apoyarse en el suelo se experimenta profundamente la conciencia de la respiración y de cómo responde el cuerpo al inspirar y espirar. Puedes rotar hacia dentro las piernas si sientes algún dolor o molestia en los pies. Si te resulta incómodo estar tendido sobre el abdomen, puedes darte la vuelta y hacer la postura sobre la espalda. Puedes colocar una manta enrollada bajo el pecho y los hombros para apoyarte en ella; acuérdate de mantener el cuello extendido, no levantado.

Contrapostura
De la postura de la mesa a *Balasana* (ver el capítulo 8).

EL TRAPECIO

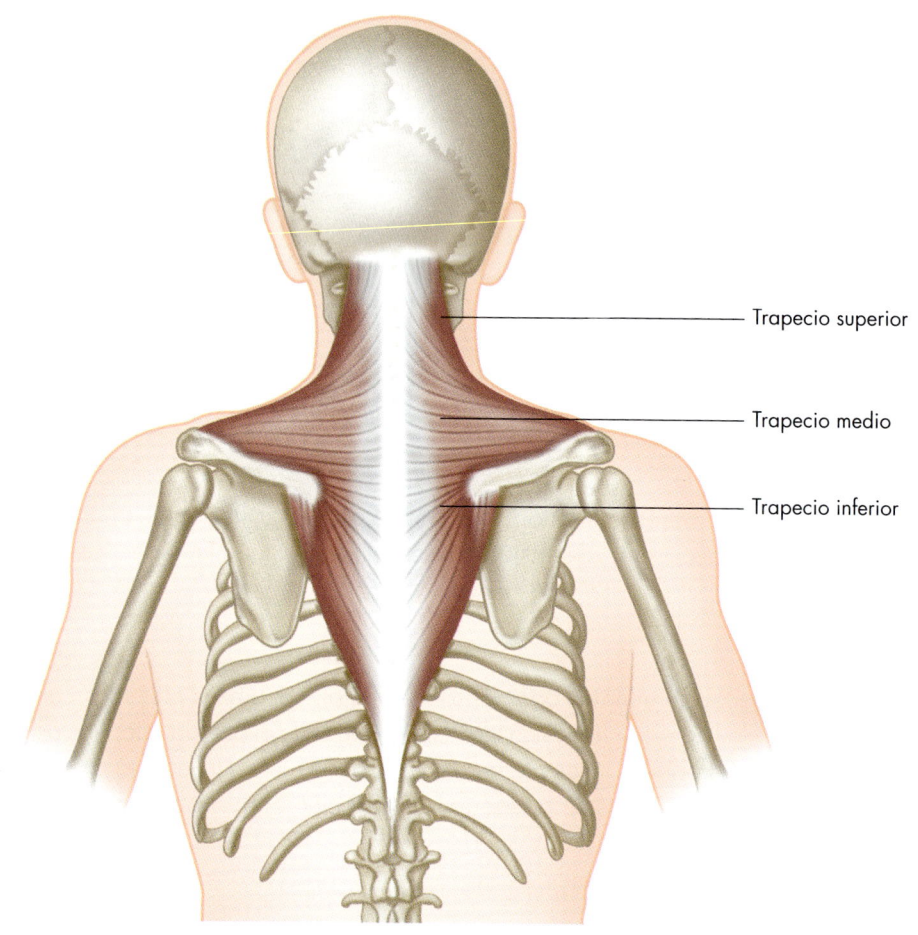

- Trapecio superior
- Trapecio medio
- Trapecio inferior

Del griego *trapezoeides*, 'en forma de mesa'.

El trapecio izquierdo y el derecho vistos como un todo crean la forma geométrica de un trapecio, de ahí el nombre de este músculo.

Origen

El tercer medial de la línea nucal superior del hueso occipital. La protuberancia occipital externa. La apófisis espinosa y los ligamentos supraespinosos de la séptima vértebra cervical (C7) y todas las vértebras torácicas (T1-T12).

Inserción

El borde posterior del tercer lateral de la clavícula. El borde medial del acromion. El borde superior y el tubérculo de la cresta de la espina de la escápula.

Acción

Fibras superiores: tiran hacia arriba (elevación) de la cintura escapular. Previenen la depresión de la cintura escapular cuando se carga algún peso en el hombro o en la mano.

Fibras medias: retraen (aducen) la escápula.

Fibras inferiores: deprimen la escápula, especialmente contra la resistencia, como cuando usamos las manos para poder levantarnos de una silla.

Fibras superiores e inferiores unidas: rotan la escápula, como sucede al elevar el brazo por encima de la cabeza.

Nervio

Suministro motriz: nervio accesorio XI.

Suministro sensorial (propiocepción): rama ventral de los nervios cervicales, C2-C4.

Movimiento funcional básico

Retracción (abducción). Ejemplo de fibras superiores e inferiores funcionando en conjunción: pintar un techo (rotación hacia arriba).

Movimientos que pueden dañar este músculo

Caer (fracturas de caída con los brazos extendidos).

Asanas en las que se usa intensamente este músculo

Todas las asanas que incorporan los omóplatos, ya sea en movimiento o en estabilización.

Fortalecimiento: *Salabhasana, Adho Mukha Svanasana. Urdhva Mukha Svanasana.* La postura de la plancha. *Bhujangasana. Dhanurasana. Urdhva Dhanurasana* (postura de la rueda completa).

Estiramiento: *Garudasana* (brazos en la postura del águila). *Balasana* (postura del niño, los brazos a los costados). *Janu Sirsasana* (flexión anterior con la cabeza a la rodilla).

EL ROMBOIDES MENOR

Del griego *rhomboeides*, 'en forma de paralelogramo con los lados y ángulos opuestos iguales'. Del latín, *minor*, 'menor'. Se denomina así por su forma.

Origen

La apófisis espinosa y los ligamentos supraespinosos de la séptima vértebra cervical y la primera vértebra torácica. La parte inferior del ligamento de la nuca.

Inserción

El borde medial (vertebral) de la escápula a la altura de la espina escapular.

Acción

Retrae (aduce) y estabiliza la escápula. Eleva ligeramente el borde medial de la escápula, causando una rotación descendente (deprimiendo así el ángulo lateral). Ayuda ligeramente a la aducción de rango externo del brazo (es decir, desde el brazo por encima de la cabeza hasta el brazo a la altura del hombro).

Nervio

Nervio escapular dorsal, C4, C5.

Movimiento funcional básico

Tirar de algo hacia ti, como al abrir un cajón.

Asanas en las que se usa intensamente este músculo

Ver la lista de asanas de la sección «romboides mayor».

EL ROMBOIDES MAYOR

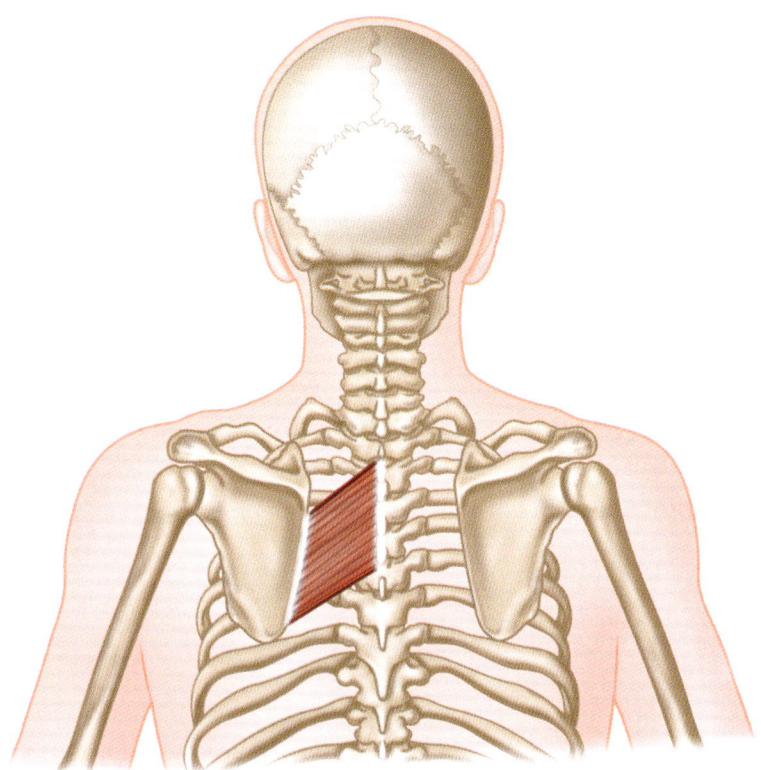

Del griego, *rhomboeides*, 'en forma de paralelogramo con los lados y ángulos opuestos iguales'. Del latín, *major*, 'mayor'.

El romboides mayor se extiende en paralelo al romboides menor, y con frecuencia lo continúa. Se denomina así por su forma.

Origen

La apófisis espinosa y los ligamentos supraespinosos de las vértebras segunda, tercera a quinta de la región torácica (T2-T5).

Inserción

Borde medial de la escápula, entre la espina escapular y el ángulo inferior.

Acción

Retrae (aduce) y estabiliza la escápula. Eleva ligeramente el borde medial de la escápula, causando una rotación descendente.

Ayuda ligeramente al rango interno de aducción del brazo (es decir, desde el brazo por encima de la cabeza hasta el brazo a la altura del hombro).

Nervio

Nervio escapular dorsal, C4, C5.

Movimiento funcional básico

Tirar de algo hacia ti, como abrir un cajón.

Los romboides son sinérgicos unos con otros, es decir, el mayor y el menor realizan las mismas acciones.

También funcionan en conjunto con el trapecio en la aducción.

Movimientos que pueden dañar este músculo

Caer (fracturas de caída con los brazos extendidos).

Asanas en las que se usa intensamente este músculo

Todas las asanas que incorporan los omóplatos, ya sea en movimiento o en estabilización.

FORTALECIMIENTO: *Salabhasana. Urdhva Mukha Svanasana. Chaturanga Dandasana. Bhujangasana. Dhanurasana. Urdhva Dhanurasana. Virabhadrasana I, II, III.*

ESTIRAMIENTO: *Utkatasana* (postura de la silla, con los brazos arriba). *Balasana* (postura del niño). *Garudasana* (brazos en la postura del águila).

Salabhasana (postura de la langosta). Nivel I

salabha = 'saltamontes'; 'langosta'

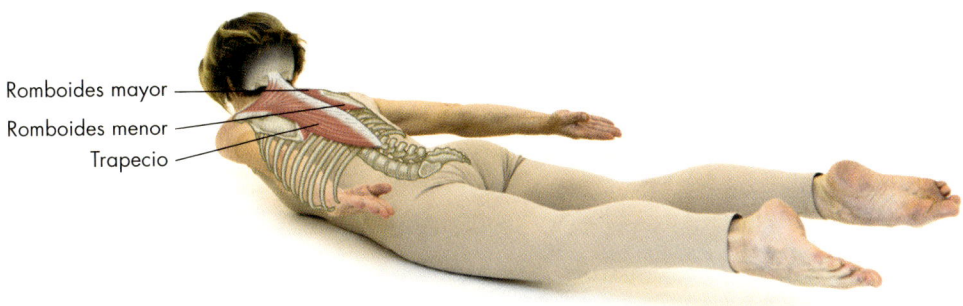

Romboides mayor
Romboides menor
Trapecio

Conciencia

La respiración, la elevación del corazón, la expansión de los pulmones, la fuerza, el estiramiento, la estimulación del núcleo central, el poder.

Acción y alineamiento

Hiperextensión de la columna, extensión de los hombros, rotación hacia dentro, retracción de la cintura escapular, extensión de los codos y las muñecas, supinación radiocubital, extensión de las caderas y las rodillas, la flexión plantar de los tobillos. Tensión del núcleo abdominal y las piernas, la cabeza alineada con la columna.

Técnica

Túmbate sobre el abdomen, con los brazos extendidos a los costados, las palmas mirando hacia arriba y la frente en el suelo. Levanta el torso, los brazos y la cabeza del suelo, con los huesos de la cadera enraizados en la esterilla. Las piernas también se extienden y elevan mientras se tensa el núcleo abdominal para proteger la región lumbar. La mirada hacia delante sin comprimir el área cervical.

Los extensores de la columna deben contraerse para elevar la parte superior del cuerpo contra la gravedad para un beneficio completo, mientras las escápulas se retraen hacia la columna. Es necesario un trabajo de respiración profunda mientras se mantiene la postura.

Consejos prácticos

Experimenta *Bhujangasana* como un calentamiento, en el que puedes levantar las manos del suelo para asegurarte de que los extensores de la columna estén funcionando. Una vez que esto quede establecido, puedes hacer la postura completa de la langosta. Esta es una flexión posterior y un buen calentamiento para un trabajo más avanzado. Si la región lumbar está expuesta a algún daño, separa los pies y tensa más eficazmente el núcleo abdominal. Algunos quizá prefieran colocar una manta bajo los huesos de la cadera.

Contrapostura

Balasana (ver el capítulo 8).

EL SERRATO ANTERIOR

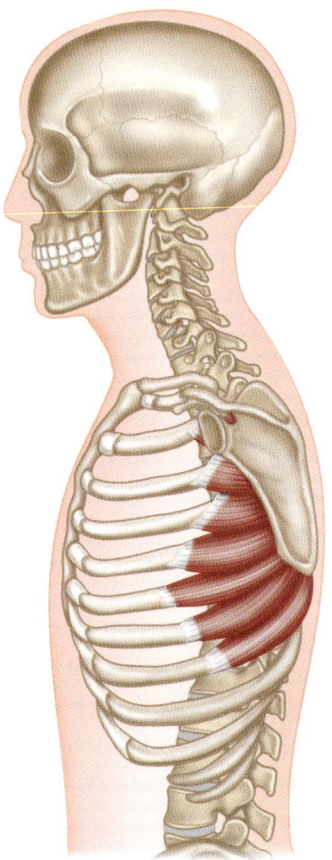

Del latín, *serratus*, 'aserrado'; *anterior*, 'delante'.

Forma la pared medial de la axila, junto con las cinco costillas superiores. Es un músculo grande compuesto de una serie de bandas musculares en forma de dedo. Las bandas inferiores se entrelazan con el origen del oblicuo externo.

Origen

Las superficies y bordes superiores de las costillas superiores y la fascia que cubre sus espacios intercostales.

Inserción

La superficie anterior (costal) del borde medial y el ángulo inferior de la escápula.

Acción

Rota la escápula para la abducción y la flexión del brazo. Prolonga la escápula (tira de ella hacia delante sobre la pared torácica y la mantiene junto a esta), facilitando los movimientos de empuje como al hacer flexiones de brazos o golpear con el puño.

Nervio

Nervio torácico largo, C5-C8.

Movimiento funcional básico

Extender el brazo para alcanzar algo.

Movimientos que pueden dañar este músculo

Una lesión del nervio torácico largo causará que el borde medial de la escápula se desprenda de la pared torácica posterior, dando lugar a una «escápula alada» (se parece al ala de un ángel). Un músculo débil también la ocasionará, especialmente al sostener un peso delante del cuerpo.

Asanas en las que se usa intensamente este músculo

Todas las asanas que incorporan los omóplatos en estabilización.
FORTALECIMIENTO: *Adho Mukha Svanasana. Chaturanga Dandasana* (al subir). *Garudasana* (brazos en la postura del águila). *Trikonasana*.
ESTIRAMIENTO: unir las manos por detrás del torso.

Adho Mukha Svanasana (postura del perro boca abajo). Nivel I

adho = 'hacia abajo'; *mukha* = 'cara'; *svana* = 'perro'

Conciencia

La respiración, la fuerza, el estiramiento, la calma, la energización, es terapéutica para todo el cuerpo.

Acción y alineamiento

Extensión de la columna, flexión y rotación hacia fuera de los hombros, estabilización y rotación ascendente de la cintura escapular, extensión de los codos y las muñecas, extensión de las caderas y las rodillas, dorsiflexión de los tobillos. El cuerpo está en una posición de V invertida.

Serrato anterior

Técnica

Empieza en la posición de la mesa (sobre las manos y las rodillas), con los dedos de los pies encogidos. Levanta las rodillas y la rabadilla mientras tensas el núcleo abdominal y desplaza el peso del cuerpo hacia las piernas. Los brazos sostienen el cuerpo, con la cabeza alineada con ellos. Los talones se mueven hacia el suelo y la caja torácica está relajada.

Consejos prácticos

Esta postura crea un intenso estiramiento para los tendones de la parte posterior de los muslos. Relajar las rodillas aliviará el esfuerzo de unos tendones tensos (capítulo 8).
Mover los hombros hacia fuera y hacia abajo, separándolos de las orejas creará más apoyo y reducirá el esfuerzo de los brazos. Mantén la asana durante al menos tres respiraciones completas y relájate. Aquí podemos descubrir el concepto de «girar en espiral», desde los pulgares de las manos hasta la parte exterior de los codos y los hombros, y desde los dedos gordos de los pies hasta la parte externa de las rodillas y las caderas. El perro boca abajo es una gran contrapostura para muchas otras asanas, y se usa como descanso durante la serie del saludo al sol.

Contrapostura

Balasana (ver el capítulo 8).

EL PECTORAL MENOR

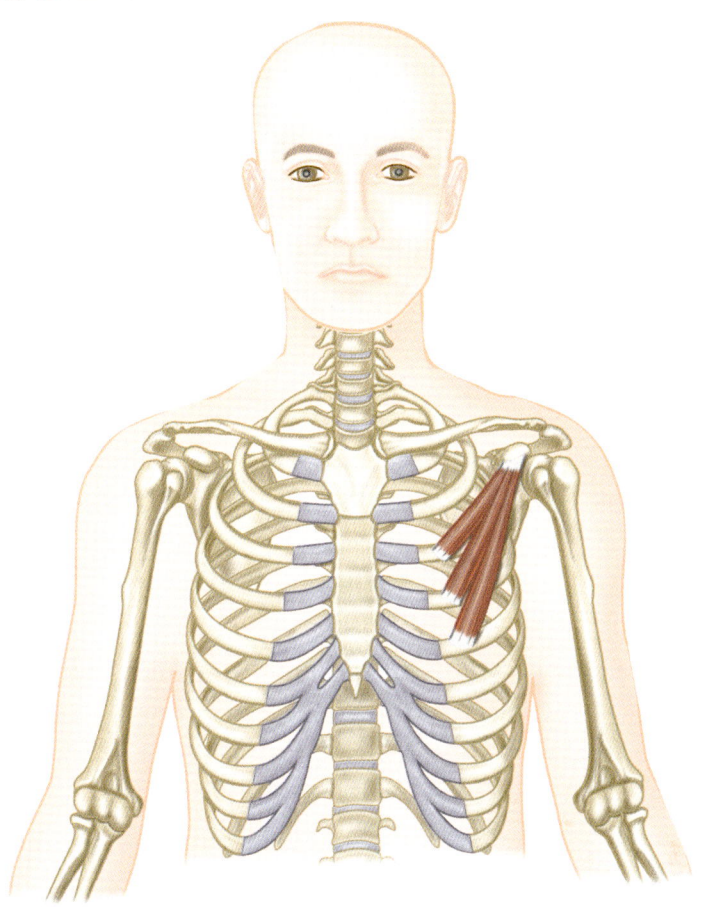

Del latín, *pectoralis*, 'relativo al pecho'; *minor*, 'menor'. El pectoral menor es un músculo triangular plano localizado detrás del pectoral mayor y tapado por este. Junto con el pectoral mayor, forma la pared anterior de la axila.

Origen

Las superficies de las costillas tercera a quinta y la fascia de los espacios intercostales correspondientes.

Inserción

La apófisis coracoide de la escápula.

Acción

Tira hacia delante y hacia abajo de la escápula. Eleva las costillas durante la inspiración forzada (es un músculo accesorio de la inspiración cuando la escápula se encuentra estabilizada por el romboides y el trapecio).

Nervio

El nervio pectoral medial con fibras de una rama comunicante del nervio pectoral lateral, C6-C8, T1.

Movimiento funcional básico

Hacer presión sobre los brazos de una silla para levantarse. En el yoga, extender los brazos por detrás de la espalda para unir las manos y, a continuación, levantarlos. También es sinérgico con el serrato anterior en la abducción.

Movimientos que pueden dañar o afectar a este músculo

Extender muy atrás los brazos rápidamente. Movimientos frontales continuos de los brazos, como al trabajar con el ordenador, que causan tensión. Como el pectoral menor tiene dos acciones diferentes de estiramiento hacia delante y abducción, es difícil establecer con claridad cuando está fortaleciéndose y cuándo estirándose. Y lo más importante es que necesita estirarse.

Asanas en las que se usa intensamente este músculo

FORTALECIMIENTO: la postura de la mesa invertida. *Chaturanga* elevada (postura de la plancha). *Chaturanga Dandasana*. *Purvottanasana* (postura de la plancha invertida). *Gomukhasana*, el brazo inferior (todas las asanas en las que los brazos se extienden tras el cuerpo en extensión de la articulación del hombro, causando un estiramiento hacia delante de la escápula).

ESTIRAMIENTO: unir las manos por detrás del torso. *Gomukhasana* (postura de la cara de vaca).

EL SUBCLAVIO

Del latín, *sub*, 'bajo'; *clavis*, 'llave'. Este músculo es posterior a la clavícula y al pectoral mayor, y está tapado por ellos. Su parálisis no produce aparentemente ningún efecto.

Origen

Intersección de la primera costilla y el primer cartílago costal.

Inserción

El suelo de un surco de la superficie más baja (inferior) de la clavícula.

Acción

Deprime la clavícula y la atrae hacia el esternón, estabilizándola así en los movimientos de la cintura escapular.

Nervio

Nervio al subclavio, C5, C6.

Movimientos que pueden dañar este músculo

Un impacto repentino en el área de la clavícula. Una articulación del hombro inestable.

Asanas en las que se usa intensamente este músculo

Todas las asanas que requieren la estabilización de la clavícula, especialmente las posturas apoyadas en los brazos.

Ardha Purvottanasana (postura de la mesa invertida o media postura de la plancha hacia arriba). Nivel I

ardha = 'medio'; *purva* = 'delante', 'este'; *ut* = 'intenso'; *tan* = 'extender'

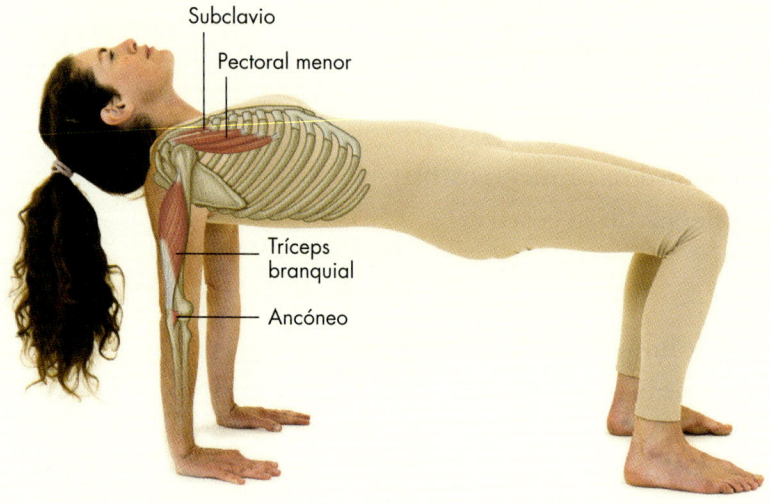

Conciencia
La respiración, la fuerza, el estiramiento, la apertura de hombros y caderas, la estabilidad pélvica, el apoyo.

Acción y alineamiento
Extensión y rotación hacia dentro de los hombros, retracción de la cintura escapular, extensión de los codos y de las muñecas y las manos, estabilización del núcleo abdominal, extensión de las caderas, flexión de las rodillas. Columna en posición neutral, muñecas bajo los hombros, pies bajo las rodillas.

Técnica
Desde una posición sentada con las piernas delante y las rodillas flexionadas, coloca los brazos por detrás en el suelo, los dedos mirando hacia delante, y presiona la pelvis hacia arriba quedando alineada con hombros y caderas. La mirada hacia el cielo, no dejes caer la cabeza hacia atrás. Esta postura se puede hacer en cualquier momento en que se necesite abrir la parte frontal de las caderas.

Consejos prácticos
Este es un estiramiento intenso para la parte frontal de los hombros y las caderas. Coloca las caderas sobre un bloque para tener más apoyo y menos tensión. En el caso de padecer el síndrome del túnel carpiano, cierra las manos formando un puño para conseguir estabilidad.

Contrapostura
Sukhasana (ver el capítulo 2), *Dandasana* (ver el capítulo 3).

LA ARTICULACIÓN DEL HOMBRO
Estructura

La articulación principal del hombro es la glenohumeral, específicamente la articulación entre la escápula y el húmero. Al ser esférica y multiaxial, la estructura comprende la cavidad (cuenca) glenoidea de la escápula, en la que encaja la cabeza (bola) del húmero. Esta cavidad, o fosa, es poco profunda comparada con la de otras articulaciones esféricas, permitiendo así una mayor amplitud de movimiento, pero menos estabilidad. La articulación del hombro es compleja y multifacética.

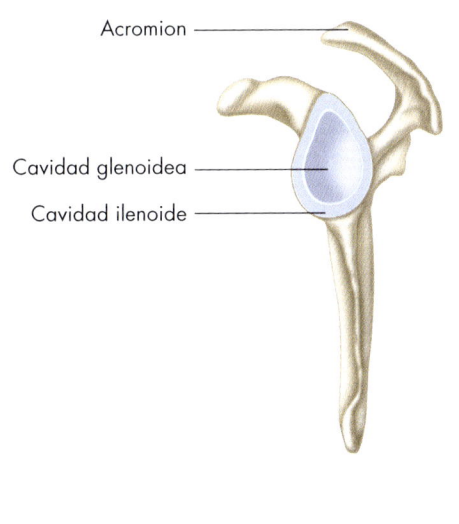

Tejido conjuntivo

La cabeza del húmero es grande en relación con la cavidad en la que encaja. Para lograr un encaje más ajustado hay un anillo fibrocartilaginoso llamado labrum glenoideo, que ayuda a que el húmero se ajuste con mayor exactitud a su emplazamiento. También se fortalece la cápsula de la articulación del hombro mediante el ligamento semicircular del húmero, un tejido que está estrechamente ligado a los tendones del manguito rotador para llevar estabilidad al área.

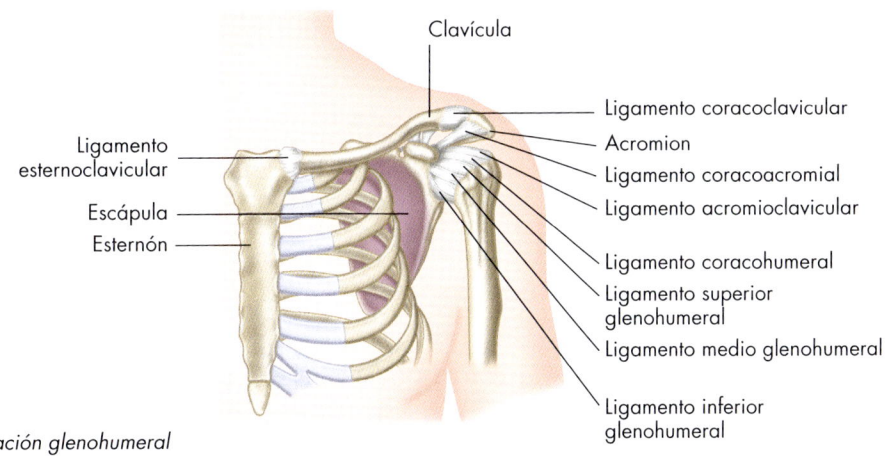

Articulación glenohumeral

Como la articulación del hombro no es profunda y la fuerza de la gravedad actúa sobre el húmero, los ligamentos de la articulación deben ser muy fuertes y estar intactos para ayudar a mantener la cohesión. Las principales estructuras reforzadoras son los tres ligamentos glenohumerales del frente de la articulación y los ligamentos coracohumerales inferior y superior (que se extienden desde el coracoide hasta el húmero).

Acciones

La parte superior del brazo (húmero) es el indicador visual de qué acción se está produciendo (es decir, esta parte delante del cuerpo indica flexión de la articulación del brazo). Las acciones principales son las producidas por la articulación esférica de flexión, extensión, abducción, aducción y rotación interna (medial) y externa (lateral). Como la articulación es tan movible (gracias a la ayuda de la cintura escapular), puede también hiperflexionar, hiperextender, hiperabducir e hiperaducir. Y además la acción articular auténtica de mover el húmero desde el plano frontal hasta el sagital y de regreso, y la aducción y la abducción horizontales están incluidas. Los movimientos diagonales son la combinación de algunas de estas acciones. (NOTA: a la acción de la aducción horizontal se la llama a veces flexión horizontal, y la acción de la abducción horizontal también es denominada extensión horizontal; ver las ilustraciones del capítulo 1).

Músculos

Los músculos que mueven la parte superior del brazo tienen que cruzar la articulación glenohumeral con objeto de hacerlo funcionar. Este es un principio importante de la kinesiología: si un músculo no se inserta y cruza luego de alguna manera desde uno de los huesos articulados hasta el otro, ¿cómo pueden moverse los huesos cuando el músculo se contraiga? Por ejemplo, el músculo infraespinoso (ver la página 103) cruza la articulación del hombro desde la escápula hasta el húmero para moverlo. Cuando se contrae concéntricamente (se retrae), se tira del brazo hacia atrás y puede rotar externamente.

Vistos por delante, los músculos que cruzan la articulación del hombro son el pectoral mayor, el deltoides anterior, el coracobraquial y el bíceps braquial.

Los músculos posteriores son el supraespinoso, el infraespinoso, el redondo mayor y menor, el dorsal ancho, el deltoides posterior y el tríceps braquial. El subescapular rodea los once músculos (contando todos los deltoides como un solo músculo) de la articulación del hombro y, escondido tras la caja torácica y en el lado anterior de la escápula, es uno de los cuatro músculos del manguito rotador de la articulación del hombro (los «músculos SITS[1]»: supraespinoso, infraespinoso, redondo menor y subescapular).

Para simplificar las cosas, la mayor parte del tiempo los músculos anteriores realizan todo el movimiento hacia delante, como la flexión, la rotación interna y la aducción horizontal. Los músculos situados posteriormente ejecutan las acciones opuestas de extensión, rotación externa y abducción horizontal.

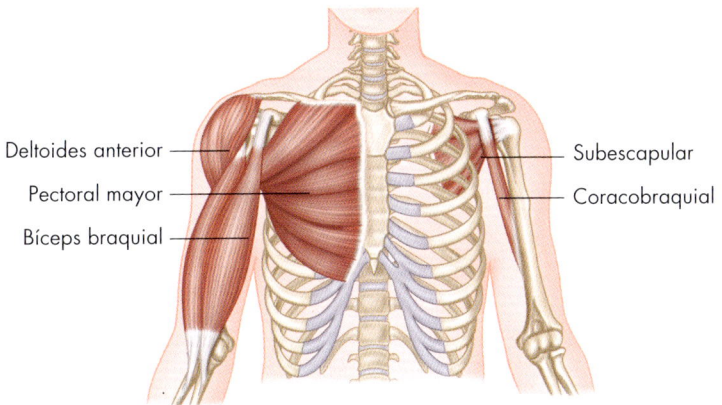

Músculos que cruzan la articulación del hombro (vista anterior).

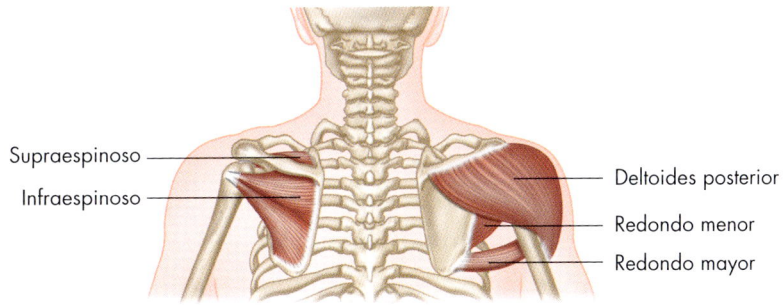

Músculos que cruzan la articulación del hombro (vista posterior).

---

1. N. del T.: las siglas se corresponden con sus nombres en latín, *supraspinatus, infraspinatus, teres minor* y *subscapularis*.

EL PECTORAL MAYOR

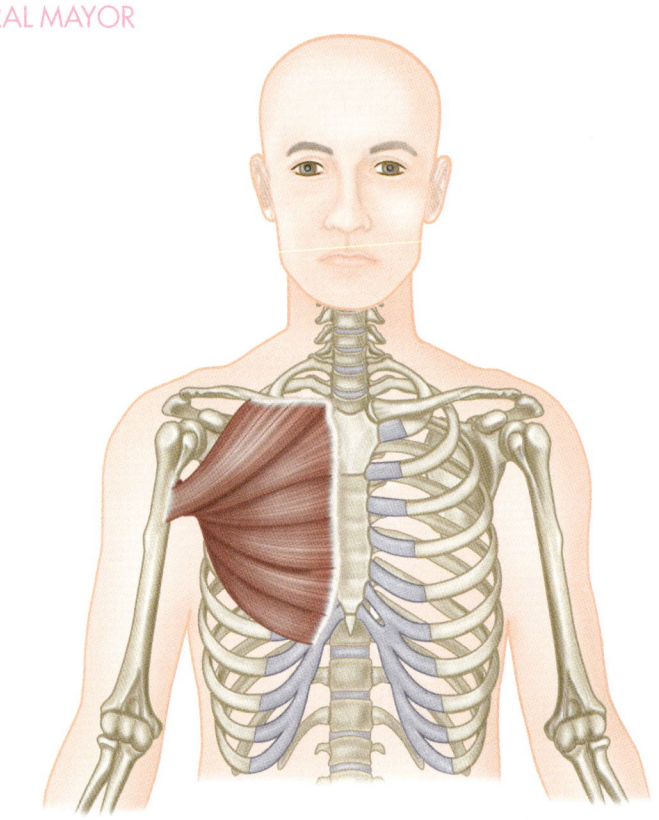

Del latín, *pectoralis*, 'relativo al pecho'; *major*, 'mayor'.

El pectoral mayor forma, junto con el pectoral menor, la pared anterior de la axila.

Origen

Cabeza clavicular: la mitad medial o dos tercios de la parte frontal de la clavícula.

Porción esternocostal: frente del manubrio y del cuerpo del esternón. Los seis cartílagos costales superiores. El recubrimiento del recto.

Inserción

La cresta bajo el tubérculo mayor del húmero. El borde lateral del surco intertubercular (surco bicipital) del húmero.

Acción

Aduce y rota medialmente el húmero.

Porción clavicular: flexiona y rota medialmente la articulación del hombro y aduce horizontalmente el húmero hacia el hombro contrario.

Porción esternocostal: aduce oblicuamente el húmero hacia la cadera opuesta.

El pectoral mayor es uno de los músculos principales para hacer escalada, ya que tira hacia arriba del cuerpo hasta el brazo fijado.

Nervio

Nervio a las fibras superiores: nervio pectoral lateral C5-C7.

Nervio a las fibras inferiores: nervios pectorales medios y laterales C6-C8, T1.

Movimiento funcional básico

Porción clavicular: lleva el brazo hacia delante y al otro lado del cuerpo, como al aplicarse desodorante en la axila opuesta.

Porción esternocostal: tirar de algo hacia abajo desde arriba, como al tirar de una cuerda para tocar una campana.

En el yoga, servir de apoyo a cualquier equilibrio sobre brazos.

Movimientos que pueden dañar este músculo

Uso excesivo. Levantar objetos pesados.

Asanas en las que se usa intensamente este músculo

Fortalecimiento: *Chaturanga* elevada (postura de la plancha). *Chaturanga Dandasana*. *Garudasana* (brazos en la postura del águila). *Bakasana* (postura del cuervo). *Mayurasana* (postura del pavo real).

Estiramiento: extender los brazos por detrás horizontalmente. *Gomukhasana* (postura de la cara de vaca). Postura de la plancha alta a *Chaturanga Dandasana* (postura del bastón de cuatro miembros). Nivel I, II.

Chaturanga Dandasana (postura del bastón de cuatro miembros). Nivel I, II
chatur = 'cuatro'; *anga* = 'miembros'; *danda* = 'palo'

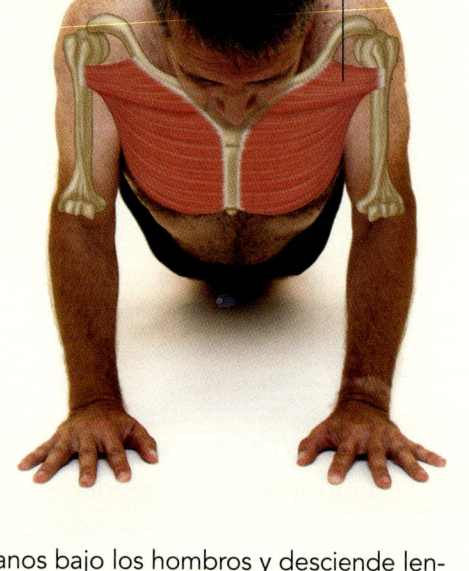

Pectoral mayor

Conciencia
La respiración, la fuerza, la estabilización, el aguante, el núcleo abdominal, el poder.

Acción y alineamiento
La extensión de la columna, la flexión de los hombros, la estabilización de la cintura escapular, la extensión de los codos y las muñecas, la estabilización del núcleo abdominal y la pelvis, la extensión de las rodillas, la dorsiflexión de los tobillos. El cuerpo está en una línea horizontal de la cabeza a los pies.

Técnica
Desde *Uttanasana*, da un paso hacia atrás con ambos pies hasta una posición de flexión de brazos. Mantén la postura durante unas cuantas respiraciones profundas, tensando intensamente el núcleo abdominal. Mantén las manos bajo los hombros y desciende lentamente a la esterilla mientras doblas los codos para dentro hacia las costillas. Este movimiento es popular en *vinyasas* (flujo de posturas de respiración sincronizada) y el saludo al sol. Algunas variaciones de la postura de la plancha alta son levantar una pierna del suelo o llevar una rodilla al pecho para hacerlo más difícil.

Consejos prácticos
Esta es una postura difícil para todo el cuerpo y en concreto tiene como objetivo el núcleo abdominal. Mientras estás en la postura de la plancha alta, baja las rodillas al suelo para tener un mayor apoyo. Puedes también llevar los antebrazos al suelo, especialmente si tienes un problema de hombros o muñecas. El pectoral mayor se contrae en todas las fases: isométricamente en la plancha alta y excéntricamente en el recorrido hacia abajo (*Chaturanga*). Si intentas el movimiento más difícil, te contraes concéntricamente al volver hacia arriba desde el suelo. La gravedad y el peso del cuerpo oponen una fuerte resistencia.

Contrapostura
Adho Mukha Svanasana (ver este mismo capítulo).

EL DORSAL ANCHO

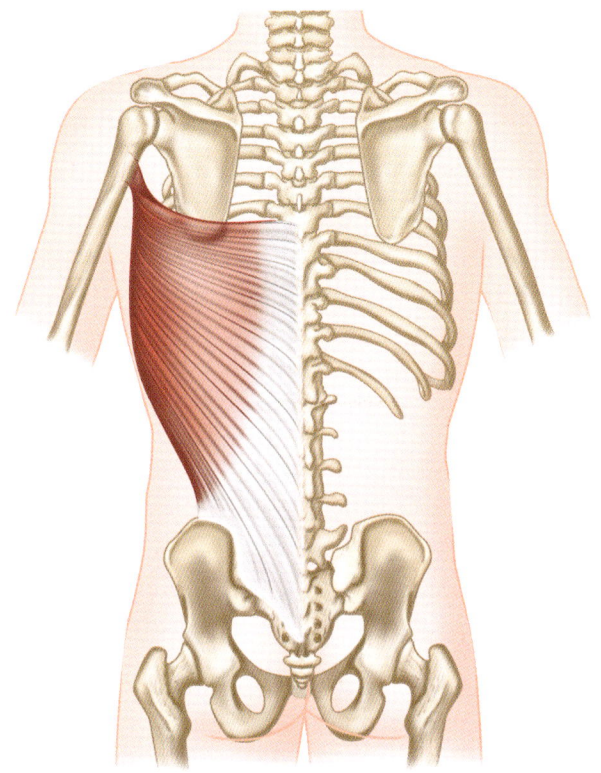

Del latín, *latissimus*, 'el más ancho', y *dorsi*, 'de la espalda'.

El dorsal ancho forma, junto al subescapular y al redondo mayor, la pared posterior de la axila.

Origen

La fascia toracolumbar, que se encuentra adherida a la apófisis espinosa de las seis vértebras torácicas inferiores y a todas las vértebras lumbares y sacras (T7-S5) así como a los ligamentos supraespinosos intermedios. La parte posterior de la cresta ilíaca. Las tres o cuatro costillas inferiores. El ángulo inferior de la escápula.

Inserción

Suelo del surco intertubercular (surco bicipital) del húmero.

Acción

Extiende el brazo flexionado. Aduce y rota medialmente el húmero. Es uno de los principales músculos para hacer escalada, ya que tira hacia abajo y hacia atrás de los hombros y del tronco hacia arriba, hacia los brazos fijados (por tanto, también participa en el movimiento del brazo en el estilo crol de natación). Ayuda a inspirar forzadamente, elevando las costillas inferiores.

Nervio

Nervio toracodorsal, C6-C8, del fascículo posterior del plexo braquial.

Movimiento funcional básico

Hacer presión sobre los brazos de una silla para levantarse. En yoga, sostener cualquier equilibrio sobre brazos.

Movimientos que pueden dañar este músculo

Tirar hacia abajo de una carga pesada o sostener algo muy pesado a un lado del cuerpo y separado de él.

Asanas en las que se usa intensamente este músculo

FORTALECIMIENTO: *Urdhva Mukha Svanasana* (postura del perro boca arriba). *Vasisthasana* (postura de la plancha lateral).
ESTABILIZACIÓN: *Chaturanga* alta (postura de la plancha). *Chaturanga Dandasana.*
ESTIRAMIENTO: *Adho Mukha Svanasana* (postura del perro boca abajo). *Balasana* (postura del niño). *Utkatasana* (postura de la silla, con los brazos hacia arriba).

EL REDONDO MAYOR

Del latín, *teres*, 'redondeado', 'de forma fina', y *major*, 'mayor'.

El redondo mayor, junto al tendón del dorsal ancho (que pasa alrededor de él) y el subescapular, forma el pliegue posterior de la axila.

Origen

El área oval del tercio inferior de la superficie posterior del borde lateral de la escápula.

Inserción

Borde medial del surco intertubercular (surco bicipital) del húmero.

Acción

Aduce, rota medialmente, extiende el húmero desde la posición flexionada.

Nervio

Nervio subescapular inferior, C5-C7, desde el fascículo posterior hasta el plexo braquial.

Movimiento funcional básico

Llevarse la mano al bolsillo trasero.

Movimientos que pueden dañar este músculo

Ver dorsal ancho (página 153).

Asanas en las que se usa intensamente este músculo

Sinérgico con el dorsal ancho, de manera que se usa en las mismas asanas.

Urdhva Mukha Svanasana (postura del perro boca arriba). Nivel I

urdhva = 'hacia arriba';
mukha = 'cara';
svana = 'perro'

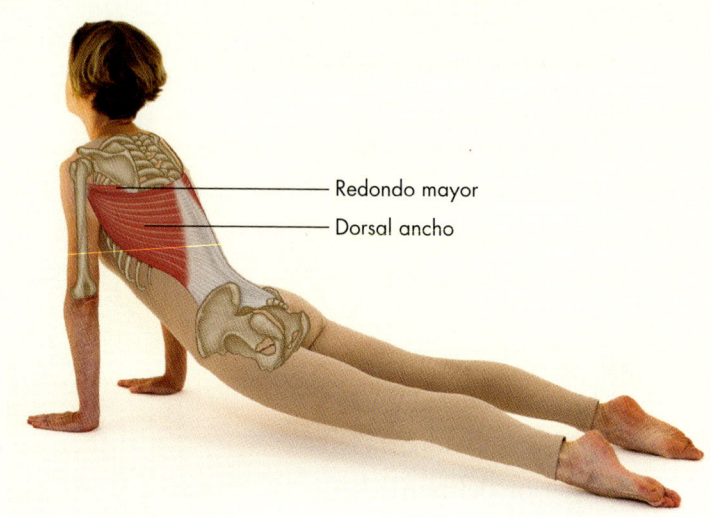

- Redondo mayor
- Dorsal ancho

Conciencia
La respiración, la fuerza, el estiramiento, el apoyo, la estabilidad pélvica y abdominal, la estimulación, la apertura.

Acción y alineamiento
La hiperextensión de la columna, la extensión de los hombros, la rotación descendente de la cintura escapular, la extensión de las muñecas y de los codos, la extensión de las caderas y las rodillas, la flexión plantar de los tobillos. Las manos están bajo los hombros y las piernas, juntas.

Técnica
Desde *Chaturanga Dandasana*, levanta el torso hacia delante y hacia arriba en una posición de flexión posterior. Este es un movimiento fuerte para los brazos y los hombros. La mirada directamente hacia delante y los hombros empujan hacia abajo separándose de las orejas. Las piernas y los pies se extienden desde la pelvis; una elevación fuerte del suelo pélvico ayudará a activar también los abdominales inferiores. Esta postura se añade al saludo al sol como un movimiento más difícil.

Consejos prácticos
La elevación del esternón se convierte en lo que generalmente se llama abridor de corazón, ya que la parte frontal del pecho se expande. Usar una manta bajo los muslos, o apoyar las rodillas en el suelo, ayudará a la parte inferior de la espalda al tensar el núcleo abdominal. Presiona la parte superior de los pies contra el suelo para energizar las piernas.

Contrapostura
Adho Mukha Svanasana (ver este mismo capítulo).

EL DELTOIDES

Del griego, *deltoeides*, en forma de la letra griega delta (parecida a un triángulo).

El músculo deltoides está compuesto de tres partes: anterior, media y posterior. Solo la parte media es multipenada, probablemente porque su desventaja mecánica de abducción de la articulación del hombro requiere fuerza extra.

Origen

Fibras anteriores: el borde anterior y la superficie superior del tercio lateral de la clavícula.
Fibras medias: el borde lateral de la apófisis del acromion.
Fibras posteriores: la punta inferior de la cresta de la espina de la escápula.

Inserción

Tuberosidad deltoidea, situada a medio camino hacia abajo de la superficie lateral del eje del húmero.

Acción

Fibras anteriores: flexiona y rota medialmente el húmero.
Fibras medias: abduce el húmero a la articulación del hombro (solo después de que el movimiento ha sido iniciado por el supraespinoso).
Fibras posteriores: extiende y rota lateralmente el húmero.

Nervio

Nervio auxiliar, C5, C6, desde el fascículo posterior del plexo braquial.

Movimiento funcional básico

Extender el brazo hacia el lado para tomar algo. Levantar el brazo para saludar. Los deltoides son también fuertes estabilizadores en los equilibrios de brazos.

Movimientos que pueden dañar este músculo

Sostener algo muy pesado a un lado del cuerpo y separado de él. Excederse en las brazadas o en los movimientos de lanzamiento.

Asanas en las que se usa intensamente este músculo

FORTALECIMIENTO: *Vasisthasana* (postura de la plancha lateral). Zambullida invertida desde *Surya namaskar*. *Virabhadrasana II* (postura del guerrero II). *Trikonasana* (postura del triángulo). *Adho Mukha Svanasana* (deltoides posterior). Brazos en la postura del cactus. Equilibrios sobre brazos.

ESTIRAMIENTO: círculos de brazos. Unir las manos por delante y por detrás de la espalda. Zambullida en el saludo al sol.

Aunque la mayoría no consideraría a *Uttanasana* (ver la siguiente sección) como una postura que haga trabajar al deltoides, sí fortalece el deltoides posterior cuando las manos se extienden y presionan contra el suelo o contra un bloque. A esta asana se la conoce mejor por su movimiento de flexión de caderas cuando uno se pliega hacia delante desde la articulación de la cadera, así como por usar los músculos extensores de la cadera y la columna, que se contraen para levantar el torso hacia arriba. Esto también se aborda en el capítulo 8.

Uttanasana (postura de flexión anterior). Nivel I
ut = 'intenso'; *tan* = 'estirar', 'extender'

Conciencia

La respiración, el estiramiento, la fuerza, la longitud, la calma, la mejora de la digestión, la estimulación es terapéutica.

Acción y alineamiento

Extensión de la columna, estabilización de la cintura escapular, flexión de la articulación de los hombros, flexión de las caderas, extensión de las rodillas. Las caderas, las rodillas y los tobillos están alineados entre sí, con el peso del torso sintiéndose directamente sobre el centro de los pies.

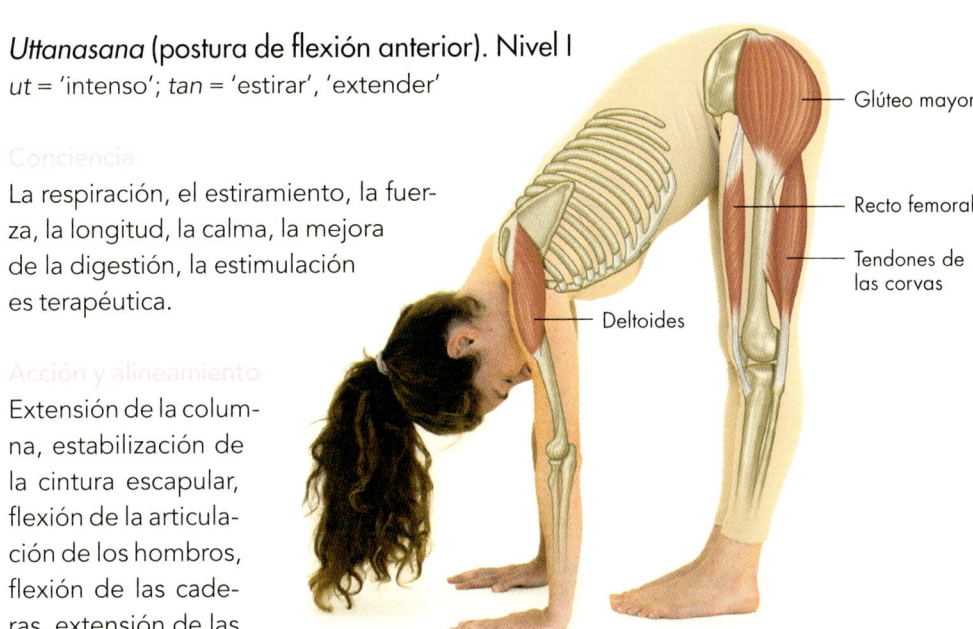

- Glúteo mayor
- Recto femoral
- Tendones de las corvas
- Deltoides

Técnica

Desde *Tadasana*, prepárate para levantar mucho los brazos, luego pliégate hacia delante (zambullida) desde las caderas hacia el suelo. Imagínate la pelvis avanzando hacia delante por encima de las piernas. Coloca las manos en un bloque o en el suelo por delante del cuerpo y deja que la columna se extienda, la cabeza alineada con ella. Suaviza o incluso flexiona las rodillas de manera que no se bloqueen durante toda la postura. Una vez que uno consigue realizar esta postura puede empezar a inclinarse hacia las piernas en una flexión ligera de columna (como refleja la imagen).

Consejos prácticos

Esta postura es ideal para el calentamiento y las transiciones, así como para incorporarla en el saludo al sol. Es un magnífico estiramiento para los tendones de las corvas, los músculos del glúteo y los extensores de la columna, pero también un movimiento de fortaleza para cada uno de esos grupos musculares al levantar el cuerpo contra la gravedad.

Contrapostura

Tadasana (ver el capítulo 3).

EL SUPRAESPINOSO

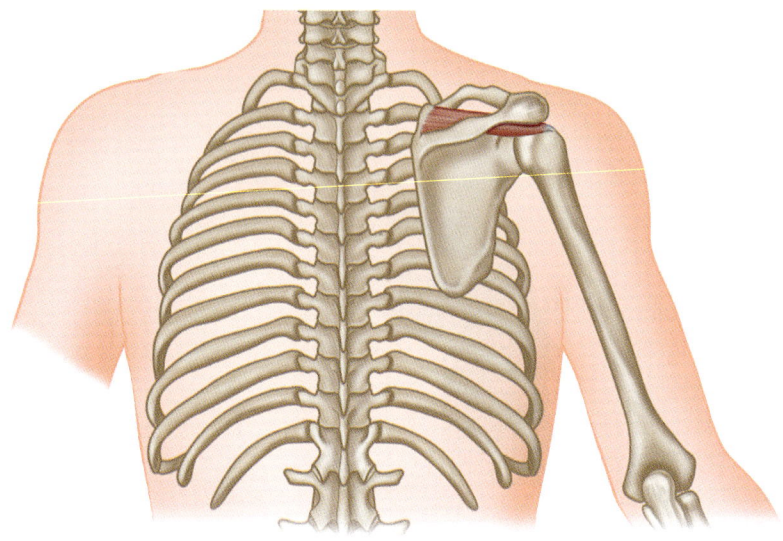

Del latín, *supra*, 'encima', y *spina*, 'columna'.

El manguito rotador

El manguito rotador está compuesto por el supraespinoso, el infraespinoso, el redondo menor y el subescapular, conocidos comúnmente como los «músculos SITS». Los tendones del «manguito» ayudan a mantener la cabeza del húmero en contacto con la cavidad (fosa, cuenca) glenoidea de la escápula durante los movimientos del hombro, ayudando así a impedir la dislocación de la articulación. Si se produce la dislocación, el manguito se ve afectado en gran medida, ya que sufre un estiramiento excesivo o un posible desgarre. Como la cavidad de la articulación es poco profunda, los ligamentos y los tendones del manguito rotador tienen que ser lo suficientemente fuertes para mantener en su lugar al húmero.

Los siguientes músculos se podrán ver en una asana, *Gomukhasana*, en la página 166.

Origen

Fosa supraespinosa de la escápula.

Inserción

Cara superior del tubérculo mayor del húmero.

Cápsula de la articulación del hombro.

Acción

Inicia el proceso de abducción en la articulación del hombro, de manera que el deltoides pueda tomar el control en las últimas fases de la abducción.

Nervio

Nervio supraescapular, C4-C6, desde la parte superior del tronco del plexo braquial.

Movimiento funcional básico

Sostener una bolsa de la compra separada del costado (sinérgico con el deltoides medio).

Movimientos que pueden dañar el músculo

Uso excesivo. Este es el músculo del manguito rotador que más suele lesionarse debido a su ubicación y su trayectoria.

Asanas en las que se usa intensamente este músculo

FORTALECIMIENTO: *Gomukhasana* (postura de la cara de vaca, de fortalecimiento y estiramiento al mismo tiempo). *Vasisthasana* (postura de la plancha lateral). Zambullida inversa desde *Surya namaskar*. *Virabhadrasana II* (postura del guerrero II).

ESTIRAMIENTO: círculos de brazos. Zambullida en el saludo al sol. Aducción horizontal del hombro.

EL INFRAESPINOSO

Del latín, *infra*, 'debajo', y *spina*, 'columna'.

Origen

Fosa infraespinosa de la escápula.

Inserción

Articulación facetaria media del tubérculo mayor del húmero. Cápsula de la articulación del hombro.

Acción

Como manguito rotador, te ayuda a impedir la dislocación posterior de la articulación del hombro. Rota lateralmente el húmero.

Nervio

Nervio supraescapular, C4-C6, de la parte superior del tronco al plexo braquial.

Movimiento funcional básico

Peinarse el cabello hacia atrás.

Movimientos que pueden dañar este músculo

Rotación excesiva hacia fuera de la articulación del hombro, como al nadar al estilo espalda.

Asanas en las que se usa intensamente este músculo

FORTALECIMIENTO: *Gomukhasana. Adho Mukha Svanasana.* Postura de la plancha invertida.

ESTIRAMIENTO: círculos de brazos. Rotar los brazos hacia dentro, como en la postura del cactus invertido.

EL REDONDO MENOR

Del latín, *teres*, 'redondeado', 'de forma fina', y *minor*, 'menor'.

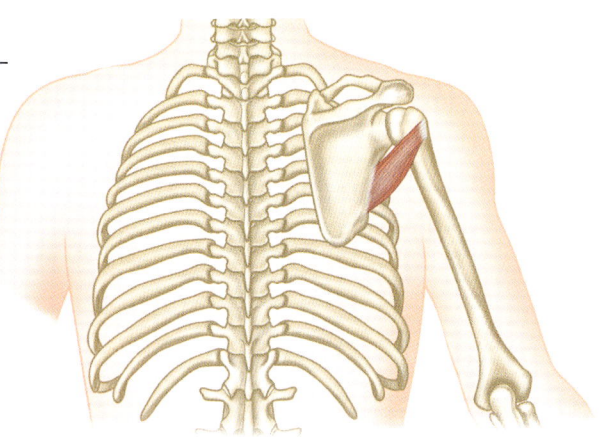

Origen

Los dos tercios superiores del borde lateral de la superficie dorsal de la escápula.

Inserción

La articulación facetaria inferior del tubérculo mayor del húmero. La cápsula de la articulación del hombro.

Acción

Como músculo del manguito rotador, el redondo menor ayuda a impedir la dislocación ascendente de la articulación del hombro. Rota el húmero de forma lateral y lo aduce débilmente. Es sinérgico con el redondo menor, por tanto, le corresponden las mismas acciones.

Nervio

El nervio auxiliar, C5, C6, del fascículo posterior del plexo braquial.

Movimiento funcional básico

Cepillarse hacia atrás el cabello.

Movimientos que pueden dañar este músculo

La rotación exterior excesiva de la articulación del hombro.

Asanas en las que se usa intensamente este músculo

Ver el infraespinoso (página 162).

EL SUBESCAPULAR

Del latín, *sub*, 'debajo', y *scapula*, 'omóplato'.
El músculo subescapular forma la mayor parte de la pared posterior de la axila.

Origen

La fosa escapular y el surco a lo largo del borde lateral de la superficie anterior de la escápula.

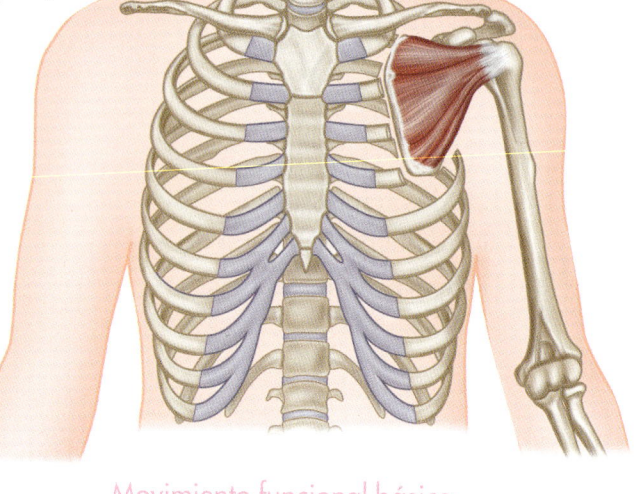

Inserción

Tubérculo menor del húmero. Cápsula de la articulación del hombro.

Acción

Como músculo del manguito rotador, el subescapular estabiliza la articulación glenohumeral, impidiendo que el deltoides, el bíceps braquial y la cabeza larga del tríceps braquial tiren hacia delante de la cabeza del húmero, al cual rota medialmente.

Nervio

Los nervios superiores e inferiores, C5-C7, del fascículo posterior del plexo braquial.

Movimiento funcional básico

Llevar la mano al bolsillo de atrás.

Movimientos que pueden dañar este músculo

La excesiva rotación hacia dentro del hombro.

Asanas en las que se usa intensamente este músculo

FORTALECIMIENTO: *Gomukhasana* (postura de la cara de vaca).
Asanas sobre los brazos, ya que el manguito rotador estabiliza. *Bakasana* (postura del cuervo).
Brazos en la postura del cactus.
Postura de la plancha.
ESTIRAMIENTO: brazos hacia fuera y hacia atrás con las palmas mirando hacia arriba.

EL CORACOBRAQUIAL

Del griego, *korakoeides*, 'en forma de cuervo' y del latín, *brachialis*, 'relativo al brazo'.

El coracobraquial recibe este nombre porque se asemeja al pico de un cuervo. Junto con la cabeza corta del bíceps braquial y del húmero, forma la pared lateral de la axila. No se considera un músculo del manguito rotador; sus acciones son más sinérgicas con la cabeza corta del bíceps, pero parecidas a las del manguito rotador por su papel estabilizador.

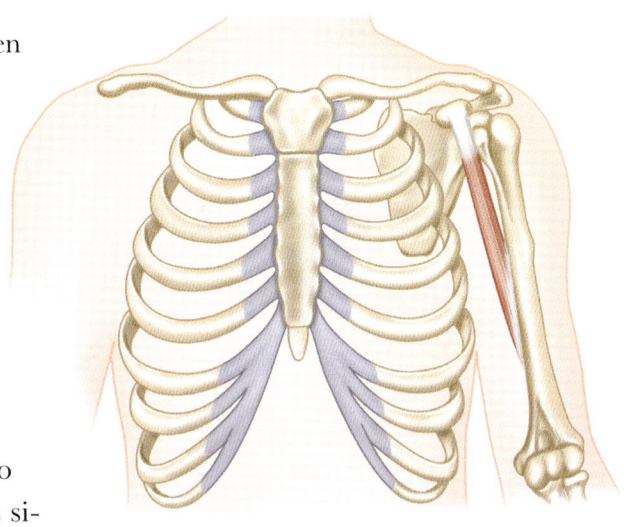

Origen

La punta de la apófisis coracoide de la escápula.

Inserción

Cara medial del húmero en el centro del eje.

Acción

Aduce débilmente la articulación del hombro. Posiblemente ayuda a la flexión de esta articulación. Ayuda a estabilizar el húmero.

Nervio

Nervio musculocutáneo, C6, C7.

Movimiento funcional básico

Acciones como fregar el suelo. Es principalmente un estabilizador más que un «motor»; ayuda al manguito rotador.

Asanas en las que se usa intensamente este músculo

Las asanas estabilizadoras para el manguito rotador.

NOTA: el bíceps braquial y el tríceps braquial son también músculos de la articulación del hombro, pero asociados más con la articulación del codo, que se explicará en detalle en la próxima sección.

Gomukhasana (postura de la cara de vaca). Nivel II
go = 'vaca'; *mukha* = 'cara'

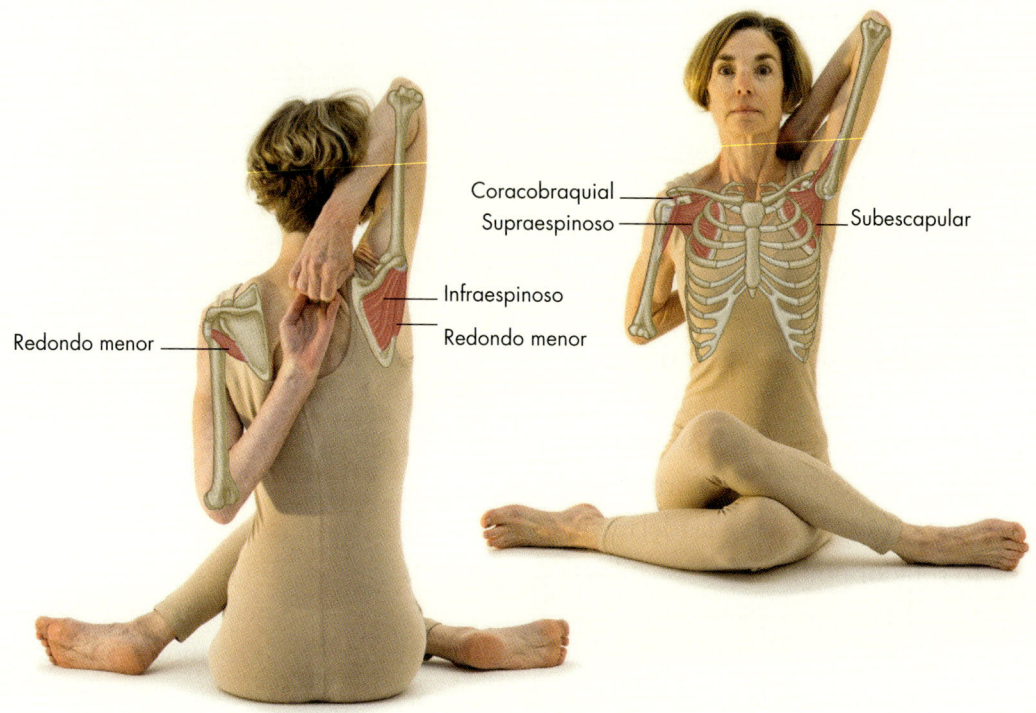

Conciencia
De la respiración, el estiramiento, la expansión del pecho, la activación del dorso abdominal, la flexibilidad, *drishti*, la concentración.

Acción y alineamiento
Extensión de la columna; aducción del hombro; rotación hacia dentro (parte inferior del brazo) y hacia fuera (parte superior del brazo); rotación hacia arriba y hacia abajo de la cintura escapular; flexión de los codos; flexión, aducción y rotación hacia fuera de las caderas; flexión de las rodillas, y supinación de los tobillos. Idealmente los antebrazos están alineados con la columna, y la rodilla superior se sitúa encima de la inferior.

Técnica
Desde una posición sentada, dobla una pierna bajo la otra, alineando activamente las rodillas una sobre la otra, con los pies hacia fuera, a los lados. Mantén el peso del torso directamente sobre los isquiones, tensando el suelo pélvico y el núcleo abdominal.

Extiende hacia fuera y hacia arriba un brazo; luego dobla el codo y coloca la palma de la mano sobre la parte superior de la columna. El otro brazo se extiende por detrás de la espalda, mientras el codo se dobla y la mano se eleva hacia los dedos de la mano superior. Cualquiera que sea la pierna que está encima, el brazo opuesto es el que se eleva.

Consejos prácticos
Esta postura es difícil tanto para los brazos como para las caderas, de manera que es mejor hacerla tras realizar varias posturas de estiramiento y apertura. Practica la asana diligentemente para aumentar la flexibilidad sin forzarla. Sostener una cinta entre las manos es beneficioso para los brazos. Las piernas pueden colocarse en la postura de *Sukhasana*, o uno puede incluso sentarse en una silla si las caderas están tensas. Esta postura está contraindicada si hay problemas de hombro, cadera o rodilla.

Contrapostura
Cambia de lado y repite, luego haz una torsión suave en *Baddha Konasana* (ver el capítulo 8).

LA ARTICULACIÓN DEL CODO
Estructura

La articulación del codo, llamada técnicamente articulación humerocubital, está compuesta por el húmero (hueso superior del brazo), el radio y el cúbito. Los dos últimos son los huesos del antebrazo; de ellos el cúbito es el más medial (lado rosado). En el extremo distal del húmero están la tróclea y el capitel, que forman parte de la articulación del codo con el radio y el cúbito.

Acciones

La articulación del codo es una típica articulación de bisagra (articulación de gozne) en la que solo se llevan a cabo dos acciones: la flexión (doblar) y la extensión (estirar). Estas acciones solo pueden darse en el plano sagital (posición anatómica). Algunas personas son capaces de hiperextender, o sobrepasar la extensión; esto está contraindicado en las posturas de yoga de apoyo y equilibrio sobre brazos y debería supervisarse.

Ligamentos

Los ligamentos y los músculos funcionan juntos para proporcionar estabilidad y movilidad a la articulación. La importancia de este hecho no se puede subestimar en las asanas de yoga, porque todas las articulaciones tienen que ser fuertes pero flexibles, mantener un equilibrio entre la comodidad y el esfuerzo.

En el codo, el ligamento colateral cubital (medial) consiste en tres bandas musculares fuertes (el oblicuo anterior, el oblicuo posterior y el oblicuo transverso) que refuerzan el lado medial de la cápsula articular, mientras que el ligamento colateral radial (lateral) es un ligamento triangular fuerte que refuerza el lado lateral de la cápsula articular. Estos ligamentos conectan el húmero con el cúbito y actúan al unísono para estabilizar el codo.

Músculos

Los principales músculos anteriores del codo, situados en la parte superior e inferior del brazo, con la inserción proximal por encima de la articulación, son los bíceps braquiales, el braquial y el braquiorradial. Los músculos posteriores son los tríceps braquiales y el ancóneo. Los tendones de estos músculos actúan además como estabilizadores, cruzando la articulación del codo, y por tanto proporcionan una seguridad añadida. Es fácil determinar la acción de los músculos: los flexores son anteriores (posición anatómica) y los extensores, posteriores. Algunos de los músculos extrínsecos del antebrazo pueden ayudar también a la flexión, pero como la contracción es débil, no se enumeran aquí.

La terminología ayuda a descifrar los nombres y los tipos de algunos de los músculos: *bi* = 'dos'; *tri* = 'tres'. Por tanto, el bíceps braquial indicaría que tiene «dos cabezas» y que es «del brazo». Como se mencionó en la sección de la articulación del hombro, estos dos músculos cruzan tanto la articulación del codo como la del hombro. Sin embargo, el bíceps braquial es un músculo triarticulado, lo que significa que actúa a lo largo de tres articulaciones, la radiocubital proximal (parte superior del antebrazo), la del codo y la del hombro.

En las tres páginas siguientes encontrarás similitudes entre los flexores principales del codo y las asanas en las que están activos. La diferencia en la fuerza de su contracción aparece cuando el antebrazo está supinado o pronado en el movimiento (ver el capítulo 7).

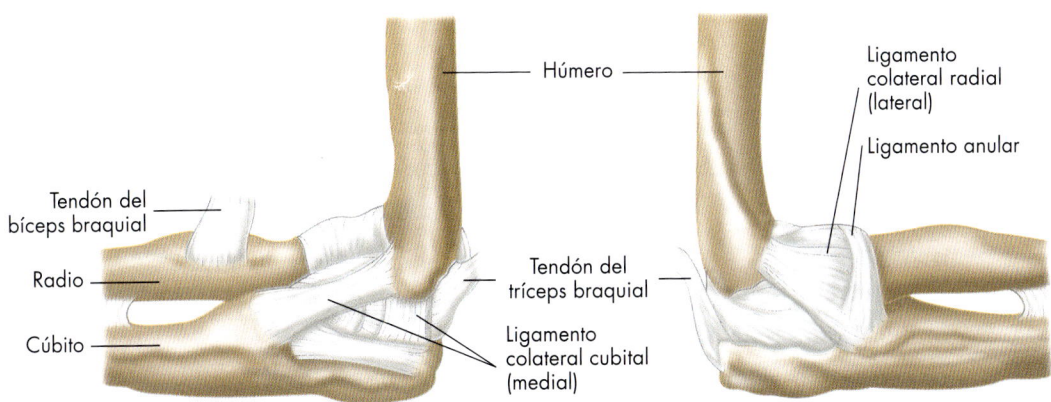

EL BÍCEPS BRAQUIAL. Flexor del codo

Del latín, *biceps*, 'dos cabezas', y *brachii*, 'del brazo'.

El bíceps braquial opera sobre tres articulaciones. Tiene dos cabezas tendinosas en su origen y dos inserciones tendinosas. En ocasiones tiene una tercera cabeza, que se origina en la inserción del coracobraquial. La cabeza corta forma parte de la pared lateral de la axila, junto con la coracobraquial y el húmero.

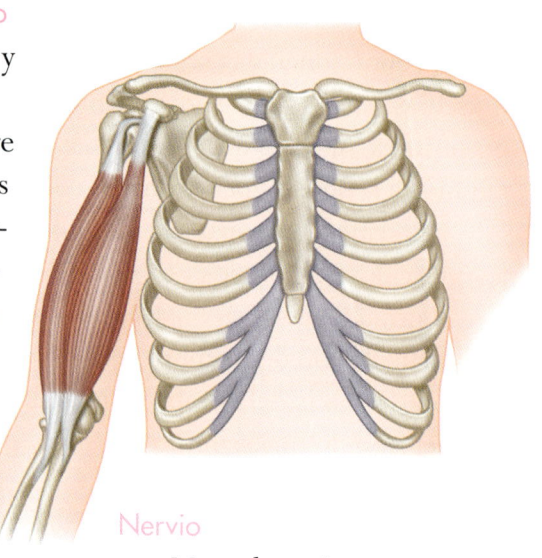

Origen

CABEZA CORTA: punta de la apófisis coracoide de la escápula.
CABEZA LARGA: tubérculo supraglenoide de la escápula.

Inserción

Parte posterior de la tuberosidad radial. Aponeurosis bicipital, que lleva a la fascia profunda en la cara medial del antebrazo.

Acción

Flexiona la articulación del codo. Supina el antebrazo (se ha descrito como el músculo que mete el sacacorchos y saca el corcho). Flexiona débilmente el brazo en la articulación del hombro.

Nervio

Musculocutáneo, C5, C6.

Movimiento funcional básico

Ejemplo: recoger un objeto. Llevarse comida a la boca.

Movimientos que pueden dañar este músculo

Levantar algo pesado manteniendo el codo flexionado. En el yoga, descender al suelo en *Chaturanga Dandasana* de forma incorrecta.

Asanas en las que se usa intensamente este músculo

FORTALECIMIENTO: *Bakasana*. Cualquier equilibrio sobre los brazos (postura del conejo, o del delfín).
ESTIRAMIENTO: unir las manos por detrás de la espalda.

EL BRAQUIAL. Flexor del codo

Del latín, *brachialis*, 'relativo al brazo'.

El músculo braquial se encuentra ubicado en la parte posterior del bíceps braquial y es el flexor principal de la articulación del codo. Algunas fibras pueden estar fusionadas en parte con el braquiorradial.

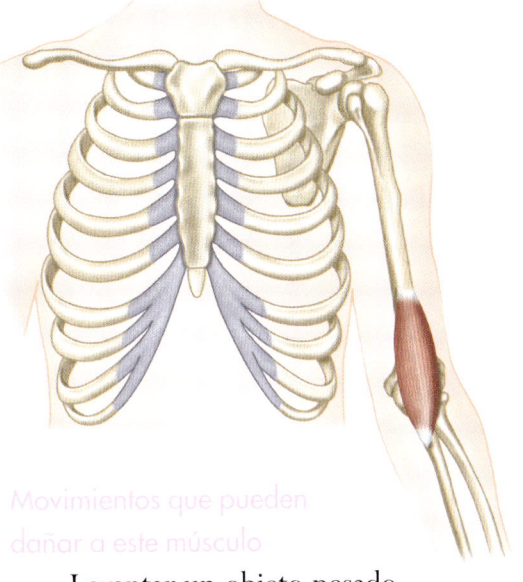

Origen

Los dos tercios inferiores de la cara anterior del húmero.

Inserción

La apófisis coronoides del cúbito y la tuberosidad del cúbito (es decir, el área frente a la parte superior del eje del cúbito).

Acción

Flexiona la articulación del codo.

Nervio

Nervio musculocutáneo, C5, C6.

Movimiento funcional básico

Ejemplo: llevarse la comida a la boca.

Movimientos que pueden dañar a este músculo

Levantar un objeto pesado mientras mantienes el codo flexionado.

En el yoga, descender al suelo en *Chaturanga Dandasana* de una manera incorrecta.

Asanas en las que se usa este músculo ampliamente

FORTALECIMIENTO: *Bakasana* (postura del cuervo). Cualquier postura en equilibrio sobre los brazos (postura del conejo, postura del delfín, *Sirsasana* [postura sobre la cabeza]).

ESTIRAMIENTO: unir las manos por detrás de la espalda.

EL BRAQUIORRADIAL. Flexor del codo

Del latín, *brachium*, 'brazo'; y *radius*, 'bastón', 'radio de una rueda'.

Parte del grupo superficial. El braquiorradial forma el borde lateral de la fosa cubital. El vientre muscular se destaca cuando trabaja contra la resistencia.

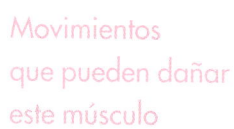

Origen

Los dos tercios superiores de la cara anterior de la cresta supracondílea del húmero.

Inserción

El extremo lateral de la zona inferior del radio, justo sobre la apófisis estiloides.

Acción

Flexiona la articulación del codo. Ayuda a colocar en posición decúbito prono y decúbito supino el antebrazo cuando hay resistencia a estos movimientos.

Nervio

Nervio radial, C5, C6.

Movimiento funcional básico

Ejemplo: girar un sacacorchos.

Movimientos que pueden dañar este músculo

Levantar un objeto pesado con el codo flexionado. En el yoga, descender al suelo en *Chaturanga Dandasana* de forma incorrecta.

Asanas en las que se usa intensamente este músculo

FORTALECIMIENTO: *Bakasana* (postura del cuervo). Cualquier equilibrio sobre brazos (la postura del conejo, la postura del delfín, *Sirsasana* [postura sobre la cabeza]). ESTIRAMIENTO: unir las manos por detrás de la espalda.

Bakasana (postura del cuervo o postura de la grulla). Nivel II
baka = grulla

Conciencia
La respiración, la fuerza del brazo y del núcleo abdominal, el equilibrio.

Acción y alineamiento
Extensión de la columna, flexión de los hombros y los codos, hiperextensión de las muñecas, flexión y rotación externa de las caderas, flexión de las rodillas, flexión plantar de los tobillos. La columna está en diagonal, con los codos sobre las muñecas.

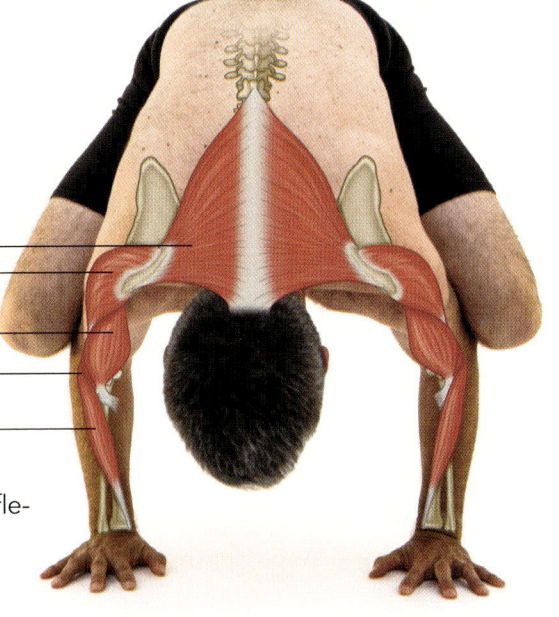

Trapecio
Deltoides
Bíceps braquial
Braquial
Braquiorradial

Técnica
Desde *Malasana* (cuclillas), coloca las manos en el suelo frente a los hombros y bajo ellos, con los codos doblados y las rodillas sobre los tríceps. Tensando el núcleo abdominal, empieza a levantar los pies del suelo y a acercarlos entre sí mientras los brazos sostienen el cuerpo. La mirada, hacia el extremo frontal de la esterilla.

Consejos prácticos
Esta postura se suele hacer hacia el final de la clase tras completar las posturas de pie. Sería conveniente calentar primero los brazos con *Chaturanga Dandasana*. Los brazos y las muñecas deben ser fuertes y el cuerpo permanecer equilibrado para mantener *Bakasana*. Si tiendes a caer hacia delante es útil colocar una manta frente a la esterilla. Las variaciones avanzadas se hacen colocando la pierna en diferentes posiciones.

Contrapostura
Setu Bandhasana (ver el capítulo 8).

EL TRÍCEPS BRAQUIAL.
Extensor del codo

Del latín, *triceps*, 'tres cabezas', y *brachii*, 'del brazo'.

El tríceps tiene su origen en tres cabezas y es el único músculo de la parte posterior del brazo.

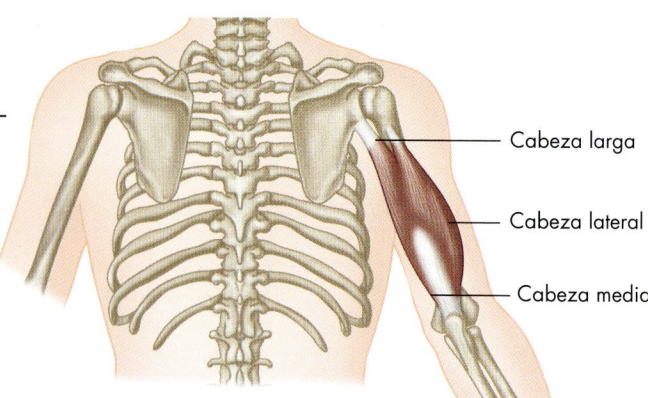

Cabeza larga

Cabeza lateral

Cabeza medial

Origen

CABEZA LARGA: tubérculo infraglenoideo de la escápula.

CABEZA LATERAL: mitad superior de la superficie posterior del eje del húmero (por encima del surco radial y lateral a él).

CABEZA MEDIAL: mitad inferior de la superficie posterior del eje del húmero (por debajo del surco radial y medial a él).

Inserción

Parte posterior de la apófisis olécranon del cúbito.

Acción

Extiende la articulación del codo. La cabeza larga es capaz de aducir el húmero y extenderlo desde la posición flexionada. Estabiliza la articulación del hombro.

Nervio

El nervio radial, C6-C8, T1.

Movimiento funcional básico

Arrojar un objeto. Empujar una puerta para cerrarla.

Movimientos que pueden dañar este músculo

Empujar un objeto pesado. En el yoga, la postura de la plancha o *Purvottanasana* sin ningún apoyo (ver la página 176).

Asanas en las que se usa intensamente este músculo

Todas las posiciones de la plancha. *Chaturanga Dandasana. Adho Mukha Vrksasana*.

ESTIRAMIENTO: *Garudasana* (postura del águila).

EL ANCÓNEO. Extensor del codo

Del latín, *anconeus*, 'del codo'.

Origen

Parte posterior del epicóndilo lateral del húmero.

Inserción

La superficie lateral de la apófisis olécranon y la parte superior de la superficie posterior del cúbito.

Acción

Ayuda al tríceps a extender el antebrazo en la articulación del codo. Puede estabilizar el cúbito durante la pronación y la supinación.

Nervio: nervio radial, C7, C8.

Movimiento funcional básico

Empujar objetos a una distancia equivalente a la longitud del brazo.

Movimientos que pueden dañar este músculo

Empujar hacia fuera un objeto pesado. Hiperextender el codo. En el yoga, la postura de la plancha o *Purvottanasana* sin apoyo.

Asanas en las que se usa intensamente este músculo

Todas las posiciones en plancha (alta, lateral, invertida). *Chaturanga Dandasana*. *Adho Mukha Vrksasana* (postura invertida sobre las manos).
ESTIRAMIENTO: *Garudasana* (brazos en la postura del águila). Ver la ilustración de *Ardha Purvottanasana* (postura de la mesa invertida) en la sección «La cintura escapular» para el tríceps y el ancóneo. Cuando las piernas están rectas, la postura se convierte en *Purvottanasana*, explicada a continuación.

Purvottanasana (postura de la plancha invertida o hacia arriba). Nivel I

purva = 'delante'; *ut* = 'intenso'; *tan* = 'estiramiento'

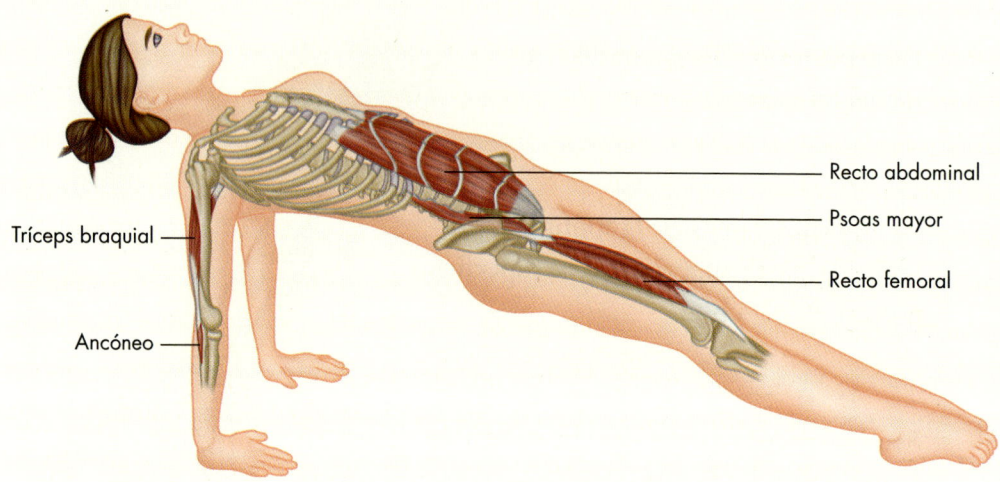

Conciencia
La respiración, la fuerza, el estiramiento, el apoyo, la apertura de hombros y caderas.

Acción y alineamiento
Extensión de la columna, hiperextensión de los hombros, estiramiento anterior de la cintura escapular, extensión del codo y la muñeca, extensión de las caderas y las rodillas, flexión plantar de los tobillos. El cuerpo forma una línea horizontal.

Técnica
Desde *Dandasana*, coloca las manos tras las caderas, con los dedos hacia delante. Presiona los talones en el suelo mientras levantas las caderas. La mirada hacia el cielo.

Consejos prácticos
Si hay un problema de hombros, deja las caderas apoyadas en el suelo y trabaja más en estirar suavemente desde la parte frontal del hombro. Esta postura puede hacerse en cualquier momento durante la clase, especialmente tras llevar algún tiempo sentados.

Contrapostura
Dandasana o cualquier otra flexión anterior sentada.

Sirsasana (postura sobre la cabeza). Nivel II

RESUMEN DE LOS MÚSCULOS DE ESTABILIZACIÓN DE LA PARTE SUPERIOR DEL CUERPO: LA REINA DE LAS ASANAS

sirsa = cabeza
Llamada en ocasiones *Salamba Sirsasana* (postura de equilibrio sobre la cabeza con apoyo).

Conciencia
La respiración, la fuerza, el equilibrio, la estabilización del torso, el apoyo, la determinación, la calma de la mente, la estimulación de las glándulas, es terapéutica.

Acción y alineamiento
La extensión de la columna, la flexión de los hombros, la estabilización de la cintura escapular, la flexión de los codos, la extensión de las rodillas, la dorsiflexión de los tobillos o la flexión plantar. El cuerpo está invertido verticalmente, con la pelvis y las caderas neutrales.

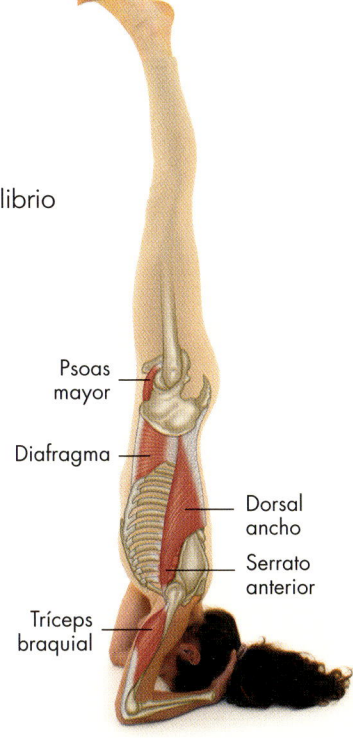

Técnica
Desde *Vajrasana* (ver el capítulo 2), apoya los antebrazos sobre el suelo, con las manos unidas y los codos hacia dentro. Coloca la parte posterior de la cabeza en las palmas de las manos y presiona firmemente en el suelo con los antebrazos para no cargar el peso en la parte superior de la cabeza. Empieza a levantar las caderas y a llevarlas por encima de los hombros. Una vez que hayas establecido el equilibrio tensando el núcleo abdominal, endereza las piernas y elévalas al cielo.

Consejos prácticos
Ten presente que hay que tener cuidado en cualquier inversión de la cabeza si no te has comprobado la presión arterial o si sufres problemas relacionados con la retina. Si eres principiante, utiliza una pared como sostén o apóyate en alguien. Levántate y desciende lentamente. Una corrección habitual es aflojar las costillas y alargar la región lumbar tirando hacia dentro del núcleo abdominal. Para algunos es muy difícil ponerse cabeza abajo. Una vez que lo hayas experimentado, la práctica y la determinación te permitirán ganar confianza en ti mismo. Mantén la postura durante un máximo de tres minutos; es mejor realizarla hacia el final de la clase.

Contrapostura
Setu Bandhasana (ver el capítulo 8); las piernas apoyadas sobre la pared.

LOS MÚSCULOS DEL ANTEBRAZO Y DE LA MANO

En conjunto, la muñeca y la mano comprenden veintisiete huesos, numerosos ligamentos y muchos músculos y tendones. Estos elementos dan forma al antebrazo y son fundamentales para desarrollar la habilidad motriz de los dedos. Recordando que la definición de una articulación es la conexión entre dos huesos, imagina cuántas articulaciones se localizan en esta área. En este capítulo se tratarán las articulaciones principales asociadas con el yoga.

LA ARTICULACIÓN RADIOCUBITAL
Estructura
La articulación radiocubital es donde los huesos radio y cúbito se conectan entre sí, tanto en el extremo proximal (cerca del codo) como en el extremo distal (cerca de la muñeca). Esta es la articulación rotatoria del antebrazo, activa en asanas como perro boca abajo. La articulación radiocubital, a menudo confundida con la del codo, es una articulación distinta, clasificada como articulación pivotal. Es uniaxial; funciona solo en el plano horizontal y transverso.

Acciones
En esta articulación se producen la pronación y la supinación. La mejor forma de describir la supinación es con la palma mirando hacia delante (posición anatómica). El radio rota externamente hasta una posición en paralelo

con el cúbito. En pronación, la palma de la mano mira hacia atrás. El radio rota internamente; por tanto, cruza en diagonal el cúbito.

El fortalecimiento y el estiramiento de los músculos de esta área articular no es tan vital como asegurarse de que las acciones de pronación y supinación se realizan equitativamente. Por ejemplo, en *Virabhadrasana II*, la posición del antebrazo es de pronación; añadir la acción de supinación permitirá que se estabilicen los omóplatos y ayudará a acceder a toda el área del hombro de una manera sutil pero positiva. Luego los brazos pueden volver a la pronación cuando el practicante experimente la diferencia.

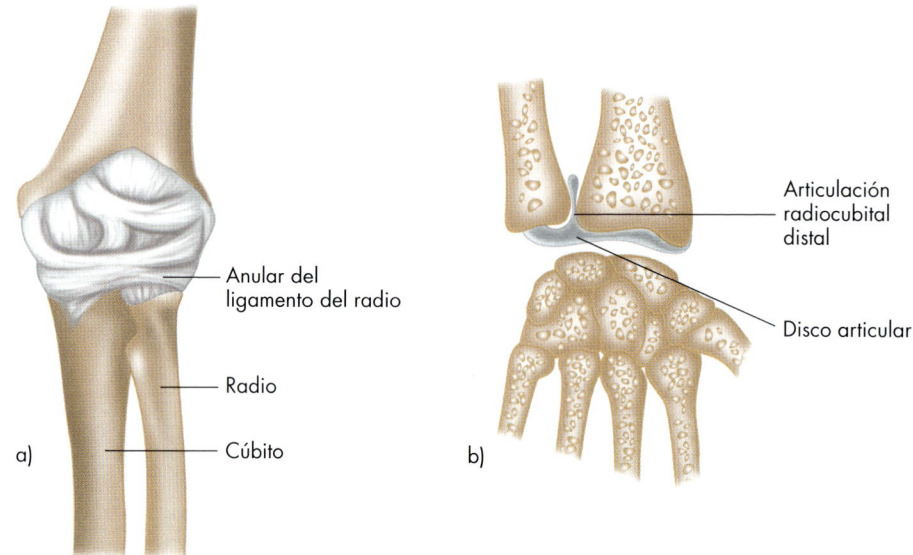

La articulación radiocubital: a) extremo proximal; b) extremo distal.

EL PRONADOR REDONDO

Del latín, *pronare*, 'doblar hacia delante'; *teres*, 'redondeado', 'de forma fina'.

Parte de la capa superficial del antebrazo anterior, que incluye el flexor radial del carpo, el palmar largo y el flexor cubital del carpo.

Origen

CABEZA HUMERAL: la tercera parte inferior de la cresta supracondílea medial y el flexor común tienen su origen en la cara anterior del epicóndilo medial del húmero.
CABEZA CUBITAL: el borde medial de la apófisis coronoides del cúbito.

Inserción

Superficie mediolateral del radio (tuberosidad pronadora).

Acción

Coloca el antebrazo en posición decúbito prono. Ayuda a la flexión de la articulación del codo.

Nervio: nervio mediano, C6, C7.

Movimiento funcional básico

Ejemplo: verter un líquido de un recipiente. Girar el pomo de una puerta.

Movimientos que pueden dañar este músculo

Girar repetidamente un objeto pesado o resistente.

Asanas en las que se usa este músculo intensamente

Matsyasana. Garudasana (nivel I, las palmas hacia fuera). Postura invertida de la mesa o *Purvottanasana* con los dedos hacia las caderas. *Virabhadrasana II. Viparita Virabhadrasana* (postura del guerrero invertido, el brazo abajo).

EL PRONADOR CUADRADO

Del latín, *pronare*, 'doblar hacia delante', y *quadratus*, 'cuadrado'.

Parte de la capa profunda del antebrazo anterior, que incluye el flexor profundo de los dedos y el flexor largo del pulgar.

Origen

El cuarto distal de la superficie anterior del eje del cúbito.

Inserción

La cara lateral del cuarto distal de la superficie anterior del eje del radio.

Acción

Coloca en posición prona el antebrazo y la mano. Ayuda a mantener unidos el radio y el cúbito, reduciendo la tensión en la articulación radiocubital inferior.

Nervio

La rama interósea anterior del nervio mediano, C7, C8, T1.

Movimiento funcional básico

Girar la mano hacia abajo como al verter una sustancia.

Movimientos que pueden dañar este músculo

Girar repetidamente un objeto pesado o resistente.

Asanas que usan este músculo intensamente.

Ver «El pronador redondo» (página 181).

Matsyasana (postura del pez). Nivel I

matsya = 'pez'

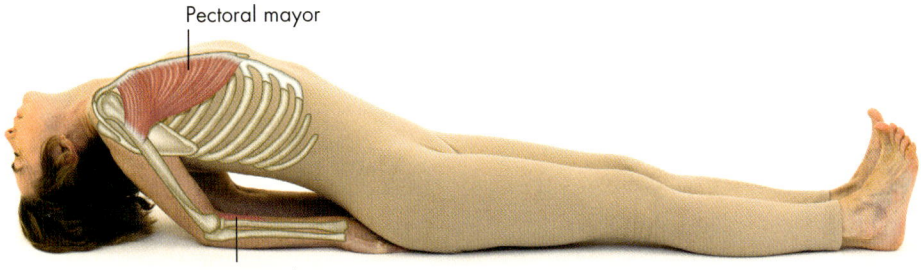

Pectoral mayor

Pronador mayor

Esta es una asana fuerte para la pronación del antebrazo y la extensión de la muñeca y la mano ya que sostienen la parte superior del cuerpo, a pesar de que la acción es principalmente la hiperextensión torácica.

Conciencia

La respiración, la fuerza, el estiramiento, la expansión del pecho y del abdomen, la estimulación de los órganos y de los chakras superiores.

Acción y alineamiento

De la extensión a la hiperextensión de la columna, la extensión de los hombros, la aducción de la cintura escapular, la flexión de los codos, la pronación radiocubital, la extensión de las muñecas y las manos, la extensión de las caderas y las rodillas, la dorsiflexión de los tobillos. El corazón está más elevado que la cabeza, con la parte inferior del cuerpo extendida.

Técnica

Tumbado boca arriba, con los brazos extendidos bajo la rabadilla y hacia ella; las manos pueden actuar como una «almohada» para el sacro. Enraíza la pelvis en el suelo mientras la caja torácica se eleva y expande. Los codos se doblarán naturalmente mientras los antebrazos sostienen la elevación del torso. La cabeza, apoyada hacia atrás en el suelo, en una almohada o en un bloque.

Consejos prácticos

Ten presente que hay que tener cuidado en cualquier inversión de la cabeza si no has comprobado tu presión arterial o si sufres problemas relacionados con la retina. Usa un bloque bajo el centro de la región torácica como apoyo, para hacer que la postura sea más tonificante. Cierra los ojos y relájate. Haz esta postura hacia el final de la clase. Es una buena contrapostura para los equilibrios de inversión, como la postura sobre la cabeza y sobre los hombros.

Contrapostura

Savasana (ver el Apéndice 1). *Garudasana* neutral (postura del águila). Ver la explicación de la asana en «El supinador». Esta postura muestra la localización de los músculos anteriores del antebrazo.

EL SUPINADOR

Del latín, *supinus*, 'acostado sobre la espalda'.

Parte del grupo profundo de los músculos posteriores del antebrazo. El supinador está casi totalmente tapado por los músculos superficiales.

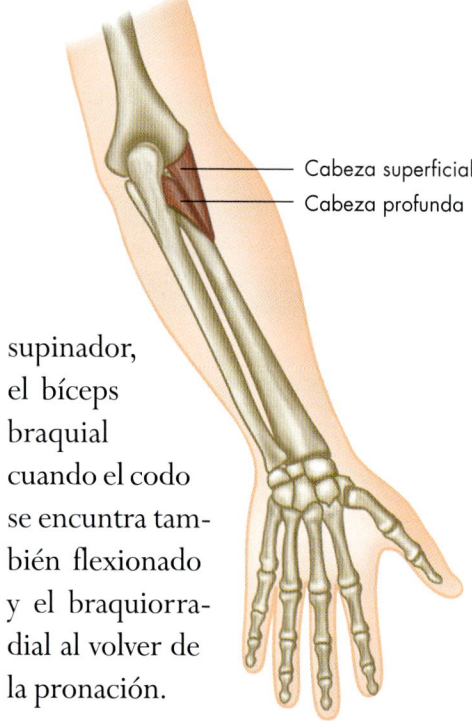

Origen

Extremo lateral inferior del húmero (epicóndilo lateral) y extremo lateral superior del cúbito y los ligamentos asociados.

Inserción

Las superficies dorsales y laterales del tercio superior del radio.

Acción

Supina el antebrazo.

Nervio

Nervio radial profundo (C5-C7).

Movimiento funcional básico

Ejemplo: girar el pomo de una puerta o un destornillador.

Recuerda que la supinación es además la posición anatómica primaria. Asimismo, el bíceps braquial y el braquiorradial pueden ayudar a esta acción, trabajando sinérgicamente con el músculo supinador, el bíceps braquial cuando el codo se encuentra también flexionado y el braquiorradial al volver de la pronación.

Movimientos que pueden dañar este músculo

Excederse en los golpes de revés en los deportes con raqueta. Girar repetidamente un objeto pesado o resistente.

Asanas en las que se usa intensamente este músculo

Garudasana completa (nivel II). La postura de la mesa invertida o *Purvottanasana* con los dedos separados de las caderas. *Viparita Virabhadrasana* (postura del guerrero invertido, brazo elevado).

Garudasana completa (postura del águila). Nivel II

Garuda = águila divina de la mitología india

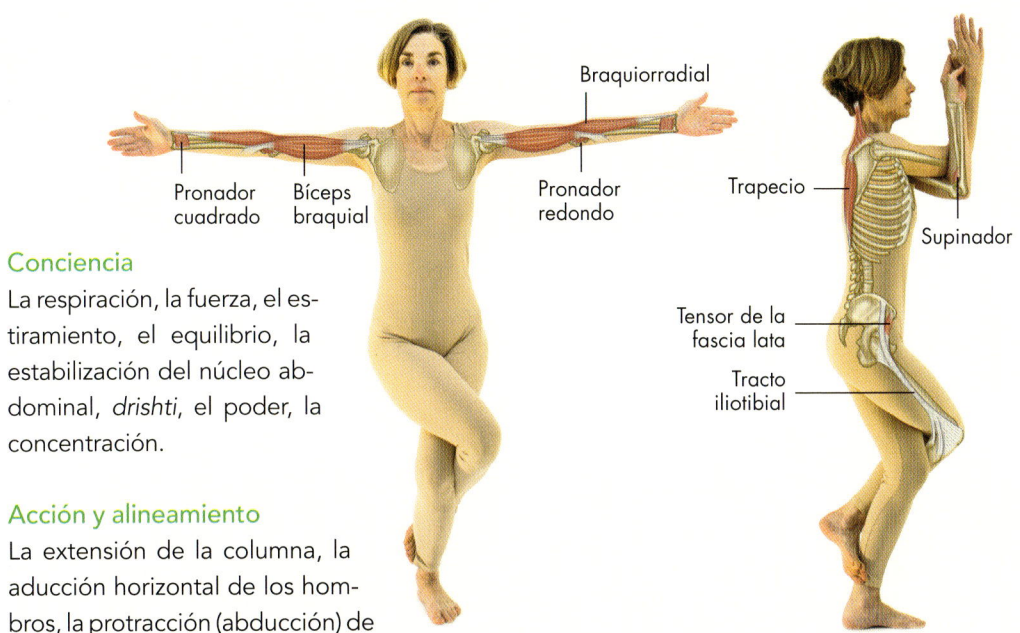

Conciencia

La respiración, la fuerza, el estiramiento, el equilibrio, la estabilización del núcleo abdominal, *drishti*, el poder, la concentración.

Acción y alineamiento

La extensión de la columna, la aducción horizontal de los hombros, la protracción (abducción) de la cintura escapular, la flexión de los codos, la supinación radiocubital, la flexión y la aducción de las caderas, la flexión de las rodillas, la dorsiflexión de los tobillos. La parte superior del cuerpo está tan recta como sea posible desde la cadera hasta la cabeza.

Técnica

BRAZOS: desde *Tadasana*, extiende los brazos hacia fuera, a los lados, y luego crúzalos por delante en los codos, separando los omóplatos. Dobla los codos y gira las palmas de manera que queden mirándose entre sí.

PIERNAS: equilibrio sobre una pierna con la rodilla ligeramente flexionada. Pasa la otra pierna a su alrededor, cruzando los muslos y creando un «abrazo» de las piernas, con el pie levantado colocado tras la pierna apoyada. La postura del águila puede hacerse al final de una secuencia de posturas de pie.

Consejos prácticos

Esta postura es única debido a que tanto los hombros como las caderas están aduciendo (plano frontal). Cuando se consigue una posición de «silla», hay que elevar el suelo pélvico y tensar el núcleo abdominal. La rabadilla se deja caer mientras los abdominales se elevan. La mirada, intensa y hacia el frente. Los dedos del pie levantado pueden colocarse en el suelo junto a la parte exterior del otro pie para servir de apoyo.

Contrapostura

Tadasana (ver el capítulo 3).

LA ARTICULACIÓN DE LA MUÑECA Y LA MANO
Estructura

La muñeca, conocida como articulación radiocarpiana, es muy importante en las posturas de yoga apoyadas sobre las manos. En ella es donde el radio y el cúbito se unen a los huesos carpianos, en concreto a la fila proximal, que comprende los huesos escafoides, semilunar, piramidal y pisiforme. La fila distal de los huesos carpianos comprende los huesos trapecio, trapezoide, grande y ganchoso, se une a los cinco huesos metacarpianos que se articulan con las falanges distales. Cada dedo tiene tres falanges, excepto el pulgar, que tiene solo dos. Esto completa la totalidad de la mano.

Acciones

La muñeca es una articulación condílea; por tanto, puede hacer flexión, extensión, abducción y aducción. La combinación de estas cuatro acciones se denomina circunducción. Cuando la mano se usa como apoyo en las posturas de yoga, la muñeca suele estar en una posición hiperextendida. Este es un buen contrapunto a un estado más normal de la muñeca, que es la flexión.

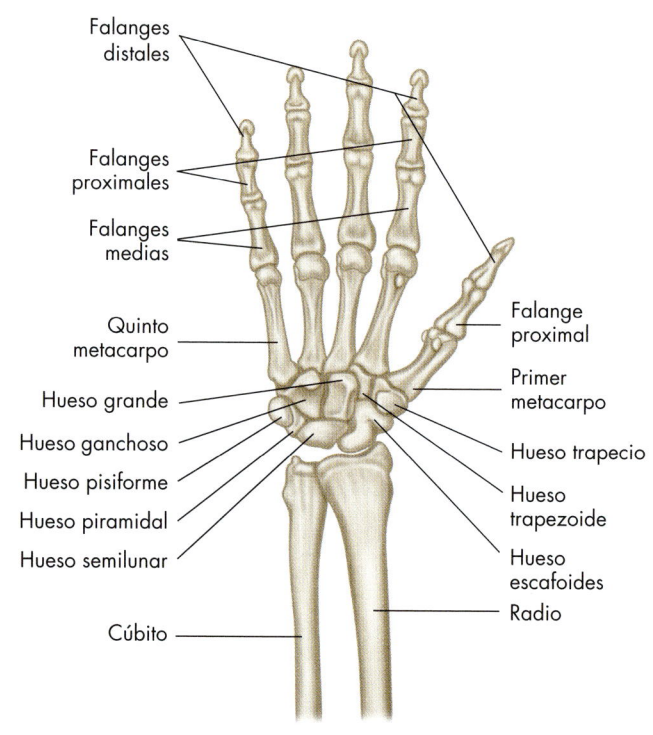

La carpometacarpiana y la metacarpofalángica también son articulaciones condíleas, y las interfalángicas son articulaciones bisagra, en las que se produce la flexión y la extensión de los dedos.

Al pulgar se lo considera una articulación de silla de montar. Además de la flexión, la extensión, la abducción y la aducción, se produce la acción de «oposición» que permite al pulgar tocar a cada dedo por separado. Sin esta acción los seres humanos no habríamos evolucionado hasta llegar a esta era tecnológica. La especialización de la mano humana nos ha permitido hacer fuego, construir herramientas y modelar el mundo. La acción de oposición es lo que distingue a los humanos del resto de los primates.

LOS FLEXORES DE LA MUÑECA

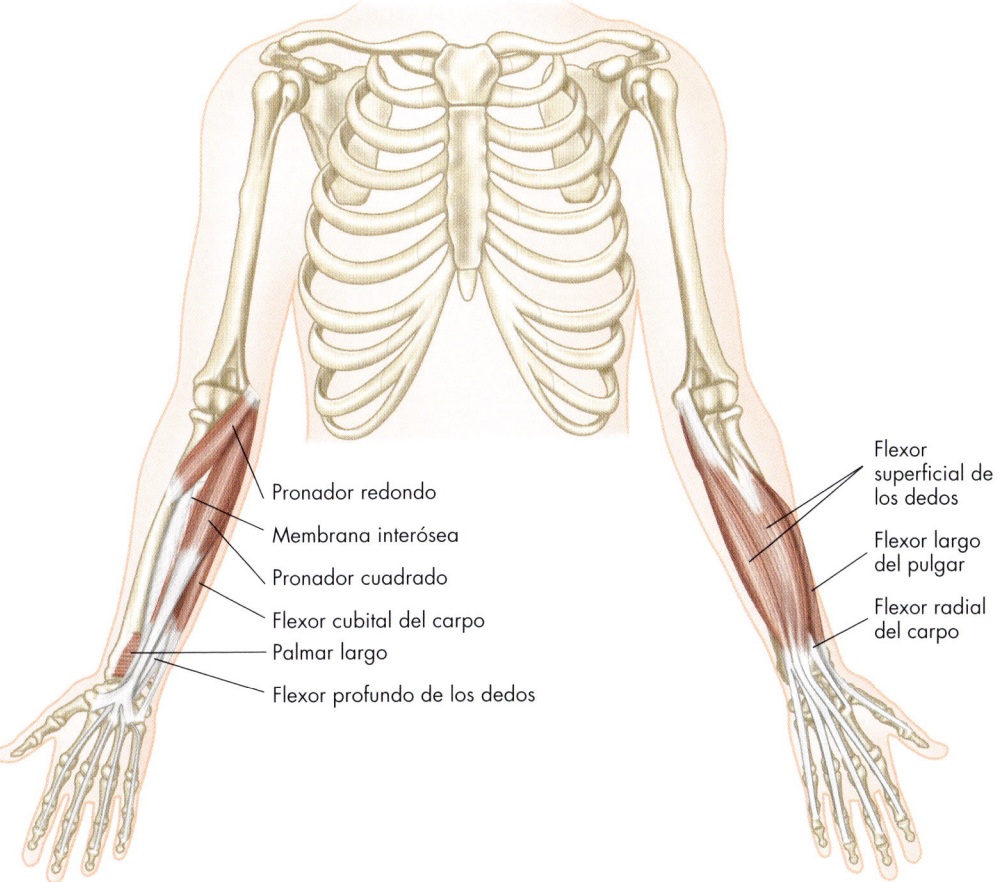

Del latín, *flectere*, 'flexionar'.

Los flexores de la muñeca comprenden el flexor radial del carpo, el palmar largo y el flexor cubital del carpo.

Origen

El flexor común tiene su origen en la cara anterior del epicóndilo medial del húmero (es decir, el extremo medial inferior del húmero).

Inserción

Los carpianos, los metacarpianos y las falanges.

Acción

Flexiona las muñecas (el flexor radial del carpo también abduce la muñeca; el flexor cubital del carpo también aduce la muñeca).

Nervio

FLEXOR RADIAL DEL CARPO: nervio mediano, C6-C8.
PALMAR LARGO: nervio mediano, C6-C8, T1.
FLEXOR CUBITAL DEL CARPO: nervio cubital, C7, C8, T1.

Movimiento funcional básico

Ejemplo: tirar hacia ti de una cuerda. Manejar un hacha o un martillo.

Problemas habituales cuando los músculos están crónicamente tensos, contraídos o usados en exceso

Codo de golfista (una tendinitis cuyo origen está en el uso excesivo del flexor común). Síndrome del túnel carpiano.

Movimientos que pueden dañar estos músculos

Amortiguar una caída con la mano.

Asanas en las que se usan estos músculos

FORTALECIMIENTO: *mudras* (posiciones de las manos) en las que los antebrazos están en supinación. Girar un puño cerrado.
ESTIRAMIENTO: equilibrios sobre manos. Postura de la tabla. *Anjali Mudra* (postura de oración) y *Pashchima Namaskara* (postura de oración *Anjali Mudra* detrás de la espalda).

LOS FLEXORES DE LOS DEDOS

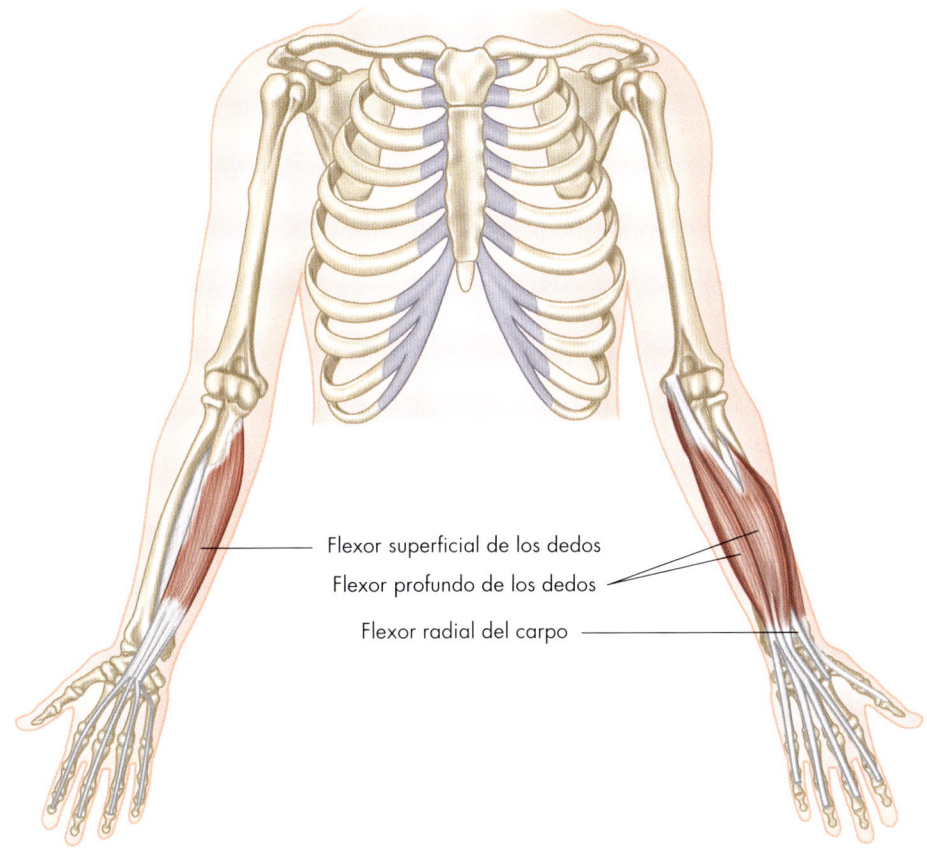

Del latín, *flectere*, 'flexionar'.

Los flexores de los dedos de las manos comprenden el flexor superficial de los dedos y el flexor profundo de los dedos.

Origen

SUPERFICIAL: el tendón del flexor común en el epicóndilo medial del húmero. La apófisis coronoides del cúbito. El borde anterior del radio.

PROFUNDO: las superficies medial y anterior del cúbito.

Inserción

SUPERFICIAL: los lados de las falanges medias de los cuatro dedos.

PROFUNDO: la base de las falanges distales.

Acción

SUPERFICIAL: flexiona las falanges medias de cada dedo. Puede ayudar a flexionar la muñeca.

PROFUNDO: flexiona las falanges distales (es el único músculo capaz de hacer esto).

Nervio

SUPERFICIAL: nervio mediano, C7, C8, T1.

PROFUNDO: la mitad medial del músculo, el nervio cubital, C7, C8, T1; la mitad lateral del músculo, el nervio mediano, C7, C8, T1; a veces el nervio cubital inerva a todo el músculo.

Movimiento funcional básico

«Agarre gancho», como al llevar un maletín. «Agarre de fuerza», como al abrir un grifo. Escribir utilizando un teclado. Tocar el piano y algunos instrumentos de cuerda.

Problemas habituales cuando los músculos están crónicamente tensos, contraídos o excesivamente usados

Codo de tenista (tendinitis cuyo origen está en el uso excesivo del flexor común). Síndrome del túnel carpiano.

Movimientos o accidentes que pueden dañar estos músculos

Amortiguar una caída con la mano.

Asanas en las que se usan estos músculos

Ver «Los flexores de la muñeca» (página 187).

Jnana (u OM) Mudra (el sello del conocimiento). Nivel I

jnana = 'conocimiento', sabiduría; *mudra* = 'sello', 'gesto'

Conciencia
La conexión cuerpo-mente, el flujo de energía, la claridad mental, la comunicación, la curación, la restauración, la concentración, la paz.

Acción y alineamiento
Extensión de la columna, flexión de las caderas dependiendo de la posición, flexión de las muñecas y los dedos, oposición de los pulgares. Cuerpo abierto a recibir.

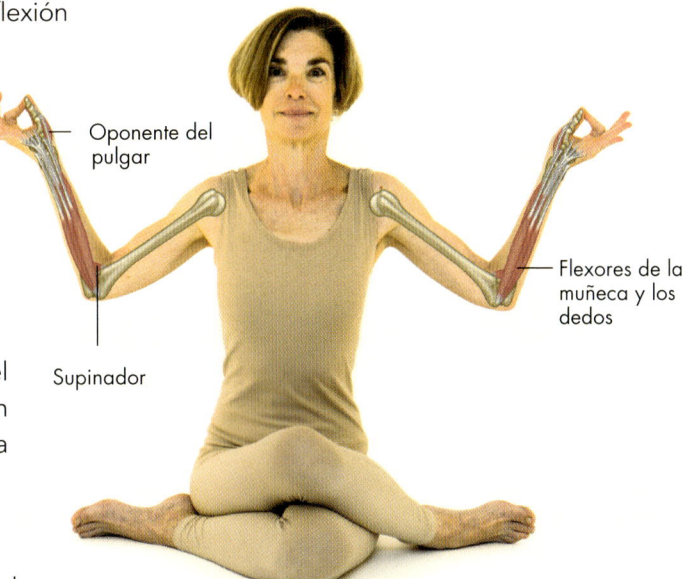

Técnica
En una posición sentada, el pulgar y el índice se tocan para crear un «sello» y una carga de energía.

Consejos prácticos
Esto se puede hacer en cualquier posición de meditación e incorporarlo a los *pranayamas*. El dedo índice está relacionado con Júpiter, el pulgar con el ego. Puede realizarse en cualquier momento durante la clase, específicamente cuando hay que llevar la atención hacia el interior. La posición de la mano se puede incluir en muchas asanas.

Contrapostura
Savasana (ver el Apéndice 1).

LOS EXTENSORES DE LA MUÑECA

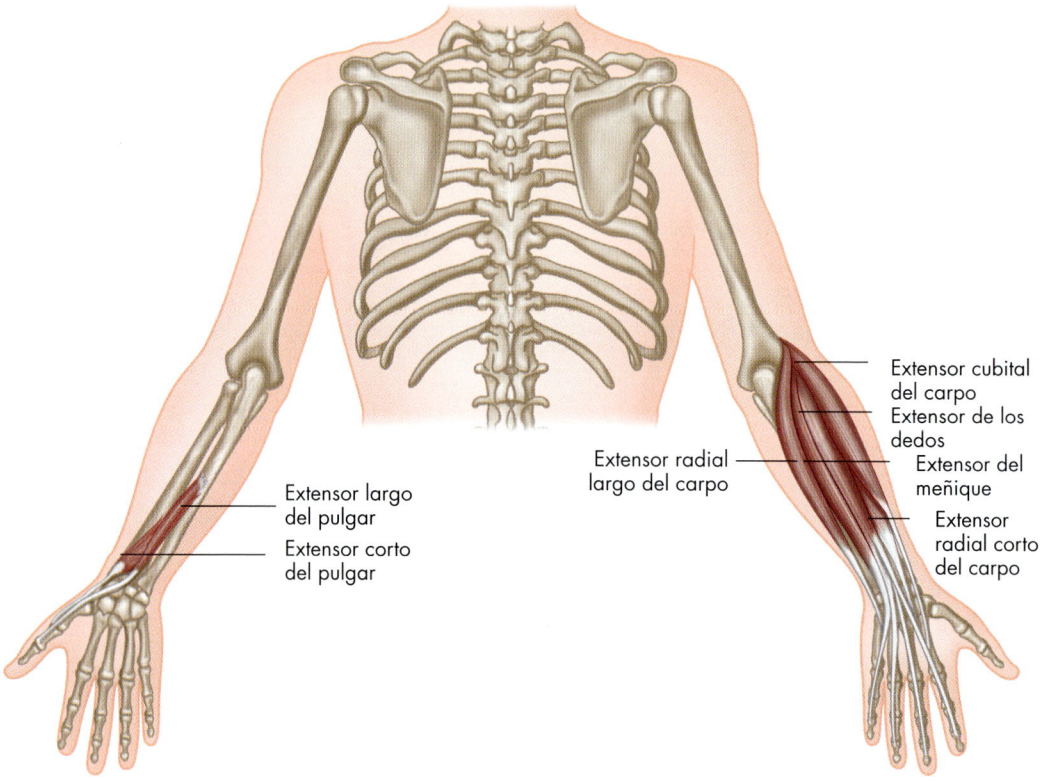

Del latín, *extendere*, 'extender'.

Los extensores de la muñeca comprenden el extensor radial largo del carpo, el extensor radial corto del carpo y el extensor cubital del carpo.

Origen

El tendón extensor común desde el epicóndilo lateral del húmero (es decir, el extremo lateral inferior del húmero).

Inserción

La superficie dorsal de los huesos metacarpianos.

Acción

Extiende la muñeca (los extensores radiales largo y corto del carpo también abducen la muñeca; el extensor cubital del carpo también aduce la muñeca).

Nervio

Extensores radiales largo y corto del carpo: nervio radial, C5-C8.
Extensor cubital del carpo: nervio radial profundo (interóseo posterior), C6-C8.

Movimiento funcional básico

Ejemplo: amasar. Escribir con un teclado. Limpiar ventanas.

Problemas habituales cuando los músculos están crónicamente tensos, contraídos o usados excesivamente

Codo de tenista (tendinitis por uso excesivo que tiene habitualmente su origen en el epicóndilo lateral del húmero).

Movimientos que pueden dañar estos músculos

Amortiguar una caída con la mano.

Asanas en las que se usan intensamente estos músculos

Fortalecimiento: equilibrios sobre manos como *Adho Mukha Vrksasana* (postura invertida sobre las manos). Todas las posiciones de la plancha. *Adho* y *Urdhva Mukha Svanasana*.
Estiramiento: llevar los dedos hacia el interior de la muñeca (formando un puño) y flexionarla. Dar la mano y girar la muñeca.

LOS EXTENSORES DE LOS DEDOS

Del latín, *extendere*, 'extender'.

Origen

El tendón del extensor común desde el epicóndilo lateral del húmero (es decir, el extremo lateral inferior del húmero).

Inserción

Superficies laterales de todas las falanges de los cuatro dedos.

Acción

Extender los dedos. Ayudar a la abducción (divergencia) de los dedos alejándolos del dedo medio.

Nervio

Nervio radial profundo (interóseo posterior), C6-C8.

Movimiento funcional básico

Soltar objetos que se tienen en la mano.

Movimientos que pueden dañar estos músculos

Amortiguar una caída con la mano.

Asanas en las que se usan intensamente estos músculos

Ver «Los extensores de la muñeca» (página 192).

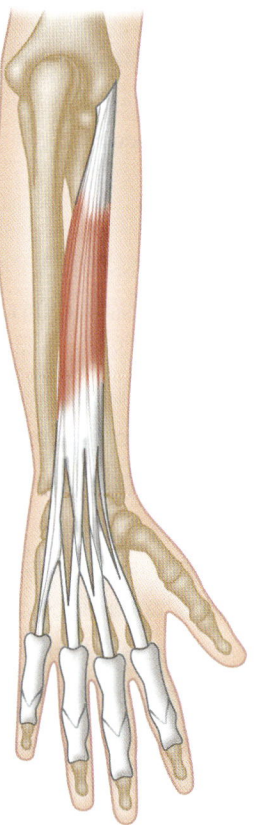

Adho Mukha Vrksasana (postura invertida sobre las manos). Nivel II

adho = 'hacia abajo'; *mukha* = 'cara'; *vrksasana* = 'árbol'

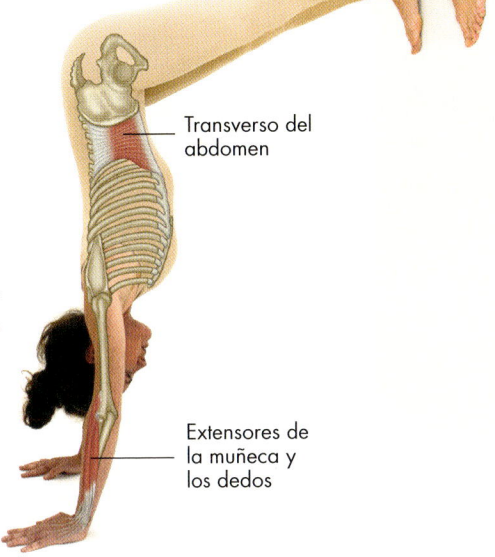

Transverso del abdomen

Extensores de la muñeca y los dedos

Conciencia
La respiración, la fuerza, la estabilización del núcleo abdominal, el apoyo, el equilibrio, la vigorización, la determinación, la calma.

Acción y alineamiento
Extensión de la columna, flexión de los hombros, estabilización de la cintura escapular; extensión de los codos, las muñecas y los dedos, extensión de las caderas y las rodillas; dorsiflexión de los tobillos o flexión plantar. El torso está neutral y el cuerpo, alineado como en *Tadasana*, pero invertido.

Técnica
Esta es una postura del nivel I por la flexión de la cadera con los pies apoyados contra la pared (la postura completa es de nivel II porque los brazos sostienen todo el peso del cuerpo). Para empezar, de pie separado de la pared a una distancia equivalente a la longitud de una pierna y mirando en dirección contraria a ella. Pliégate hacia delante (*Uttanasana*) para poner las manos en el suelo; luego apoya los talones contra la parte inferior de la pared en la posición perro boca abajo. Haz unas cuantas respiraciones, ya que es un calentamiento estupendo para los brazos y para todo el cuerpo.

Mueve los hombros por encima de las muñecas y camina hacia arriba por la pared, primero una pierna y después la otra, hasta que alcances la posición de una L invertida. Mantén durante un minuto como máximo; el núcleo abdominal debe esforzarse tanto como los brazos para equilibrar la postura.

Consejos prácticos
Ten presente que hay que tener cuidado en cualquier inversión de la cabeza si no has comprobado tu presión arterial o si sufres problemas relacionados con la retina.

Es mejor realizar esta asana apoyándose en una pared, ya que es un ejercicio que supone un esfuerzo extraordinario para los hombros y los brazos; también puede haber miedo a caer. Cuando hayas realizado la técnica que se acaba de exponer, estás listo para ponerte de cara a la pared e, impulsándote con las piernas, saltar a la postura invertida apoyándote en las manos. Otra persona de pie puede ayudarte con el alineamiento. Esta asana es mejor hacerla hacia el final de la clase, antes de volver al suelo.

Contrapostura
Matsyasana (ver «El pronador cuadrado»); *Setu Bandhasana, Balasana* (ver capítulo 8).

LOS MÚSCULOS DEL PULGAR

Estos músculos, a los que no se suele tener en cuenta en el yoga excepto en las *mudras*, operan la articulación de silla de montar del pulgar. Aquí es donde se produce la acción de oposición, que permite al pulgar tocar cada uno de los dedos por separado. Los músculos necesarios para esta acción se sitúan en la palma de la mano.

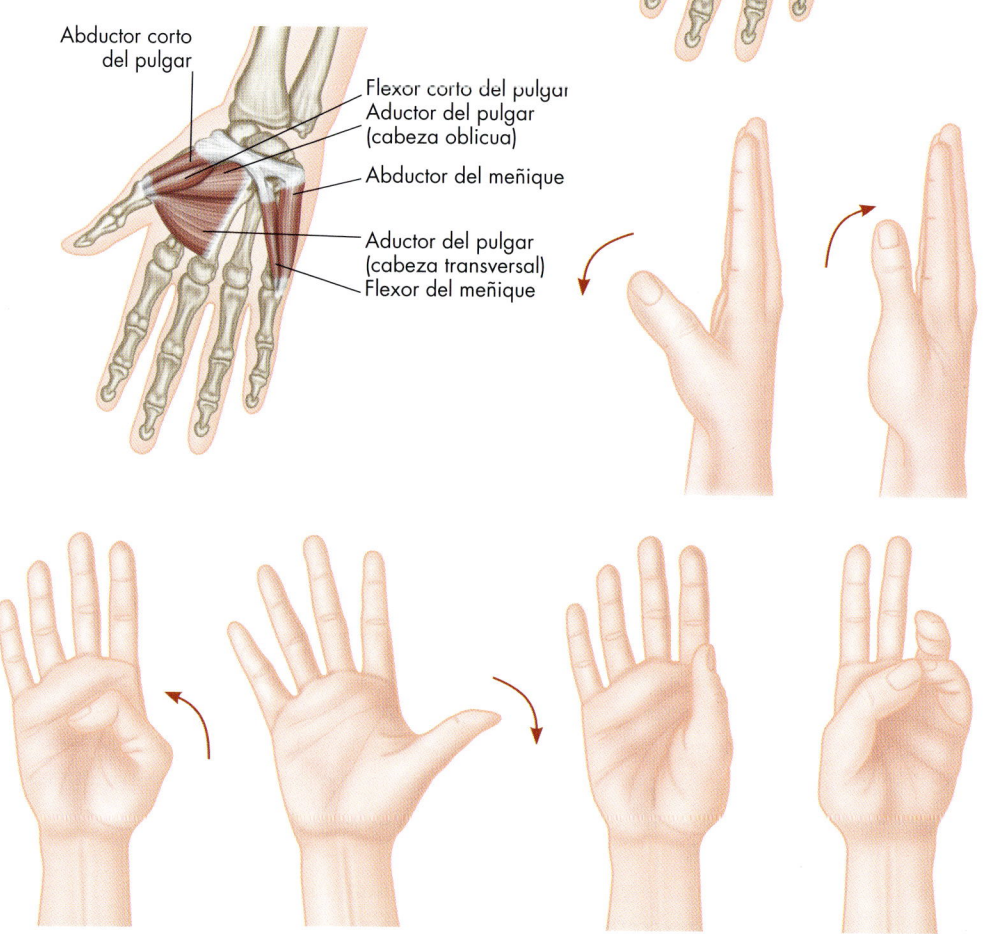

Oposición del pulgar.

8

LOS MÚSCULOS DE LA CADERA

LA ARTICULACIÓN DE LA CADERA

La articulación iliofemoral, más conocida como la articulación de la cadera, constituye la mayor articulación esférica del cuerpo y es extremadamente activa en el yoga en diversas maneras. Es predominante en las asanas de pie, ya sean de una pierna o de dos, y también en las flexiones posteriores cuando la cadera se extiende junto con la columna. Esta articulación está siempre en una posición flexionada en las flexiones hacia delante. En las posturas sentadas, como el loto, las caderas están flexionadas y rotadas hacia fuera, aunque los músculos no se encuentran en un estado fuertemente contraído. Las posiciones decúbito prono, como la postura de la cobra y la del arco, estiran los flexores de cadera y fortalecen los extensores, mientras que las posturas supinas pueden variar enormemente.
Los equilibrios sobre brazos también incorporan la articulación de la cadera.

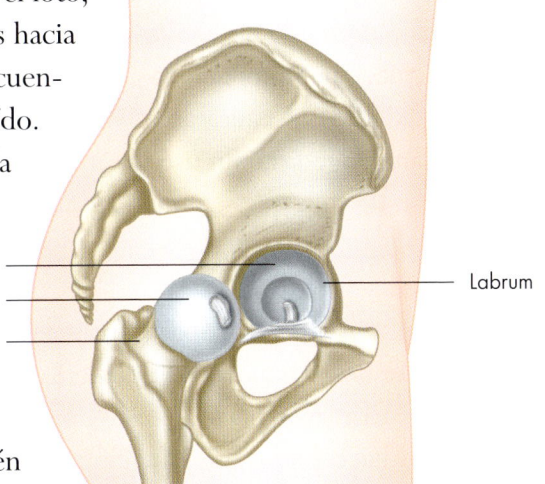

Acetábulo
Cabeza del fémur
Cuello del fémur
Labrum

Estructura

La parte «ilio» del nombre de esta articulación se refiere al hueso ilíaco, una porción de la pelvis que alberga el acetábulo de la pelvis (la fosa). Esta cavidad se acopla con la cabeza del fémur (la bola) para formar la articulación. En términos arquitectónicos, la pelvis es la piedra angular y los dos fémures son los elementos de apoyo de una estructura en forma de arco. Esto hace que la articulación de la cadera sea equilibrada, con una excelente estabilidad estructural.

Tejido conjuntivo

Hay tres grandes ligamentos que conviene subrayar. El iliofemoral, o ligamento en Y, apoya la articulación anteriormente y limita la extensión de la cadera y su rotación hacia fuera. Esto debe tenerse en cuenta en los estiramientos, ya que un ligamento estirado excesivamente no siempre vuelve a su longitud original y puede hacer que la articulación se vuelva inestable. Esto es así en cualquier articulación y sucede con frecuencia en el yoga cuando los estudiantes intentan ir más allá de los límites de su cuerpo. El ligamento isquiofemoral se origina tras el borde de la fosa y cruza la articulación hasta el fémur, mientras que el ligamento pubofemoral se extiende desde el pubis hasta las fibras del ligamento en Y. Todos trabajan para estabilizar y mantener cohesionada la articulación, con otros ligamentos más pequeños localizados alrededor de las articulaciones de la cadera y las lumbares y sacras. El labrum del acetábulo es un anillo de tejido alrededor del borde de la fosa, que amortigua y estabiliza la articulación. Se menciona aquí porque es posible dañar e incluso desgarrar este tejido, lo que causa dolor en la articulación. Los problemas estructurales, las lesiones agudas o un uso inapropiado pueden llevar a ello, y existen ciertas posturas de yoga que se pueden usar para ayudar a solucionarlo.

Acciones

Los músculos de la parte frontal del muslo flexionan la cadera, los externos (laterales) abducen, los posteriores extienden y los internos (mediales) aducen. La mayor parte de estos músculos también realiza la rotación hacia dentro y hacia fuera, las dos acciones finales de la cadera. Hay un grupo de seis rotadores profundos de la cadera que afinan los movimientos rotatorios hacia fuera y estabilizan el área sacra. Otro elemento importante del lateral del muslo es la banda iliotibial, que estabiliza la rodilla; comprende el glúteo mayor, el tensor de la fascia lata y la fascia, que se extiende desde la pelvis hasta más allá de la rodilla.

Músculos

Los músculos que operan la cadera pasan desde la pelvis hasta el fémur, algunos incluso van más allá de la articulación de la rodilla, por lo que son biarticulados. En realidad, todos los músculos mayores configuran el muslo, y la mayoría realiza más de una acción en la cadera.

El yoga es un ejemplo perfecto de equilibrio entre fortalecimiento y estiramiento de la articulación de la cadera en los tres planos. En las posturas del guerrero los flexores de la cadera de la pierna adelantada se fortalecen mientras que los flexores de la pierna atrasada se alargan. En la postura del árbol la pierna de pie se fortalece mientras que la pierna libre se fortalece y se estira a la vez, dependiendo del músculo. Todo esto se describe en las ilustraciones de los músculos y las asanas que vienen a continuación.

En este capítulo la información del músculo está agrupada en flexores, extensores, etc., y una o más asanas seguirán a cada grupo: una que fortalece y otra que estira. Por supuesto, hay muchas asanas que pueden incluirse en estas áreas; algunas aparecen bajo el apartado «Asanas en las que se usa intensamente este músculo».

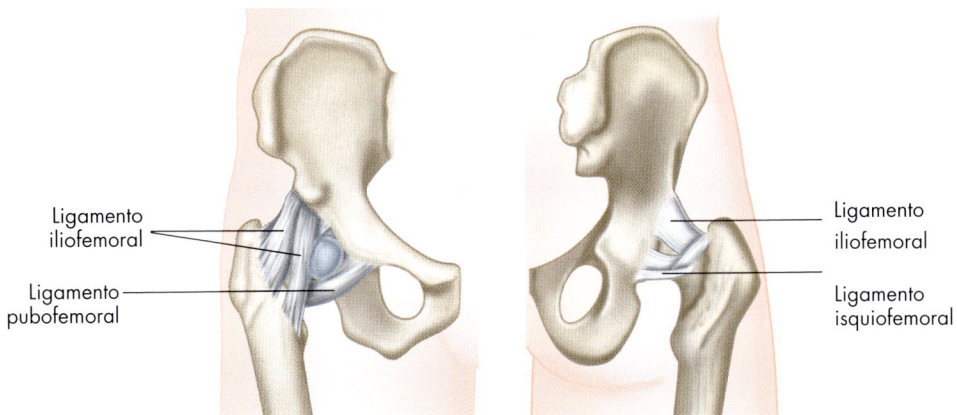

Ligamento iliofemoral
Ligamento pubofemoral
Ligamento iliofemoral
Ligamento isquiofemoral

EL RECTO FEMORAL. Flexor principal de la cadera

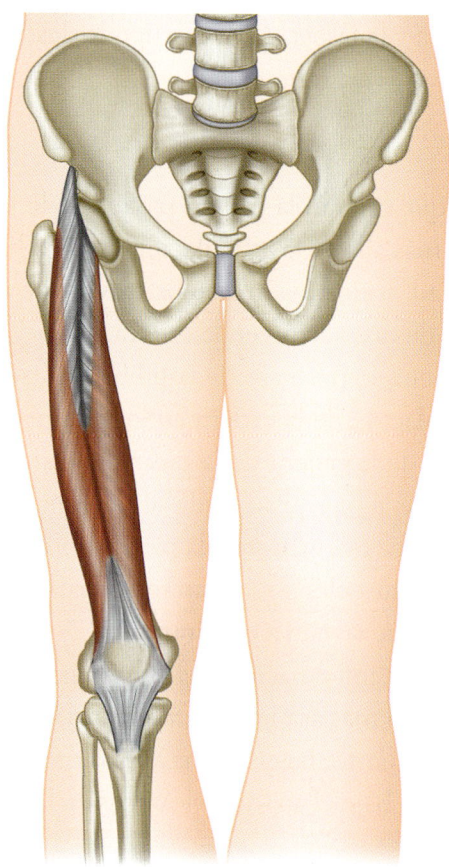

Del latín, *rectus*, 'recto', y *femoris*, 'del muslo'.

El músculo recto femoral forma parte del grupo muscular cuádriceps, que incluye además el músculo vasto lateral, el vasto medial y el vasto intermedio (los músculos vastos no operan la cadera, solo la rodilla).

Tiene dos cabezas de origen: la cabeza refleja se sitúa en la línea de tracción del músculo en los cuadrúpedos, mientras que en los seres humanos la cabeza recta parece haberse desarrollado como resultado de nuestra postura erecta. Es un músculo bipenado en forma de huso, que en la articulación de la cadera solo realiza una acción, la flexión.

Origen
CABEZA RECTA (CABEZA ANTERIOR): la región ilíaca inferior anterior de la columna.
CABEZA REFLEJA (CABEZA POSTERIOR): el surco sobre el acetábulo (en el ilion).

Inserción
La rótula; luego por medio del ligamento rotular o el tendón del cuádriceps a la tuberosidad de la tibia.

Acción
Extiende la articulación de la rodilla (capítulo 9) y flexiona la articulación de la cadera (especialmente en combinación, como al darle una patada a una pelota). Impide la flexión de la articulación de la rodilla cuando el talón golpea el suelo al caminar.

Nervio
Nervio femoral, L2-L4.

Movimiento funcional básico
Ejemplos: subir unas escaleras. Montar en bicicleta.

Movimientos que pueden dañar este músculo
Saltar, cayendo de manera incorrecta. Pasar demasiado tiempo sentado lo debilita.

Asanas que usan intensamente este músculo
La mayoría de las posturas de pie.
FORTALECIMIENTO: *Utthita Hasta Padangusthasana*. La pierna adelantada en *Virabhadrasana I, II, III*. *Vrksasana*. *Navasana*.
ESTIRAMIENTO: *Dhanurasana*. La pierna atrasada en *Virabhadrasana I, II, III*. *Anjaneyasana*. Postura de la estocada baja. Ambas piernas en la flexión posterior.

EL SARTORIO. Flexor principal de la cadera

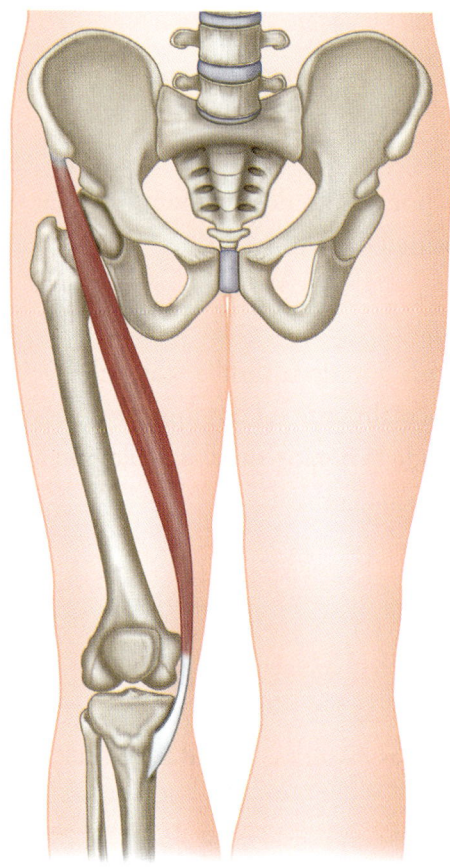

Del latín, *sartor*, 'sastre'.

El sartorio es la mayor banda muscular del cuerpo. El borde medial del tercio superior de este músculo forma el límite lateral del triángulo femoral (el aductor largo forma el límite medial y el ligamento inguinal forma el límite superior). La acción del sartorio es poner los miembros inferiores en la posición sentada con las piernas cruzadas del sastre (de aquí su nombre en latín), una postura habitual de meditación y de yoga.

Origen
La zona ilíaca anterosuperior de la columna y el área inmediatamente bajo ella.

Inserción
La parte superior de la superficie medial de la tibia, cerca del borde anterior.

Acción
Flexiona la articulación de la cadera (ayudando a llevar la pierna hacia delante al caminar o correr). Rota y abduce lateralmente la articulación de la cadera. Flexiona la articulación de la rodilla. Ayuda a la rotación medial de la tibia en el fémur tras la flexión. Estas acciones (el principio de un buen estiramiento para la banda iliotibial y el músculo piriforme) se pueden sintetizar diciendo que coloca el talón sobre la rodilla de la pierna opuesta.

Nervio
Dos ramas del nervio femoral, L2-L4.

Movimiento funcional básico
Ejemplo: sentarse con las piernas cruzadas.

Movimientos que pueden dañar este músculo
Dar una patada a una pelota pesada. Pasar demasiado tiempo sentado lo debilita.

Asanas en las que se usa intensamente este músculo
Ver «El recto femoral» (página 200). También *Sukhasana* y las posiciones sentadas de *Padmasana*.
ESTIRAMIENTO: *Supta Virasana* (postura del héroe reclinado).

EL ILIOPSOAS. Flexor principal de la cadera

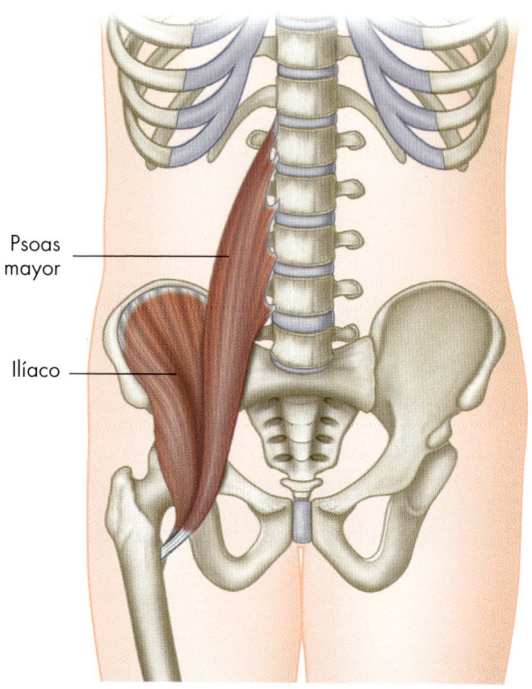

Psoas mayor

Ilíaco

Del griego, *psoa*, 'músculo de la espalda baja', y del latín, *major*, 'mayor', e *iliacus*, 'que pertenece a la espalda baja'.

Al psoas mayor y al ilíaco se los considera parte de la pared abdominal posterior por su posición y por su función amortiguadora para las vísceras abdominales. Sin embargo, la acción principal de estos músculos, especialmente el ilíaco, es la flexión de la articulación de la cadera; el psoas mayor es más bien un estabilizador por su posición en la región lumbar así como en la cadera (ver el capítulo 4).

Hay un tercer músculo que normalmente se sitúa en este grupo, el psoas menor, pero como la evolución lo va haciendo desaparecer lentamente del cuerpo humano, no está descrito aquí. Ver *The Vital Psoas Muscle* (Staugaard-Jones 2012) para ampliar la información sobre esta fascinante área.

Origen

PSOAS MAYOR: las bases de la apófisis transversa de todas las vértebras lumbares (L1-L5). Los cuerpos de la duodécima vértebra lumbar y de todas las vértebras lumbares (T12-L5). Los discos intervertebrales encima de cada vértebra lumbar.

ILÍACO: los dos tercios superiores de la fosa ilíaca. Los ligamentos anteriores de las articulaciones lumbosacra y sacroilíaca.

Inserción
Trocánter menor del fémur.

Acción
Psoas mayor: principalmente es un estabilizador de la articulación lumbar y de la articulación de la cadera; flexor débil.
Ilíaco: flexor fuerte de la articulación de la cadera (flexiona y puede rotar lateralmente el muslo, como al darle una patada a un balón de fútbol, junto con el sartorio).

Nervio
Psoas mayor: ramas ventrales de los nervios lumbares, L1-L4.
Ilíaco: nervio femoral, L1-L4.

Movimiento funcional básico
Ejemplo: dar un paso hacia arriba por una pendiente.

Problemas habituales cuando los músculos están crónicamente tensos o contraídos
Dolor en la zona baja de la espalda debido al incremento de la curva lumbar (lordosis). La contractura bilateral de este músculo incrementa la lordosis lumbar.

Asanas en las que se usa intensamente este músculo
Ver asanas en «Recto del fémur».
Fortalecimiento: *Utthita Hasta Padangusthasana* (postura de equilibrio con mano extendida al dedo gordo del pie).
Estiramiento: *Setu Bandhasana* (postura del puente).

Utthita Hasta Padangusthasana (postura de equilibrio con la mano extendida al dedo gordo del pie). Nivel II

pada = 'pie'; *angusta* = 'dedo gordo'

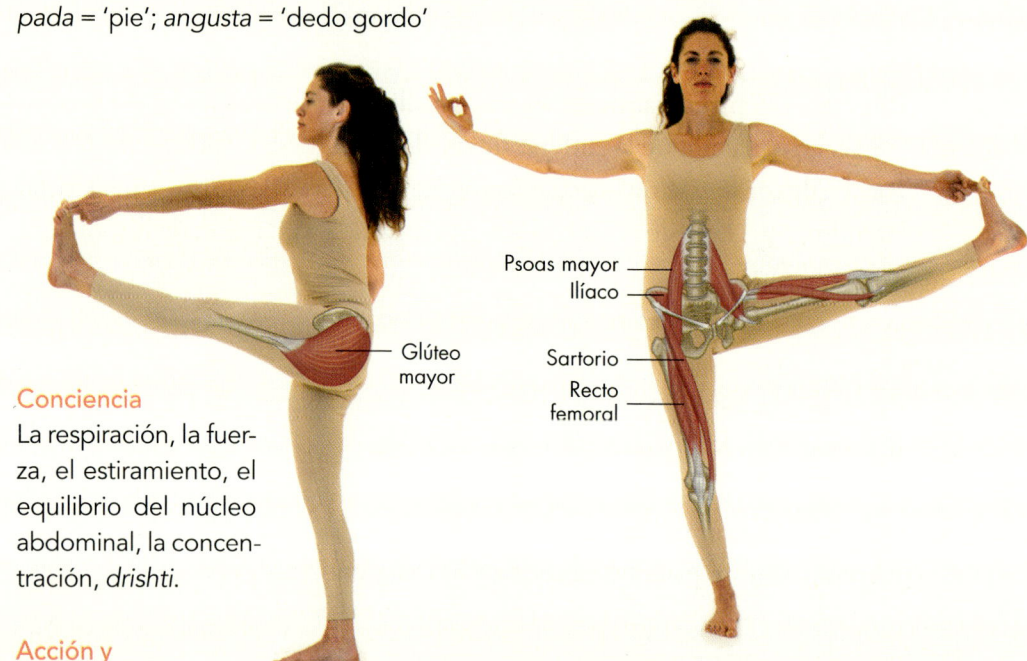

Conciencia
La respiración, la fuerza, el estiramiento, el equilibrio del núcleo abdominal, la concentración, *drishti*.

Acción y alineamiento
Extensión de la columna, estabilización de los hombros, flexión de la cadera a rotación hacia fuera, extensión de la rodilla, dorsiflexión del tobillo.
El cuerpo se mantiene alineado de la cabeza al pulgar en el lado apoyado.

Técnica
Desde *Tadasana*, desplaza el peso sobre un pie mientras la otra pierna se eleva para doblar la rodilla hacia el pecho. Sujeta el dedo gordo del pie libre y empieza a extender la pierna hacia delante. Si es posible, suelta el dedo gordo y mantén la pierna paralela al suelo. Es mejor hacer esta postura una vez que se han calentado los flexores y extensores de cadera.

Consejos prácticos
En este equilibrio sobre una pierna es importante no inclinarse hacia atrás mientras la pierna se extiende hacia delante. Para tener más apoyo sírvete de una pared o una cinta. Mantén la pelvis centrada. Para aumentar el desafío extiende la pierna hacia afuera a un lado, mirando a la dirección contraria a la pierna levantada (esto se llama *Supta Padangusthasana*). Uno puede también sostener la rodilla doblada para un ejercicio de nivel I. El glúteo mayor aparece en la imagen de la izquierda como un músculo que se alarga.

Contrapostura
Tadasana (ver el capítulo 3).

Setu Bandhasana (media postura del puente). Nivel I (estiramiento del flexor de la cadera)

setu = 'puente'; *bandha* = 'llave'

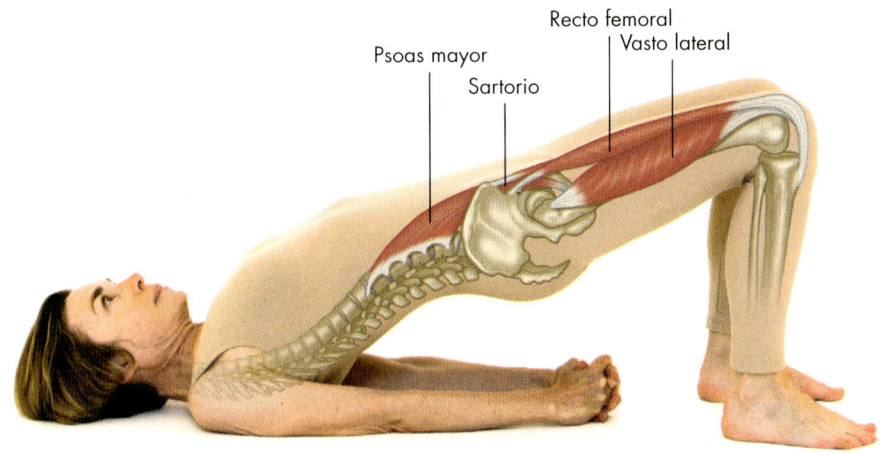

Conciencia
La respiración, el estiramiento, la estimulación, la circulación, la calma es terapéutica.

Acción y alineamiento
Hiperextensión de la columna, estabilización de los hombros, extensión de las caderas, flexión de las rodillas. Los hombros están firmes sobre el suelo y las rodillas, sobre los pies.

Técnica
Desde una posición supina, flexiona las rodillas y coloca los pies firmes en el suelo, separados a la anchura de las caderas. Coloca los brazos a los lados de las caderas con las palmas hacia abajo y extiende los dedos hacia los talones. Presiona la pelvis hacia arriba levantándola del suelo, la posición ideal es alineada con las rodillas. Si las caderas están lo bastante altas, tómate las manos por debajo y une los omóplatos.

Consejos prácticos
Para hacer que esta postura sea más cómoda y reparadora, deja que el sacro descanse sobre un bloque. De cualquier modo, favorece enormemente la apertura de cadera y puede hacerse en cualquier momento durante la clase.

Contrapostura
Savasana (ver el Apéndice 1).

EL TENSOR DE LA FASCIA LATA.
Abductor principal de cadera

Del latín, *tendere*, 'estirar', 'tirar'; *fasciae*, 'de la banda', y *latae*, 'ancha'.

Este músculo está situado delante del glúteo máximo en la parte lateral de la cadera.

Origen

La parte anterior del borde exterior de la cresta ilíaca y la superficie exterior de la columna ilíaca superior anterior.

Inserción

Se une al tracto iliotibial justo bajo el nivel del trocánter mayor.

Acción

Flexiona, abduce y rota medialmente la articulación de la cadera. Tensa la fascia lata, estabilizando así la rodilla. Redirige las fuerzas rotatorias producidas por el glúteo máximo.

Nervio

Nervio gluteal superior, L4, L5, S1.

Movimiento funcional básico

Ejemplo: caminar.

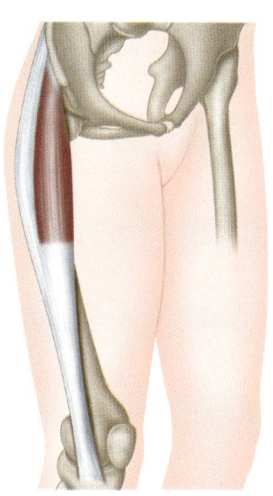

Movimientos que pueden dañar este músculo

Hacer en exceso cualquiera de las actividades siguientes: senderismo, ciclismo, correr, ponerse en cuclillas.

Asanas en las que se usa intensamente este músculo

FORTALECIMIENTO: *Parighasana* (postura del travesaño o postura de la puerta). *Prasarita Padottanasana* (estiramiento anterior intenso con piernas extendidas). La mayoría de las asanas de pie, con abductores estabilizados.

ESTIRAMIENTO: *Supta Matsyendrasana* (torsión de columna reclinada o supina). *Eka Pada Rajakapotasana* (postura de la paloma, pierna adelantada).

EL GLÚTEO MEDIO. Abductor principal de cadera

Del griego, *gloutos*, 'nalga', y del latín, *medius*, 'medio'.

Este músculo es principalmente profundo en el glúteo máximo, y por tanto está cubierto por él, pero aparece en la superficie entre el glúteo máximo y el tensor de la fascia lata. Al caminar, junto con el glúteo mínimo, impide que la pelvis caiga hacia delante, hacia la pierna que no está soportando el peso.

Origen
La superficie exterior del ilion, inferior a la cresta ilíaca, entre las líneas glúteas posterior y anterior.

Inserción
El surco oblicuo en la superficie lateral del trocánter mayor del fémur.

Acción
Abduce la articulación de la cadera. Las fibras anteriores rotan medialmente y pueden ayudar a la flexión de la articulación de la cadera. Las fibras posteriores rotan ligeramente la articulación de la cadera hacia los lados.

Nervio
Nervio gluteal superior, L4, L5, S1.

Movimiento funcional básico
Ejemplo: pisar de lado un objeto, como una valla baja. Ver «El tensor de la fascia lata» (página 208) para conocer los movimientos que pueden dañar el glúteo medio y las asanas en las que se usa intensamente este músculo.

EL GLÚTEO MENOR. Abductor principal de la cadera

Del griego, *gloutos*, 'nalga'. Latín, *minimus*, el más pequeño.

Este músculo tiene una situación anteroinferior y profunda en el glúteo medio, cuyas fibras lo ocultan.

Origen

La superficie exterior del ilio, entre las líneas glúteas anterior e inferior.

Inserción

Borde anterior del trocánter mayor.

Acción

Abduce, rota medialmente y puede ayudar a la flexión de la articulación de cadera.

Nervio

Nervio gluteal superior, L4, L5, S1.

Movimiento funcional básico

Ejemplo: Pisar de lado un objeto, como una valla baja.
Ver «El tensor de la fascia lata» (página 208) para conocer los movimientos que pueden dañar el glúteo mínimo.

Asanas en las que se usa intensamente este músculo

FORTALECIMIENTO: *Parighasana* (postura del travesaño o postura de la puerta).
ESTIRAMIENTO: *Supta Matsyendrasana* (torsión de columna reclinada o supina), o la contrapostura.
Ver también «El tensor de la fascia lata» para asanas.

Parighasana (postura del travesaño o postura de la puerta).
Nivel I (abductor de cadera, fuerza y estiramiento)
parigha = 'aldaba'

Conciencia
La respiración, la fuerza, el estiramiento, el movimiento lateral, el núcleo abdominal, el equilibrio.

Acción y alineamiento
Flexión lateral de la columna, rotación de la cintura escapular, abducción de la articulación del hombro, abducción de la cadera, flexión y extensión de las rodillas. El cuerpo permanece en el plano frontal.

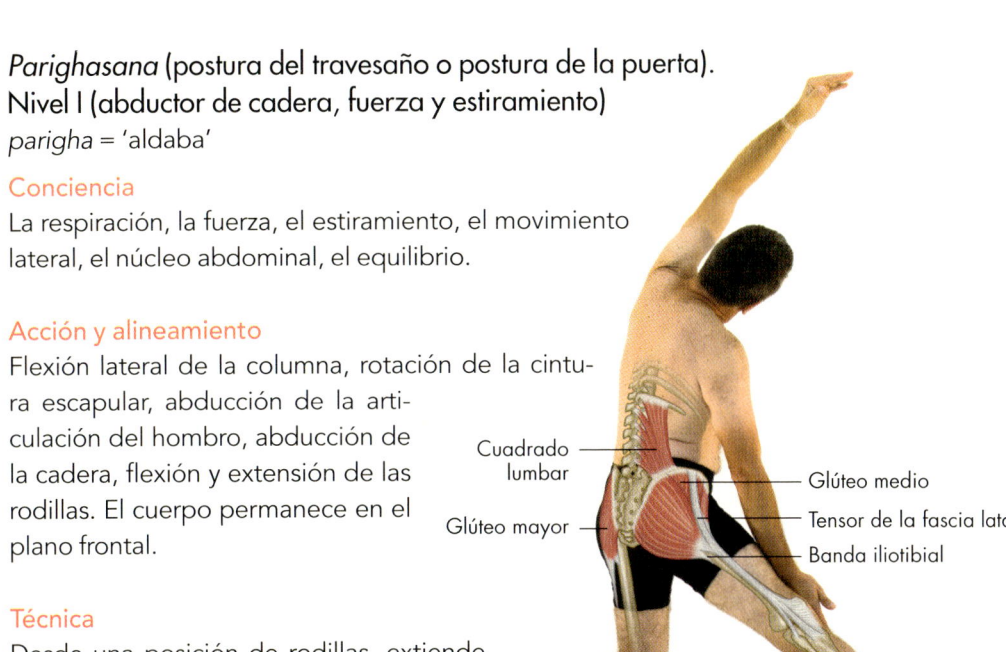

Técnica
Desde una posición de rodillas, extiende una pierna hacia fuera a un lado, con la rodilla y los dedos de los pies mirando hacia delante. Extiende los brazos hacia afuera a los costados, con la pelvis nivela- da. Flexiona la columna lateralmente hacia arriba y sobre la pierna recta mientras el brazo contrario se extiende por encima de la cabeza; presiona el hombro hacia abajo. La parte posterior de la mano extendida puede descansar sobre la cara interior de la pantorrilla de la pierna estirada. La mirada hacia delante. Para un trabajo que requiere más esfuerzo, eleva el torso hacia arriba sobre el otro lado; luego levanta la pierna extendida; mantén la postura y equilíbrala.

Consejos prácticos
Para una variación, rota hacia fuera la pierna recta. Ambos lados de las costillas tienen que alargarse. Si no puedes arrodillarte por una lesión de la rodilla, esta postura se puede hacer en una silla. Es importante incluirla en cualquier clase, ya que ejercita el cuerpo en el plano frontal, mientras que muchas asanas se hacen en el plano sagital. La clave es el equilibrio. Puede hacerse en cualquier momento durante la clase, preferiblemente cuando el practicante ya ha descendido a la esterilla.

Contrapostura
Eleva el torso hacia arriba y sobre el otro lado; luego cambia de lado.

Supta Matsyendrasana (torsión de columna reclinada o supina). Nivel I (estiramiento de la banda iliotibial)

supta = reclinada; Matsyendrasana = señor de los peces

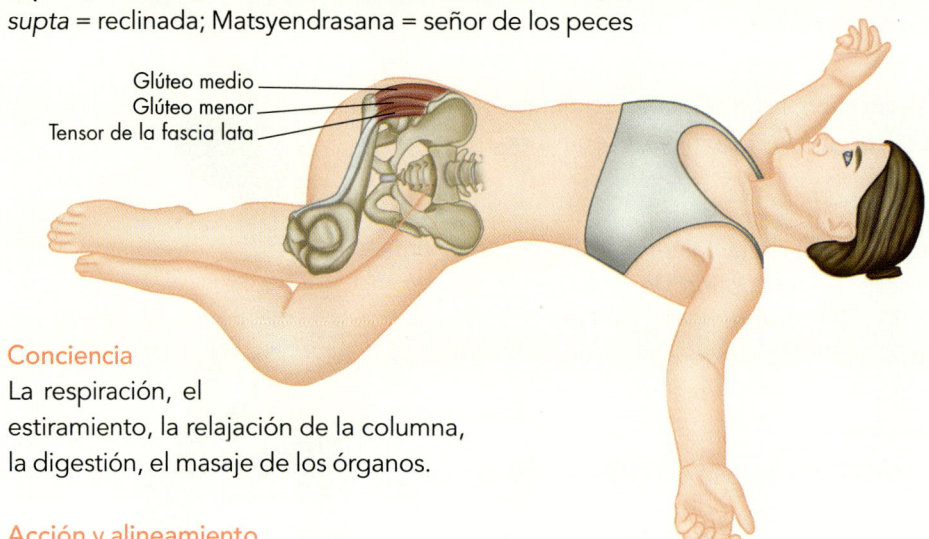

- Glúteo medio
- Glúteo menor
- Tensor de la fascia lata

Conciencia
La respiración, el estiramiento, la relajación de la columna, la digestión, el masaje de los órganos.

Acción y alineamiento
Rotación de la columna, abducción de la articulación de los hombros, flexión y aducción de la cadera, flexión de las rodillas. Los omóplatos permanecen en el suelo, con la columna alargada.

Técnica
Desde una posición supina, abraza ambas rodillas llevándolas al pecho; luego coloca los brazos en cruz. Deja que las piernas descansen en el suelo a un lado. La cabeza puede girar al lado contrario para una mayor rotación del área cervical. Es mejor respirar aquí y descansar. Para llevar las piernas de nuevo hacia arriba, espira para tensar el núcleo abdominal; esto te ayudará. Una variación es extender una pierna hacia arriba y sobre el otro lado para aumentar el estiramiento, o extender la pierna inferior.

Consejos prácticos
Para quienes tengan problemas en la región lumbar o en la cadera, es aconsejable descansar las rodillas a los lados sobre una manta o un bloque para que la zona inferior de la columna no se tuerza tanto. Si sufres un problema de hombros, no extiendas ese brazo hacia fuera. Esta postura es mejor hacerla al principio o al final de la clase, y es un buen estiramiento para la articulación sacroilíaca así como para la banda iliotibial: una combinación del tensor de la fascia lata, el glúteo máximo y una porción de tejido conjuntivo que se extiende más allá de la rodilla y que suele estar tenso.

Contrapostura
Savasana (ver el Apéndice 1).

EL GLÚTEO MAYOR. Extensor principal de la cadera

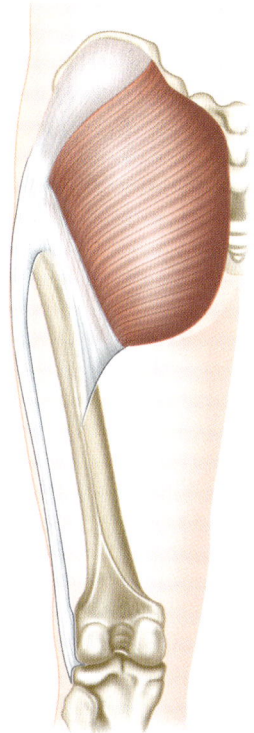

Del griego, *gloutos*, 'nalga', y del latín *maximus*, 'mayor'.
El glúteo mayor es el músculo más fibroso y más pesado del cuerpo.

Origen

La superficie exterior del ilion, tras la línea gluteal posterior y la porción de hueso superior y posterior a esta. La superficie posterior adyacente del sacro y el coxis. El ligamento sacrotuberoso. La aponeurosis del erector de la columna.

Inserción

Fibras profundas de porción distal: tuberosidad gluteal del fémur.
Fibras restantes: tracto iliotibial de la fascia lata.

Acción

FIBRAS SUPERIORES: rotan lateralmente la articulación de la cadera. Pueden ayudar a la abducción de esta articulación.

FIBRAS INFERIORES: extienden y rotan lateralmente la articulación de la cadera (extensión forzada como al correr o levantarse tras estar sentado). Extienden el tronco. Ayudan a la aducción de esta articulación.

A través de su inserción en el tracto iliotibial, ayudan a estabilizar la rodilla en extensión.

Nervio

Nervio gluteal inferior, L5, S1, S2.

Movimiento funcional básico

Ejemplos: subir escaleras. Levantarse tras estar sentado.

Movimientos que pueden dañar este músculo

Realizar en exceso alguna de estas actividades: saltar, correr, senderismo, ciclismo, subir escaleras, acuclillarse.

Asanas en las que se usa intensamente este músculo

FORTALECIMIENTO: *Setu Bandhasana. Virabhadrasanas I, II, III* (pierna atrasada). Flexiones posteriores, como *Bhujangasana, Salabhasana, Ustrasana, Urdhva Dhanurasana* (postura de la rueda completa).

ESTIRAMIENTO: *Balasana* (postura del niño). *Ananda Balasana* (postura del bebé feliz). Torsiones supinas o reclinadas. Flexiones anteriores.

LOS TENDONES DE LA CORVA. Extensor principal de la cadera

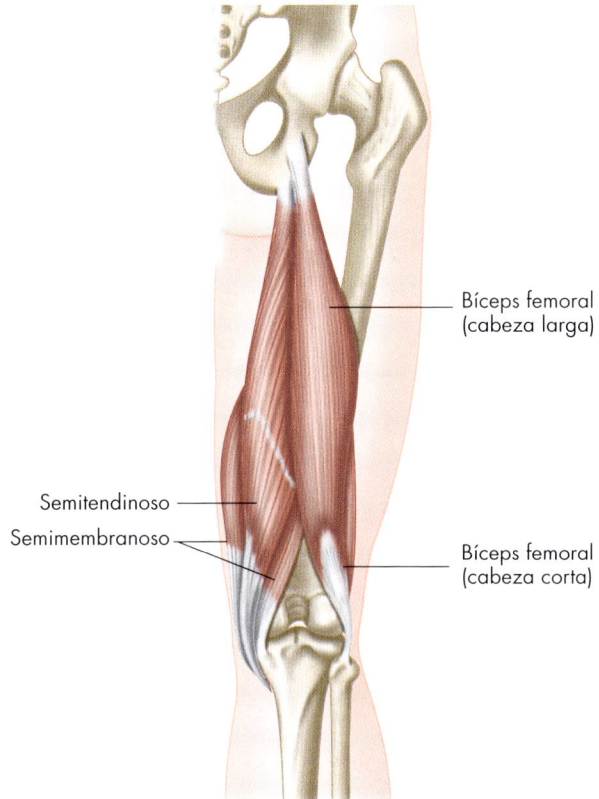

Del latín, *stringere*, 'comprimir'.

Los tendones están formados por tres músculos. Estos son, del medial al lateral, el semimembranoso, el semitendinoso y el bíceps femoral.

Origen

La tuberosidad isquial (isquión). El bíceps femoral se origina también en la parte posterior del fémur.

Inserción

SEMIMEMBRANOSO: la parte posterior del cóndilo medial de la tibia (parte superior interna de la tibia).

SEMITENDINOSO: la superficie medial superior del eje de la tibia.

BÍCEPS FEMORAL: la cabeza (parte superior) del peroné. El cóndilo lateral de la tibia (parte superior externa de la tibia).

Acción

Flexiona la articulación de la rodilla. Extiende la articulación de la cadera. Los músculos semimembranoso y semitendinoso también rotan medialmente (giran hacia dentro) la parte inferior de la pierna cuando la rodilla está flexionada. El bíceps femoral rota lateralmente (gira hacia fuera) la la parte inferior de la pierna cuando la rodilla está flexionada.

Nervio

Ramas del nervio ciático, L4, L5, S1-S3.

Movimiento funcional básico

Al correr, los tendones frenan la pierna al final de su movimiento hacia delante e impiden que el tronco se flexione en la articulación de la cadera.

Problemas habituales cuando los músculos están crónicamente tensos o contraídos.

Dolor en la región lumbar. Dolor de rodilla. Longitud desigual de las piernas. Restricción de la longitud de la zancada al caminar o al correr.

Movimientos que pueden dañar estos músculos

Alargamiento repentino del músculo (por ejemplo, al dar una patada o abrir las piernas en tijera) sin el suficiente calentamiento previo.

Asanas en las que se usan intensamente estos músculos

FORTALECIMIENTO: *Dhanurasana* (postura del arco). Ver también «El glúteo mayor» (página 213).

ESTIRAMIENTO: *Balasana* (postura del niño). Flexiones anteriores con las rodillas rectas, como *Paschimottanasana* y *Adho Mukha Svanasana*. *Halasana* (postura del arado).

Dhanurasana (postura del arco). Nivel I, II

dhanu = 'arco'

Conciencia
La respiración, el estiramiento, la fuerza, la expansión del pecho, la flexibilidad, la estimulación de los órganos.

Acción y alineamiento
Hiperextensión de la columna, aducción de la cintura escapular, hiperextensión de la articulación de los hombros, extensión de las caderas, flexión a extensión de las rodillas, dorsiflexión de los tobillos. El cuerpo está curvado como un «arco», con los hombros y las rodillas alineados entre sí.

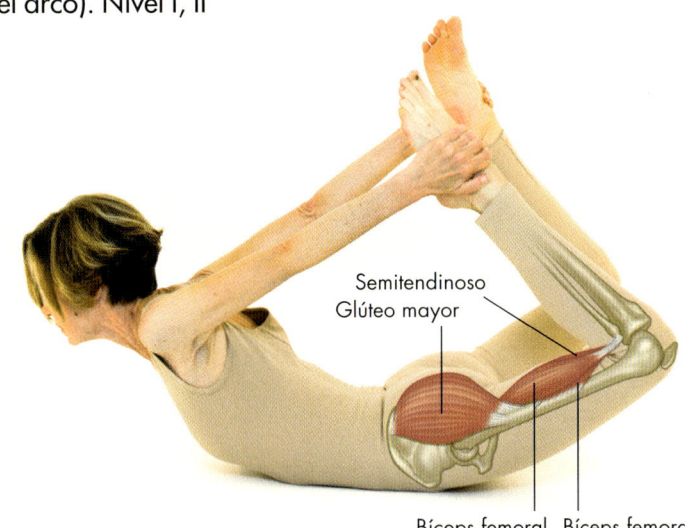

Semitendinoso
Glúteo mayor

Bíceps femoral (cabeza larga)   Bíceps femoral (cabeza corta)

Técnica
Empieza en una posición decúbito prono. Para el nivel I, dobla una rodilla y extiende hacia atrás la mano para llegar al pie del mismo lado. Agarra el tobillo, tira del pie con la mano y levanta el muslo y también el torso. Extiende hacia delante el brazo contrario, y luego repite con el otro lado. Para el nivel II, eleva las dos piernas al mismo tiempo y trata de mantener las rodillas cerca la una de la otra. La mirada hacia delante.

Consejos prácticos
Es mejor hacer un calentamiento con el nivel I antes de avanzar al nivel II. Usa la presión de los pies en las manos para levantar el pecho. Respira profundamente. Esta postura normalmente se hace hacia el final de la clase, cuando es necesario abrir las caderas y calentar la columna. El nivel II es una flexión posterior pronunciada.

Contrapostura
Makarasana (ver el capítulo 6).

Balasana (postura del niño). Nivel I (estiramiento del extensor de la cadera)
bala = 'niño'

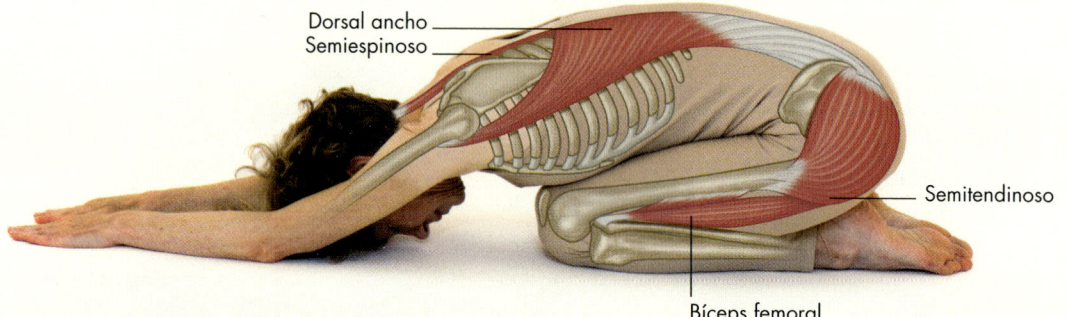

Conciencia
La respiración, el estiramiento, soltarse, la calma, la estimulación de los órganos, la relajación, es reconstituyente.

Acción y alineamiento
Flexión de la columna, rotación ascendente de la cintura escapular (brazos extendidos hacia delante), flexión de la articulación de los hombros, flexión de las caderas y de las rodillas, flexión plantar de los tobillos. El cuerpo permanece en el plano sagital.

Técnica
Desde una posición de rodillas, como *Vajrasana*, pliégate hacia delante sobre los muslos (los pulgares de los pies están juntos, las rodillas separadas ligeramente). Siéntate hacia los talones o sobre ellos. Extiende hacia delante las manos, o colócalas a los costados. Mantén la postura durante uno o más minutos para relajarte profundamente.

Consejos prácticos
Si tienes problemas de cadera, rodilla o tobillo, coloca una manta entre las caderas y los tobillos. También se puede uno recostar sobre un cojín. La cabeza puede reposar sobre las manos o sobre una manta si el cuello pudiese sufrir algún daño. Esta postura favorece enormemente el alargamiento de la columna, y puede hacerse en cualquier momento en que sea necesario un descanso.

Contrapostura
Savasana (ver el Apéndice 1).

LOS ADUCTORES GRANDE, CORTO Y LARGO. Aductor principal de la cadera

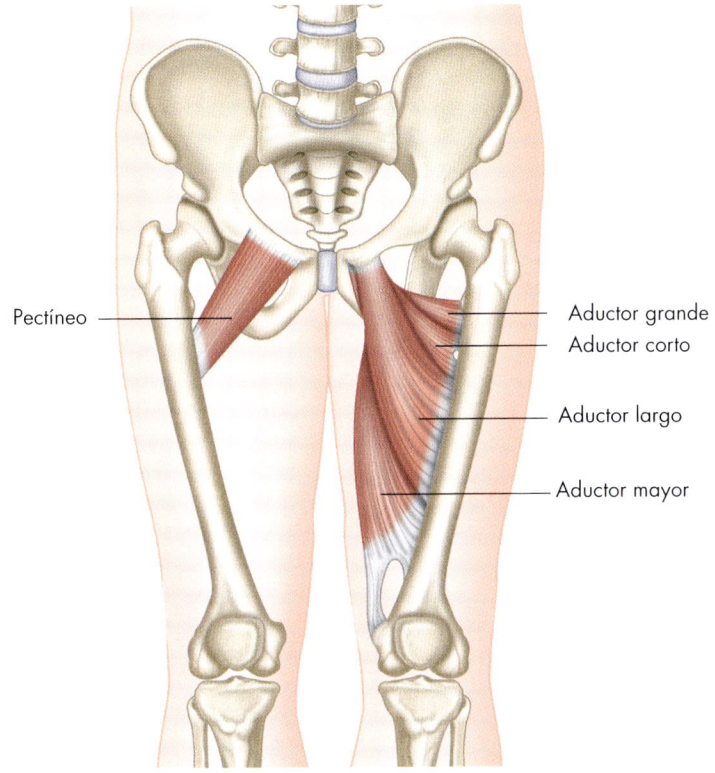

Del latín, *adducere*, 'conducir a'; *magnus*, 'grande'; *brevis*, 'corto', y *longus*, 'largo'.

El aductor grande es el mayor del grupo de músculos aductores, que incluye asimismo el aductor corto y el aductor largo. Este último es el más anterior de los tres. El borde lateral de las fibras superiores del aductor largo forma el borde medial del triángulo femoral (el sartorio forma el límite lateral; el ligamento inguinal forma el límite superior).

Origen

La parte anterior del hueso púbico (rama). El aductor grande también se origina desde la tuberosidad isquiática.

Inserción
Toda la longitud del lado medial del fémur, desde la cadera hasta la rodilla.

Acción
Aduce y rota lateralmente la articulación de la cadera.

Nervio
Grande: nervio obturador, L2-L4. Nervio ciático, L4, L5, S1.
Corto y largo: Nervio obturador, L2, L3, L4.

Movimiento funcional básico
Ejemplo: introducir o sacar de un coche la segunda pierna.

Problemas habituales cuando estos músculos están crónicamente tensos, contraídos o fatigados
Tirón en la ingle.

Movimientos o lesiones que pueden dañar estos músculos
Aperturas laterales de piernas o patadas laterales altas sin el suficiente calentamiento previo.

Asanas en las que se usan intensamente estos músculos
Fortalecimiento: *Parsvottanasana*. Todas las asanas de pie que usan los aductores como estabilizadores.
Estiramiento: *Baddha Konasana. Ananda Balasana* (postura del bebé feliz). *Upavistha Konasana* (sentado a horcajadas con las piernas ampliamente abiertas). *Prasarita Padottanasana*.

EL GRÁCIL. Aductor principal de la cadera

Del latín, *gracilis*, 'esbelto', 'delicado'.

El grácil desciende hasta el lado medial del muslo, anterior al semimembranoso.

Origen

La mitad inferior de la sínfisis púbica y la rama inferior del pubis.

Inserción

Parte superior de la superficie medial del eje de la tibia.

Acción

Aduce la articulación de la tibia. Flexiona la articulación de la rodilla. Rota medialmente la articulación de la rodilla cuando está flexionada.

Nervio

División anterior del nervio obturador, L2-L4.

Movimiento funcional básico

Ejemplo: sentarse con las rodillas apretadas la una con la otra.

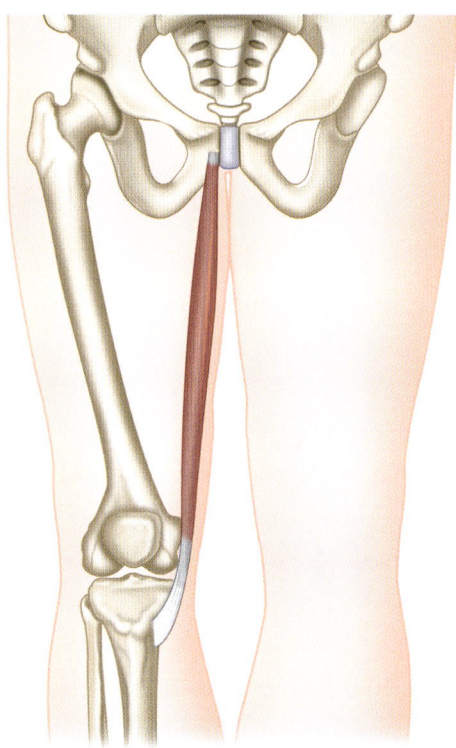

Asanas en las que se usan intensamente estos músculos

FORTALECIMIENTO: *Parsvottanasana*. Todas las asanas de pie que usan aductores como estabilizadores.

ESTIRAMIENTO: *Baddha Konasana. Ananda Balasana* (postura del bebé feliz). *Upavistha Konasana* (sentado a horcajadas con las piernas ampliamente abiertas). *Prasarita Padottanasana.*

EL PECTÍNEO. Aductor principal de la cadera

Del latín, *pecten*, 'peine'; *pectinatus*, 'en forma de peine'.

El pectíneo está insertado entre el psoas mayor y el aductor largo.

Origen

El pecten del pubis, entre la eminencia iliopúbica (iliopectínea) y el tubérculo púbico.

Inserción

La línea pectínea, desde el trocánter menor hasta la línea áspera del fémur.

Acción

Aduce la articulación del hombro. Flexiona la articulación de la cadera.

Nervio

Nervio femoral, L2-L4. En ocasiones recibe una rama adicional del nervio obturador, L3.

Movimiento funcional básico

Ejemplo: caminar en línea recta.

Problemas habituales cuando el músculo está crónicamente tenso, contraído o fatigado

Tirón en la ingle.

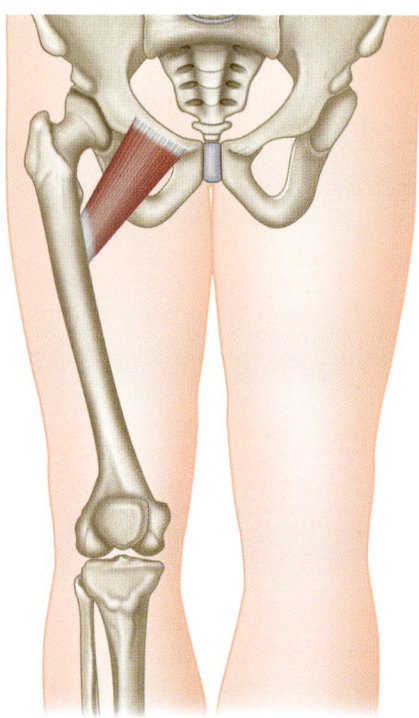

Asanas en las que se usan intensamente estos músculos

FORTALECIMIENTO: *Parsvottanasana* (postura de la pirámide). Todas las asanas de pie en las que se usan los aductores como estabilizadores.

ESTIRAMIENTO: *Baddha Konasana* (postura del zapatero). *Supta Konasana* (postura reclinada a horcajadas) a *Ananda Balasana* (postura del bebé feliz). *Upavistha Konasana* (sentado con las piernas ampliamente abiertas). *Prasarita Padottanasana*.

Parsvottanasana (postura de la pirámide). Nivel I, II

parsva = 'lado'; *ut* = 'intenso'; *tan* = 'estirar', 'extender'

Conciencia

La respiración, la fuerza, el estiramiento, la activación del núcleo abdominal, el equilibrio, la concentración, la estimulación, es energizante.

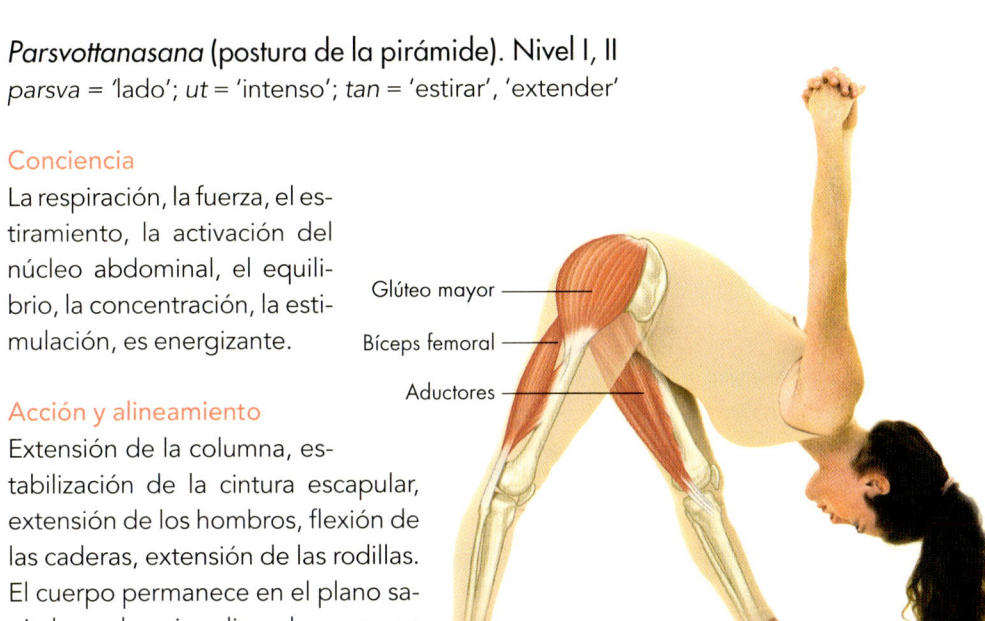

Glúteo mayor
Bíceps femoral
Aductores

Acción y alineamiento

Extensión de la columna, estabilización de la cintura escapular, extensión de los hombros, flexión de las caderas, extensión de las rodillas. El cuerpo permanece en el plano sagital, con los pies alineados uno con el otro si es posible.

Técnica

Desde *Tadasana*, da un paso atrás con un pie. Colócalo mirando hacia delante con el talón abajo. Extiende los brazos y tómate las manos tras la espalda. Pliega el torso hacia delante sobre el muslo adelantado, de manera que permanezca alineado con él. Detente cuando el torso esté extendido y paralelo al suelo; haz una respiración completa. Sigue plegándote hacia el muslo adelantado mientras los brazos están levantados hacia arriba por detrás. Los aductores de la cadera están funcionando para mantener las piernas en una posición paralela, en ángulo con el cuerpo.

Consejos prácticos

Intenta tocar el suelo o unos apoyos a ambos lados del pie adelantado para sostenerte. Empuja hacia atrás la cadera frontal y hacia delante la cadera posterior para cuadrar las caderas. Mantén las rodillas extendidas, pero no bloqueadas. Este es un estiramiento intenso para la parte posterior de las piernas y la columna. Tensa el núcleo abdominal y levanta el suelo pélvico para apoyar y equilibrar esta postura. Hazla una vez que el cuerpo se haya calentado bien.

Contrapostura

Tadasana con los brazos levantados y una flexión posterior ligera (postura de la luna creciente).

Baddha Konasana (postura del zapatero). Nivel I (estiramiento del aductor de la cadera)
baddha = 'ayuda'; *kona* = 'ángulo'

Conciencia
La respiración, el estiramiento, la estimulación, la circulación, la calma, el apoyo de los chakras inferiores.

Acción y alineamiento
Extensión de la columna, estabilización de los hombros, flexión y rotación exterior de las caderas, flexión de las rodillas, dorsiflexión de los tobillos. La línea media de la oreja y la cadera están alineadas.

Aductores

Técnica
En una posición sentada, flexiona las rodillas y junta las plantas de los pies. Extiende la columna, sentado sobre la parte superior de los isquiones. Sujeta los tobillos o los dedos de los pies con las manos. Empieza a plegarte hacia delante desde las caderas, manteniendo la columna recta, para estirar más. Una vez que lo hayas conseguido, puedes curvarte sobre las piernas.

Consejos prácticos
Es más importante que mantengas la columna recta al principio, para poder empujar los pies más hacia delante, o puedes sentarte sobre una manta o un bloque, o contra la pared. Esta es una buena postura para el principio de la clase, y puede usarse en la meditación o en los *pranayamas*.

Contrapostura
Bharadvajasana (ver el capítulo 4).

Supta Konasana (postura reclinada a horcajadas) a
Ananda Balasana (postura del bebé feliz). Nivel I

supta = 'reclinado'; *kona* = ángulo'; *ananda* = 'dicha'; *bala* = 'niño'

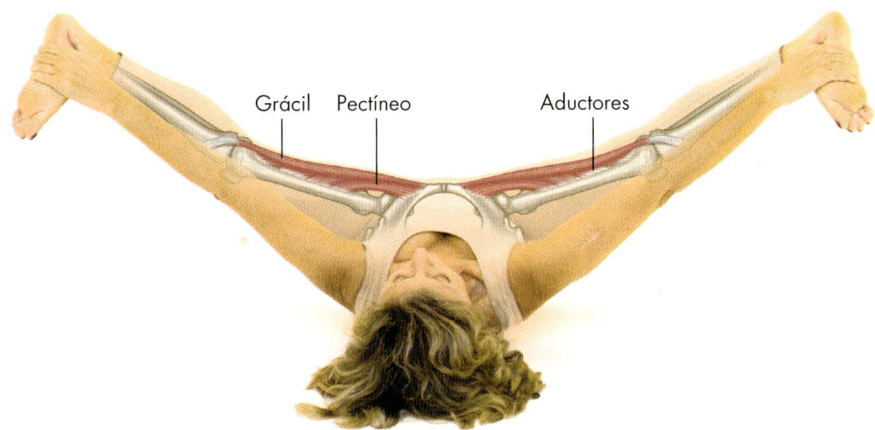

Conciencia
La respiración, el estiramiento, la estimulación, la circulación, el alivio del estrés, la apertura.

Acción y alineamiento
Extensión de la columna, de flexión a rotación externa y a abducción de las caderas, flexión y extensión de las rodillas, dorsiflexión de los tobillos. El suelo mantiene el alineamiento de la columna.

Técnica
En una posición supina, abraza las rodillas contra el pecho, y luego lleva las piernas a la posición de *Baddha Konasana*, sujetando los dedos de los pies o los tobillos. Endereza las rodillas y extiende las piernas abiertas hacia fuera a la posición.

Consejos prácticos
Coloca las manos en la cara interna o externa de los muslos como apoyo cuando extiendas las piernas. Respira profundamente y disfruta. Postura indicada para la apertura de caderas, y puede hacerse hacia el final de la clase, como con la postura del bebé feliz (una posición reclinada en la que las rodillas están dobladas hacia las costillas y se sujetan los pies mientras se flexionan y separan los muslos).

Contrapostura
El bebé feliz, luego *Savasana* (ver el Apéndice 1).

EL PIRIFORME. Rotador externo profundo de la cadera

Del latín, *pirum*, 'pera'; y *forma*, 'forma'.

El piriforme, el mayor de los seis rotadores externos profundos de la cadera, deja la pelvis y pasa por el foramen ciático mayor, posterior al nervio ciático; así es el responsable del pinzamiento de este nervio (ciática).

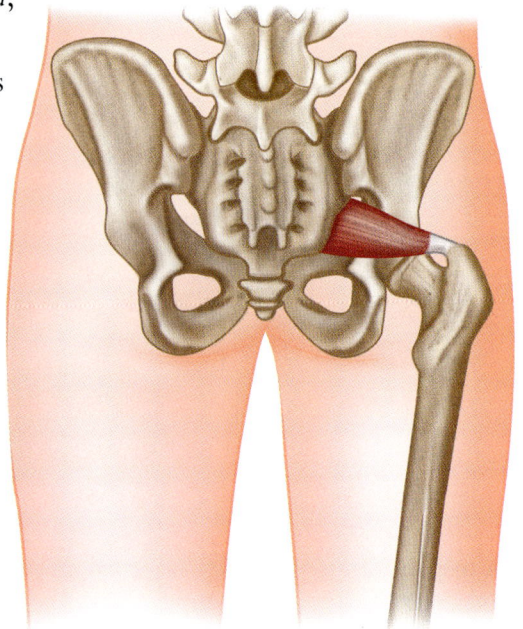

Origen

La superficie interna del sacro.
El ligamento sacrotuberoso.

Inserción

El borde superior del trocánter mayor del fémur.

Acción

Rota lateralmente la articulación de la cadera. Abduce el muslo cuando la cadera está flexionada. Ayuda a mantener la cabeza del fémur en el acetábulo.

Nervio

Ramas ventrales del nervio lumbar, L5, y los nervios sacros, S1, S2.

Movimiento funcional básico

Ejemplo: sacar del coche la primera pierna. En el yoga, la rotación externa de la cadera en las posturas sentadas de meditación.

Ver la lista de asanas en la página 228.

LOS OBTURADORES, LOS GEMELOS Y EL CUADRADO FEMORAL.
Rotadores externos profundos de la cadera

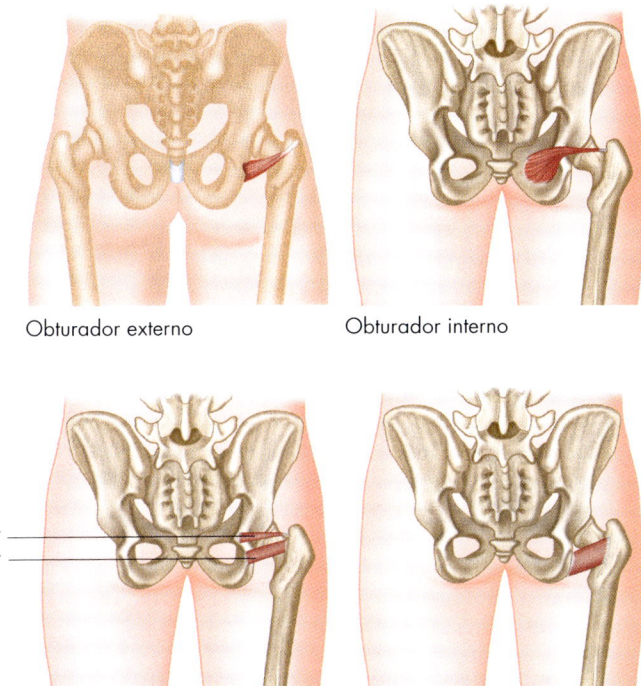

Obturador externo   Obturador interno

Gemelo superior
Gemelo inferior

Gemelos   Cuadrado femoral

Del latín, *obturare*, 'obstruir'; *gemellus*, 'gemelo o doble'; *quadratus*, 'cuadrado', y *femoris*, 'del muslo'.

Origen

OBTURADOR EXTERNO: entre el margen del foramen y la inserción de la membrana obturadora.

OBTURADOR INTERNO: superficie interior del isquión, el pubis y el ilion.

GEMELO SUPERIOR: la columna isquial (área posterior inferior de la pelvis).

GEMELO INFERIOR: justo bajo el origen del gemelo superior.

CUADRADO FEMORAL: borde lateral de la tuberosidad isquial (isquión).

Inserción

Trocánter mayor (parte superior) del fémur (excepto el cuadrado femoral).

Acción

Rota lateralmente la articulación de la cadera. Ayuda a mantener la cabeza del fémur en su cavidad.

Nervio

OBTURADOR INTERNO Y GEMELO SUPERIOR: nervio al obturador interno, L5, S1, S2.

GEMELO INFERIOR Y CUADRADO FEMORAL: nervio al cuadrado del fémur, L4, L5, S1, S2.

Movimiento funcional básico

Ejemplo: sacar de un coche la primera pierna.

Problemas habituales cuando los músculos están crónicamente tensos o contraídos

Estar de pie con los pies girados hacia fuera.
El piriforme puede pinzar el nervio ciático.

Movimientos que pueden dañar estos músculos

Un calentamiento insuficiente antes de dar patadas laterales, o brazadas de pecho o de bailar *ballet*.

Asanas en las que se usan intensamente estos músculos

FORTALECIMIENTO: *Ardha Chandrasana* (postura de la media luna), la pierna superior. *Utkata Konasana* (postura de la diosa). *Padmasana. Baddha Konasana. Vrksasana* (la pierna flexionada). *Janu Sirsasana* (la pierna flexionada).

ESTIRAMIENTO: *Eka Pada Rajakapotasana* (postura de la paloma), variación. *Gomukhasana* (las piernas). *Ardha Matsyendrasana* (torsión sentada, la pierna flexionda). Estiramiento cruzado de pierna.

NOTA: las posiciones de rotación interior de cadera son las que más estirarán estos músculos, pero la posición de la pierna adelantada más cercana a la aducción de la cadera (a través de la línea media) en la postura de la paloma puede ayudar a alargar el piriforme, lo cual puede aliviar la presión sobre el nervio ciático.

Los músculos secundarios que rotan externamente la cadera son el sartorio, el glúteo mayor, el bíceps femoral y el grupo aductor.

Ardha Chandrasana (postura de la media luna). Nivel I, II
ardha = 'medio'; *chandra* = 'luna brillante'

Conciencia
La respiración, la fuerza, el estiramiento, el equilibrio, la apertura, la coordinación, el *drishti*.

Acción y alineamiento
Extensión de la columna, estabilización de la cintura escapular, abducción de la articulación de los hombros, flexión y rotación exterior de las caderas, extensión de las rodillas, dorsiflexión de los tobillos. El cuerpo permanece en un plano horizontal, con los hombros alineados el uno con el otro.

Piriforme

Sartorio

Técnica
Desde *Trikonasana*, dobla la rodilla adelantada, y luego extiéndela mientras la pierna trasera se eleva a una posición alta con rotación hacia fuera. El brazo del lado de la pierna apoyada se extiende hasta el suelo o hasta un bloque, mientras que el alto se levanta hacia el cielo.

Consejos prácticos
Esta postura es mejor hacerla contra una pared, ya que el practicante al tener un soporte plano tras él, puede permanecer en un plano neutral. En el nivel II no se emplea ningún soporte. La postura puede hacerse en la segunda mitad de la clase, cuando los calentamientos para las caderas ya se han llevado a cabo.

Contrapostura
Tadasana, luego haz *Ardha Chandrasana* con el otro lado.

Eka Pada Rajakapotasana (postura de la paloma). Nivel I, II, III

eka = 'uno'; *pada* = 'pie', 'pierna'; *raja* = 'rey'; *kapota* = 'paloma/tórtola'

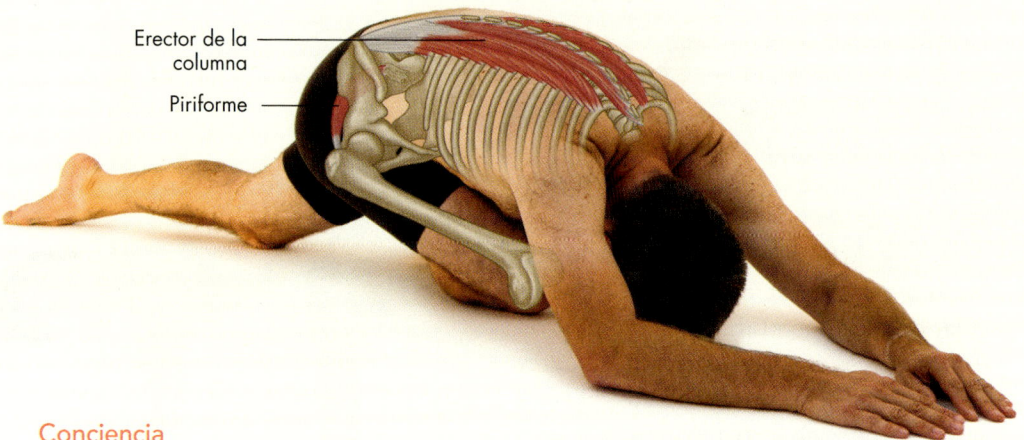

- Erector de la columna
- Piriforme

Conciencia

La respiración; el estiramiento; el equilibrio; la apertura de los hombros, el pecho y las caderas; la flexión posterior (en la postura erguida); la estimulación de los órganos.

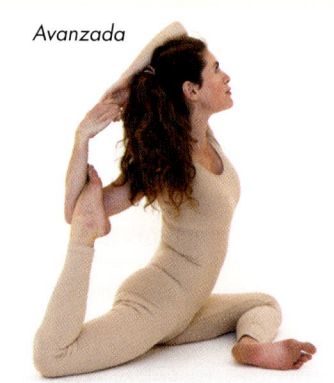

Avanzada

Acción y alineamiento

Extensión de columna hasta hiperextensión (erguida), estabilización de la cintura escapular y el núcleo abdominal, flexión de la articulación de los hombros (hiperextensión si se hace la versión avanzada), flexión y rotación de la cadera (pierna avanzada), extensión de la cadera (pierna atrasada), flexión y extensión de las rodillas. La línea media de la oreja está alineada con la cadera, tanto en la postura erguida como reclinada.

Técnica

Desde la postura de la mesa, el perro boca abajo o la plancha, desliza una rodilla hacia delante entre las manos mientras la pierna atrasada se estira por detrás. El peso del cuerpo descansará sobre las caderas, lo que intensifica el estiramiento. Eleva el suelo pélvico y el núcleo abdominal para ayudar a reducir la presión, o usa un apoyo. Desde esta posición erguida, extiende los brazos hacia delante sobre el suelo hasta una posición reclinada (ver la imagen).

Esta postura produce normalmente estiramiento del piriforme en la pierna adelantada, pero depende de la posición. Hay más estiramiento si la rodilla adelantada cruza la línea media hacia el lado opuesto. Otro estiramiento es *Adho Mukha Virasana* (postura del héroe mirando hacia abajo), sentado con las piernas rotadas internamente (las rodillas dobladas) y luego plegándose hacia delante (la versión frontal de la página 232). Si las rodillas no pueden flexionarse en este ángulo, enderézalas, pero sigue rotando los muslos hacia dentro al flexionar las caderas.

Consejos prácticos

Esta es una postura difícil cuando las caderas están tensas, un problema que afecta a mucha gente. Usa una manta o un bloque como apoyo bajo la cadera adelantada si es necesario. Elevar las caderas del suelo en cualquier medida hará más cómoda la postura, siempre que los brazos sirvan de apoyo.

Presta atención a las rodillas: la adelantada estará en una posición profundamente flexionada y la atrasada quizá necesite un apoyo blando. Se muestra también la versión avanzada, por si la prefieres. La postura de la paloma es mejor hacerla a partir de la mitad de la clase, cuando las caderas ya se han calentado.

Contrapostura

Makarasana (ver el capítulo 6).

Supta Virasana (postura del héroe reclinado). Nivel II (rotación interna de caderas)

supta = 'reclinado'; *vira* = 'héroe'

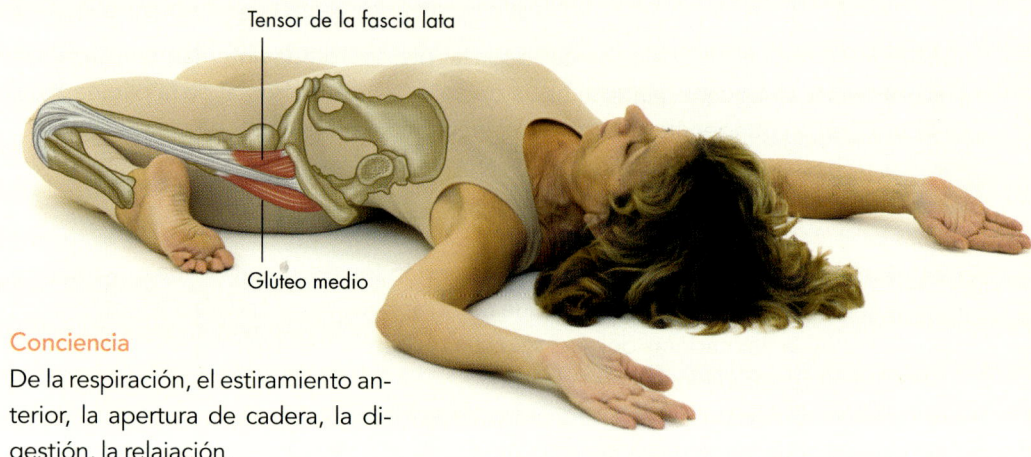

Conciencia
De la respiración, el estiramiento anterior, la apertura de cadera, la digestión, la relajación.

Acción y alineamiento
Extensión de la columna a hiperextensión, estabilización de los hombros, extensión y rotación interna de las caderas, flexión de las rodillas, flexión plantar de los tobillos. El cuerpo permanece en línea recta reclinada.

Técnica
Desde *Virasana* (parecido a *Vajrasana*, capítulo 2, con la parte inferior de las piernas pegada al lado externo de los muslos), empieza a recostarte hacia atrás sobre los antebrazos. Si estás cómodo, reclínate del todo. Los abdominales, los flexores de cadera, los cuádriceps y los tobillos se estirarán inmensamente. Tensa los abdominales para aliviar la presión sobre la región lumbar.

Consejos prácticos
Como la fuerza de torsión en las rodillas es elevada, esta postura no es recomendable si tienes problemas de rodillas. Si no puedes sentarte recto con los pies pegados a las caderas y los isquiones sobre el suelo, no te reclines. Para practicar prueba una media *Supta Virasana*, o una pierna detrás de otra. Haz esto hacia el final de la clase.

Contrapostura
Baddha Konasana (ver «El pectíneo», en la página 222).

Los rotadores internos de la cadera
Los músculos principales son el glúteo medio (fibras anteriores), el glúteo menor, el tensor de la fascia lata, el semitendinoso, el semimembranoso, el pectíneo y el grácil. Estos músculos tienen otras acciones primordiales en la articulación de la cadera y se han comentado antes en este capítulo.

Asanas en las que se usan intensamente estos músculos en la rotación hacia dentro (medial)
Fortalecimiento: *Supta Virasana* (postura del héroe reclinado). *Prasarita Padottanasana*.
Estiramiento: *Utkata Konasana* (postura de la diosa). *Padmasana*. *Baddha Konasana*.

Utkata Konasana (postura de la diosa o postura del ángulo fiero). Nivel I

utkata = 'fiero',' poderoso'; *kona* = 'ángulo'

Conciencia

La respiración, la fuerza, el estiramiento, el poder, la activación del núcleo abdominal, la apertura de pecho y cadera, el equilibrio, la concentración, la estimulación del sistema circulatorio y la respiración.

Acción y alineamiento

Extensión de la columna, estabilización de la cintura escapular, abducción de la articulación de los hombros, flexión y rotación externa de la cadera, flexión de la rodilla. El cuerpo está alineado desde la línea media del oído hasta la cadera, con las rodillas sobre los dedos de los pies.

Bíceps femoral (cabeza corta)
Semitendinoso
Grácil
Semimembranoso

Técnica

Desde *Tadasana* de cara a lo largo de la esterilla, permanece de pie con las piernas separadas noventa centímetros entre sí. Gíralas hacia fuera 45 grados y flexiona las rodillas hacia fuera sobre los dedos de los pies. Tensa el suelo pélvico y los abdominales y deja caer la rabadilla. Aquí puedes añadir también el trabajo de *bandha*. La posición de los brazos puede variar –la postura del cactus (en la imagen) y la de oración son habituales–. Para aumentar la dificultad, eleva los brazos mientras presionas hacia abajo los hombros. Esta postura es un buen trabajo de fortalecimiento para los flexores de la cadera y los rotadores externos y de estiramiento para los extensores y los rotadores internos de cadera, así como de estabilización para los aductores y abductores: ¡es una asana estupenda para las caderas!

Consejos prácticos

Esta es una postura en cuclillas y por tanto de trabajo intenso para las extremidades inferiores. Cuanto más tiempo mantienes esta postura, mayor nivel alcanzas. Inténtalo durante uno o dos minutos, sin perder el alineamiento ni la respiración. Se dice que es excelente para las embarazadas; prueba a hacerla contra una pared para apoyarte. Ponte en contacto con la diosa interior, ya seas hombre o mujer. La postura puede hacerse en cualquier momento durante la clase cuando sean necesarias fuerza y estabilidad.

Contrapostura

Tadasana (ver el capítulo 3).

Virabhadrasana III (postura del guerrero III). Nivel II (síntesis)
Virabhadra = guerrero o ser superior de la mitología india

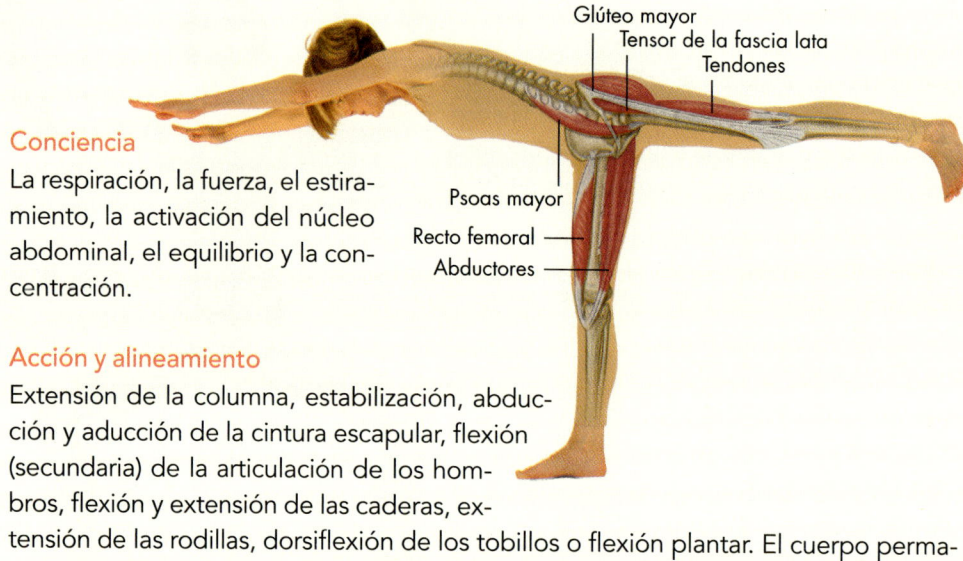

Conciencia
La respiración, la fuerza, el estiramiento, la activación del núcleo abdominal, el equilibrio y la concentración.

Acción y alineamiento
Extensión de la columna, estabilización, abducción y aducción de la cintura escapular, flexión (secundaria) de la articulación de los hombros, flexión y extensión de las caderas, extensión de las rodillas, dorsiflexión de los tobillos o flexión plantar. El cuerpo permanece en una línea recta horizontal en equilibrio sobre una pierna.

Técnica
Desde T*adasana a Virabhadrasana I,* inclina la parte superior del cuerpo hacia delante en una línea diagonal con la pierna atrasada. Extendiéndote hacia delante o sobre unos bloques, empieza a enderezar la rodilla delantera mientras la pierna trasera se levanta del suelo. Adopta una línea horizontal desde la parte posterior de la cabeza, a través de los brazos hasta la pierna atrasada, paralela al suelo. Pueden usarse diversas posiciones de brazos: estirados hacia delante, hacia atrás, o en la posición de oración son algunas variaciones.

Consejos prácticos
Si usas bloques, colócalos en la parte exterior de cada pie antes de iniciar la postura. Cuando estés realizando la asana, asegúrate de que la pierna atrasada esté en posición neutral con respecto a la cadera, con la rodilla y el pie mirando hacia abajo. Mantén la postura durante al menos tres respiraciones completas. *Virabhadrasana III* puede hacerse durante la clase una vez que el núcleo abdominal se haya calentado. Recuerda, el núcleo abdominal es la clave de todos los equilibrios de pie sobre una pierna.

Contrapostura
Tadasana (ver el capítulo 3).

LOS MÚSCULOS DE LA RODILLA

La rodilla es un mecanismo con un diseño altamente especializado. Se supone que es la mayor articulación del cuerpo, con los dos huesos largos (fémur y tibia) actuando como palanca. En el punto en el que coinciden se produce un buen movimiento sagital, pero escaso movimiento lateral. Este hecho, unido a la localización de la rodilla entre la cadera y el pie, la hace vulnerable a las lesiones. El yoga, con una atención adecuada al alineamiento postural, puede mantener las rodillas sanas y fuertes.

ESTRUCTURA

El fémur (hueso del muslo) es el hueso más pesado del cuerpo. Se articula con la superficie cóncava de la tibia para crear la composición principal de la rodilla. Añade la rótula (rodillera) como protección y el hueso peroné como punto de amarre para los tendones y ligamentos, y la estructura se vuelve más eficaz.

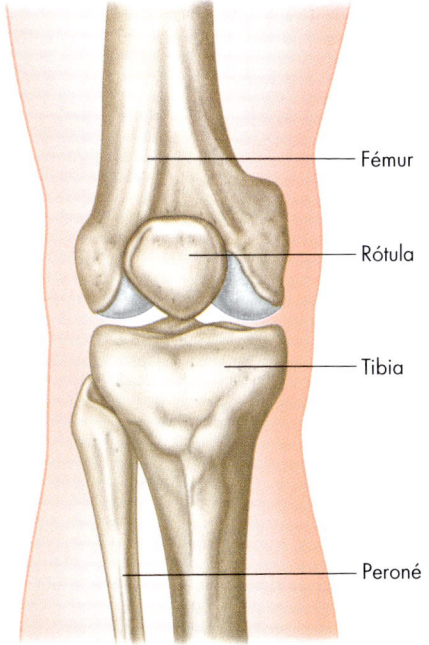

Huesos de la rodilla, pierna derecha, vista anterior.

El tejido conjuntivo

Debido a la exposición de la rodilla, sus ligamentos y tendones deben estar en buenas condiciones de funcionamiento para mantener la integridad de la estructura. En cada lado de la rodilla hay un ligamento colateral: el ligamento colateral tibial (medial) en el interior y el ligamento colateral del peroné (lateral) en el exterior. Los ligamentos cruciformes anterior y posterior se cruzan dentro de la articulación de la rodilla. El cartílago (el menisco medial y lateral) está situado entre los dos huesos principales, con el cartílago hialino tras la rótula para amortiguación. El ligamento rotular mantiene la rótula en su lugar uniéndose con el tendón del cuádriceps para adherirse al frente de la tibia. Alrededor del área de la articulación hay bolsas para reducir la fricción.

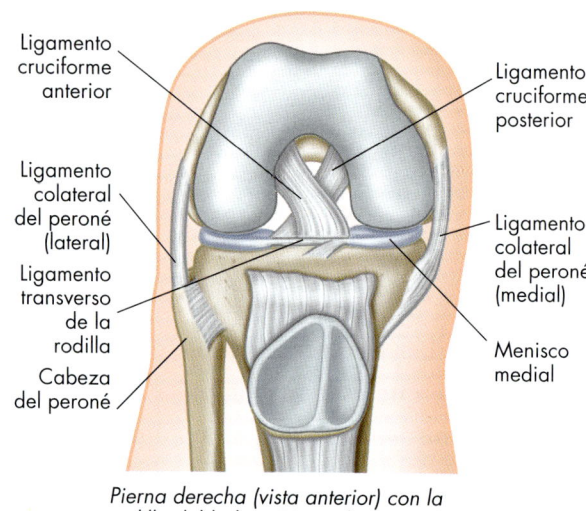

Pierna derecha (vista anterior) con la rodilla doblada a 90 grados.

Acciones

Las principales acciones de la rodilla son la flexión (doblarla) y la extensión (enderezarla). Poco conocida pero de gran importancia es su acción secundaria en el plano horizontal, la rotación interna y externa. Esto solo puede producirse cuando la rodilla está doblada (flexionada) y la acción ayuda a la tracción tibial correcta.

Músculos

Los músculos cuádriceps, en el área frontal de la parte superior de la pierna, son los extensores principales, y están activos en muchos movimientos (como caminar, correr, saltar y dar patadas), entre ellos cualquiera que enderece la rodilla. Estos músculos forman el mayor y más poderoso grupo muscular del cuerpo humano. Son más fuertes que sus antagonistas, los tendones. Es deseable tener los cuádriceps al menos un 25% más fuertes que los tendones con objeto de equilibrar los mecanismos de la articulación de la rodilla.

Los tendones, en el área posterior de la parte superior de la pierna, son los flexores principales, con otros músculos biarticulados desde la cadera compartiendo la carga (como el sartorio y el grácil; ver el capítulo 8). El poplíteo corto es también posterior y muy valioso para controlar la hiperextensión de la rodilla.

LOS FLEXORES DE LA RODILLA

Músculos primarios: bíceps femoral, semitendinoso, semimembranoso (ver «Los tendones de la corva», capítulo 8).

Músculos secundarios: sartorio, grácil (ver el capítulo 8); gastrocnemio (ver el capítulo 10).

LOS ROTADORES EXTERNOS DE LA RODILLA (RODILLA FLEXIONADA)

Bíceps femoral (ver «Los tendones de la corva», capítulo 8), vasto lateral (ver «Los cuádriceps»). Para las asanas, ver *Supta Virasana* (ver «Los rotadores internos de la cadera», capítulo 8). Los muslos rotarán hacia dentro, pero las rodillas en realidad rotan externamente.

LOS ROTADORES INTERNOS DE LA RODILLA (RODILLA FLEXIONADA)

Semitendinoso, semimembranoso, sartorio, grácil, vasto medial (ver capítulo 8, así «Los cuádriceps»).

Realmente no hay una asana que sea ideal para la rotación interna de la rodilla. Ver *Prasarita Padottanasana* (estiramiento anterior intenso con piernas extendidas, capítulo 4). Si las rodillas están flexionadas, la parte inferior de las piernas puede rotar hacia dentro. Los músculos (enumerados anteriormente) que llevan a cabo esta acción pueden emplearse de otras maneras ya que la mayoría son biarticulados o pueden también realizar la flexión o la extensión de la rodilla.

LOS CUÁDRICEPS (EXTENSORES DE LA RODILLA)

Del latín, *quadriceps*, 'de cuatro cabezas'.

Los cuatro músculos cuádriceps son el recto femoral (ver el capítulo 8), el vasto lateral, el vasto medial y el vasto intermedio. Todos estos músculos cruzan la articulación de la rodilla, pero el recto femoral es el único que tiene dos cabezas de origen y que además cruza la articulación de la cadera (en la que causa flexión). Los cuádriceps enderezan la rodilla al levantarse tras estar sentado, al caminar y al escalar. Como grupo, los músculos vastos ayudan, mediante contracción excéntrica, a controlar el movimiento de sentarse.

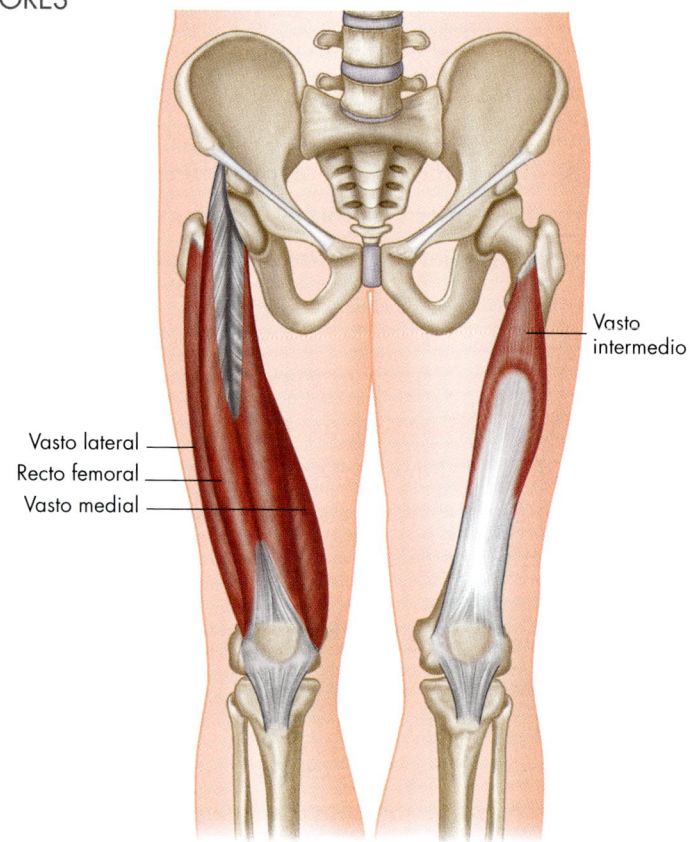

Origen

Recto femoral: desde parte del ilion (región ilíaca inferior anterior de la columna). Su área está encima de la cavidad de la cadera.
Vastos: la mitad superior del eje del fémur.

Inserción

La rótula; luego a través del ligamento rotular en la parte anterior superior de la tibia (tuberosidad tibial).

Acción

Recto femoral: extiende la articulación de la rodilla y flexiona la articulación de la cadera (especialmente en combinación, como al patear un balón).

VASTOS: extienden la articulación de la rodilla.

NOTA: a la porción del músculo vasto medial que está justo encima de la rodilla se la denomina a veces vasto medial oblicuo, que se activa en toda su extensión.

Nervio

Nervio femoral, L2-L4.

Movimiento funcional básico

Ejemplo: subir escaleras. Montar en bicicleta.

Movimientos que pueden dañar estos músculos

Correr, saltar, hacer sentadillas aguantando mucho peso.

Problemas habituales cuando estos músculos están crónicamente tensos o contraídos

Dolor o inestabilidad de rodillas, especialmente si están tensas y débiles.

Asanas en las que se usan intensamente estos músculos

FORTALECIMIENTO: todos los equilibrios sobre una pierna. *Utkatasana* (postura de la silla) para el recto femoral en la flexión de cadera; todos los cuádriceps se fortalecen al volver a la postura original. *Uttanasana. Adho Mukha Svanasana, Urdhva Mukha Svanasana. Virabhadrasana I, II, III* (pierna atrasada). *Trikonasana. Natarajasana* (pierna apoyada). *Vrksasana* (pierna apoyada).

ESTIRAMIENTO: *Janu Sirsasana* (pierna doblada). *Ustrasana. Supta Virasana. Natarajasana* (pierna no apoyada). *Vrksasana* (pierna no apoyada). A *Natarajasana* se la considera un estiramiento para la pierna atrasada porque ambos extremos del músculo (tendones) se alargan al extender la cadera y flexionar la rodilla. Aquí tenemos un buen ejemplo de contracción isométrica también como movimiento fortalecedor: mientras el pie presiona contra la mano, la cinta o la pared, el músculo está operando contra una fuerza inmóvil. La pierna atrasada hace lo mismo: contraerse isométricamente.

Natarajasana (postura del señor de la danza). Nivel I
nata = 'bailarín'; *raja* = 'rey'

Conciencia
Respiración, la fuerza, el estiramiento anterior, la apertura de la cadera y el pecho, equilibrio, la concentración.

Acción y alineamiento
De extensión a hiperextensión de la columna, estiramiento hacia delante de la cintura escapular (brazo atrasado), hiperextensión de la articulación de los hombros (brazo atrasado), flexión y extensión de caderas y de rodillas, dorsiflexión de los tobillos. El cuerpo permanece recto, con la pelvis centrada.

Cuádriceps
- Recto femoral
- Vasto lateral

Técnica
Desde *Tadasana*, desplaza el peso a una pierna. Flexiona la otra rodilla y lleva la mano hacia atrás al tobillo. Empujando ese pie contra la mano, empieza a levantar la pierna libre mientras la pelvis se inclina ligeramente. Equilibra la postura extendiendo la mano libre hacia delante. Aquí es muy importante elevar el núcleo abdominal, ya que el abdomen tiende a colgar. La mirada y el pecho, hacia delante.

Consejos prácticos
Utiliza una pared para apoyarte con la mano libre. También se puede colocar una cinta alrededor del pie y sostenerla con ambas manos; los brazos y la cinta se alzan por detrás de la cabeza. Esta postura puede hacerse en cualquier momento una vez que se hayan calentado las caderas y la región lumbar.

Contrapostura
Cambia de lado y repite, luego haz *Adho Mukha Svanasana*.

Vrksasana (postura del árbol). Nivel I
vrksa = 'árbol'

Conciencia
La respiración, la fuerza, el estiramiento, la apertura de cadera, el núcleo abdominal, el equilibrio, la energía, la concentración.

Acción y alineamiento
Extensión de la columna, estabilización de los hombros, flexión y rotación externa de la cadera (pierna libre), flexión y extensión de las rodillas. El cuerpo está en alineación vertical total, con los hombros y la pelvis nivelados.

Técnica
Desde *Tadasana*, carga el peso de manera uniforme sobre un pie sin mover las caderas (para conseguirlo, usa el núcleo abdominal). Levanta la otra pierna, usando la mano para ayudar a colocar la planta del pie por encima o por debajo de la rodilla. Abre la cadera de la pierna superior a una posición de rotación externa, sin girar ni elevar la pelvis. Deja caer la rabadilla, eleva el suelo pélvico y coloca las manos en la posición de oración. La mirada, hacia delante o hacia arriba.

Consejos prácticos
Equilibra la pierna apoyando el pie en ella. Imagina que la pierna apoyada está enraizada en el suelo. Si logras mantener el equilibrio, levanta los brazos hacia el cielo, presionando los hombros hacia abajo alejándolos de las orejas. Usa el apoyo de una pared o una silla, si es necesario. Esta postura puede hacerse en cualquier momento una vez que se han calentado las caderas.

Contrapostura
Tadasana; luego cambia de lado.

EL POPLÍTEO

Del latín, *poples*, 'el jamón'.

Un pequeño músculo diagonal tras la rodilla que es principalmente un estabilizador. El tendón del origen del poplíteo se encuentra dentro de la cápsula de la articulación de la rodilla.

Origen

Superficie lateral del cóndilo lateral del fémur. Ligamento poplíteo oblicuo de la articulación de la rodilla.

Inserción

La parte superior de la superficie posterior de la tibia, superior a la línea del sóleo.

Acción

Rota lateralmente el fémur sobre la tibia cuando el pie esté fijado sobre el suelo. Rota medialmente la tibia sobre el fémur cuando la pierna no esté soportando el peso. Ayuda a la flexión de la articulación de la rodilla (el poplíteo «desbloquea» la articulación de la rodilla extendida para iniciar la flexión de la pierna). Ayuda a reforzar los ligamentos posteriores de la articulación de la rodilla.

Nervio

Nervio tibial, L4, L5, S1.

Movimiento básico funcional

Ejemplo: caminar.

Movimientos que pueden dañar este músculo

La hiperextensión de la rodilla. Saltar y aterrizar. Las sentadillas aguantando mucho peso.

Problemas habituales cuando este músculo está crónicamente tenso o contraído
Dolor o inestabilidad de rodilla, especialmente si está débil.

Asanas que usan intensamente este músculo

FORTALECIMIENTO: *Utkatasana. Virabhadrasana I, II* (pierna adelantada). *Alanasana* (pierna adelantada).

ESTIRAMIENTO: *Janu Sirsasana* (pierna recta). *Adho Mukha Svanasana. Paschimottanasana. Utkatasana* (postura de la silla); se usa para probar los tendones de las corvas de diversas formas. Como flexores de la rodilla, estos músculos se contraen isométricamente para mantener ambas rodillas en flexión, aunque al volver arriba desde esta posición el cuádriceps se contraerá concéntricamente para enderezar las rodillas contra la gravedad y el peso corporal —las principales fuerzas de resistencia—. Los tendones se contraerán concéntricamente mientras vuelven a levantarse tras estar sentado, funcionando como extensores de la cadera (recuerda que son biarticulados). *Utkatasana* es una posición de cadera profunda y flexión de la rodilla, pero su trabajo principal consiste en sostener y en ayudar a volver a incorporarse.

Utkatasana (postura de la silla). Nivel I
utkata = 'poderoso'

Conciencia
La respiración, la fuerza, el estiramiento, la expansión del pecho, el apoyo del núcleo abdominal, la estimulación de los órganos.

Acción y alineamiento
Extensión de la columna, estabilización de la cintura escapular, flexión de la articulación de los hombros, de flexión a extensión y aducción de las caderas, de flexión a extensión de las rodillas, dorsiflexión del tobillo. El cuerpo se sitúa en línea recta desde los brazos hasta la oreja y desde esta hasta la cadera.

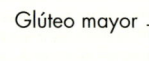

Glúteo mayor
Recto femoral
Tendones
Poplíteo

Técnica
Desde *Tadasana*, flexiona profundamente las rodillas como si estuvieras sentado en una silla. La columna permanece recta cuando los brazos se elevan hacia arriba alineados con las orejas. La mirada hacia delante o hacia arriba, y el pecho, hacia delante. Este es un movimiento difícil: el núcleo abdominal debe funcionar fuertemente para mantener elevados el abdomen y el suelo pélvico, mientras la rabadilla cae. Lo ideal es que los muslos estén paralelos al suelo.

Consejos prácticos
Hay que tener cuidado de no incrementar la curvatura de la región lumbar. Las manos pueden colocarse sobre las rodillas, o adoptar la posición del cactus, para ayudar si hay problemas con los hombros. La postura se mantiene durante un minuto, y puede hacerse en cualquier momento durante la clase. Es parte de *Surya Namaskar B* (los saludos al sol B).

Contrapostura
Tadasana con un estiramiento hacia atrás.

Paschimottanasana (flexión anterior sentada). Nivel I (estiramiento del flexor de la rodilla)

pascha = 'oeste', 'espalda'; *uttana* = 'estiramiento intenso'

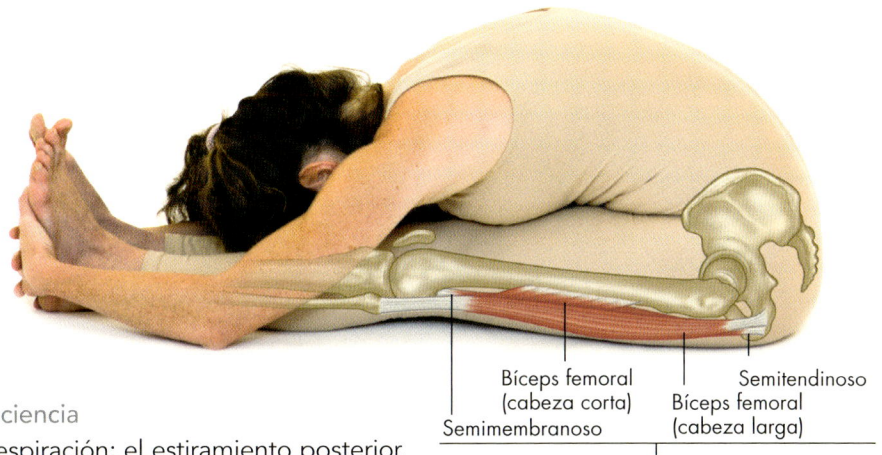

Conciencia
La respiración; el estiramiento posterior, la columna; la flexibilidad de la columna, la cadera y la pierna; la estimulación de los órganos; la digestión; la calma.

Acción y alineamiento
Extensión de la columna, estabilización de los hombros, flexión de las caderas, extensión de la rodilla, dorsiflexión de los tobillos. El cuerpo permanece en una línea recta de la cabeza a las caderas.

Técnica
Desde una posición sentada, extiende ambas piernas hacia delante mientras te sientas erguido. Pliégate hacia delante desde las caderas, elevando la pelvis e inclinándote sobre las piernas. Los brazos pueden extenderse hacia delante, siempre que esto no afecte a la columna. Lo ideal es que tanto las rodillas como la columna estén rectas, con los dedos de los pies apuntando hacia arriba.

Consejos prácticos
Si los tendones están tensos, dobla las rodillas o coloca una manta bajo ellas. También puedes sentarse sobre un bloque o una manta. Una vez que alcances la posición de la columna extendida, puedes flexionarla hacia delante como se ilustra en la imagen. Es mejor hacer esta postura hacia el final de la clase, cuando el cuerpo está caliente.

Contrapostura
Ardha Purvottanasana (ver el capítulo 6).

10

LOS MÚSCULOS DEL PIE Y DE LA PARTE INFERIOR DE LA PIERNA

El pie y la parte inferior de la pierna sostienen todas las estructuras que hay sobre ellos, y esa no es una tarea fácil. La construcción en forma de arco del pie (articulaciones del tobillo y de los dedos) le permite realizar las funciones de apoyo, adaptabilidad, amortiguación y transferencia y propulsión del peso. En el yoga los pies son los cimientos de muchas asanas.

ESTRUCTURA

Existen veintiseis huesos, diecinueve músculos grandes, muchos músculos intrínsecos en la planta, y más de cien ligamentos que juntos constituyen la estructura principal de cada pie y parte inferior de la pierna. La transferencia de peso desde la tibia hasta el astrágalo, y desde ahí al calcáneo (hueso del talón) es un acto sorprendente de equilibrio ya que se sostiene el peso de todo el cuerpo y luego se impulsa hacia delante y se distribuye por todo del pie.

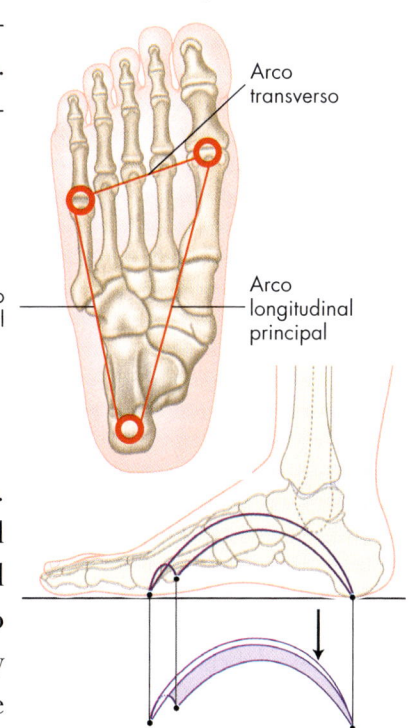

Trazado de los tres arcos del pie.

Los arcos son una lección de arquitectura. Tres arcos forman una «cúpula» para realizar las funciones necesarias del pie. El arco longitudinal principal se sitúa en el lado medial, y comprende el calcáneo en un lado y cuatro tarsales en el frente, con el astrágalo en el medio actuando como «piedra angular». Un arco longitudinal se extiende lateralmente desde el calcáneo a través del astrágalo hasta el cuboides y el cuarto y quinto metatarsianos. El arco transversal cruza el pie desde el pulgar hasta el metatarsiano del meñique. La acción de todas las líneas de fuerza está centrada donde coinciden los arcos transversal y longitudinal, soportando el peso corporal desde arriba y el impacto del suelo desde abajo. Los músculos extrínsecos del pie y los de la planta (intrínsecos) refuerzan los arcos. Junta los dos pies, en paralelo, y se formará una cúpula completa en el centro de ambos: ¡*Tadasana*!

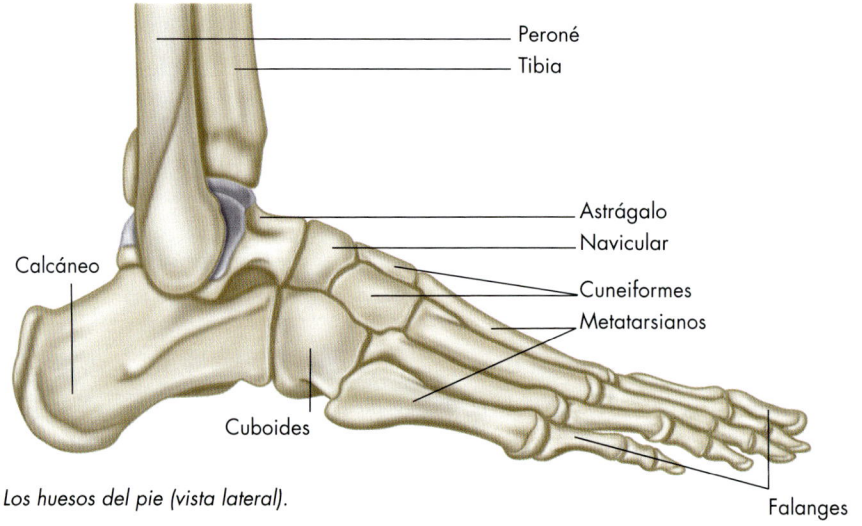

Los huesos del pie (vista lateral).

ACCIONES

En la parte superior de la articulación del tobillo puede producirse una flexión plantar (el pie en punta) o una dorsiflexión (el pie flexionado). La parte inferior del tobillo lleva a una pronación (una combinación de inversión y aducción). Los dedos del pie principalmente se flexionan y extienden; estas acciones ayudan a separar los dedos, una «hazaña» deseable en el yoga.

Primero se abordarán los músculos de la parte inferior de la pierna.

EL TIBIAL ANTERIOR

Del latín, *tibialis*, 'relativo a la pantorrilla'; *anterior*, 'delante'.

Origen

El cóndilo lateral de la tibia. La mitad superior de la superficie lateral de la tibia. La membrana interósea.

Inserción

La superficie medial y plantar del hueso medial cuneiforme. La base del primer metatarso.

Acción

Dorsiflexión de la articulación del tobillo. Invierte la articulación del tobillo.

Nervio

Nervio peroneo profundo, L4, L5, S1.

Movimiento funcional básico

Ejemplo: caminar y correr (ayuda a impedir que el pie caiga bruscamente después de que el talón toque el suelo y levanta el pie del suelo cuando la pierna se impulsa hacia delante).

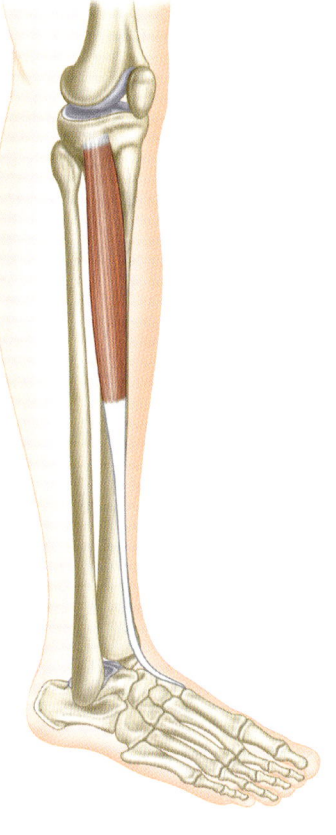

EL EXTENSOR LARGO DE LOS DEDOS

Del latín, *extendere*, 'extender'; *digitus*, 'dedo'; *longus*, 'largo'.

Como los tendones correspondientes de la mano, este músculo forma cubiertas para el extensor en el dorso de las falanges proximales del pie. Estas cubiertas están unidas por los tendones de los lumbricales y el extensor corto de los dedos, pero no por los músculos interóseos.

Origen

El cóndilo lateral de la tibia. Los dos tercios superiores de la superficie anterior del peroné. La parte superior de la membrana interósea.

Inserción

A lo largo de la superficie dorsal de los cuatro dedos laterales de los pies. Cada tendón se divide para adherirse a las bases de las falanges media y distal.

Acción

Extiende los dedos de los pies en las articulaciones metatarsofalángicas. Ayuda a la extensión de las articulaciones interfalángicas. Ayuda a la dorsiflexión de la articulación del tobillo y a la eversión del pie.

Nervio

Nervio fibular (nervio peroneo), L4, L5, S1.

Movimiento funcional básico

Ejemplo: subir escaleras (evita que los dedos de los pies choquen contra los escalones).

EL EXTENSOR LARGO DEL DEDO GORDO

Latín, *extendere*, 'extender'; *hallux*, 'dedo gordo'; *longus*, 'largo'.

Este músculo se encuentra entre el tibial anterior y el extensor largo de los dedos y es profundo en ambos.

Origen

La mitad de la superficie anterior del peroné y la membrana interósea adyacente.

Inserción

La base de la falange distal del dedo gordo del pie.

Acción

Extiende todas las articulaciones del dedo gordo. Dorsiflexión de la articulación del tobillo. Ayuda a la inversión del pie.

Nervio

Nervio profundo fibular (del peroné), L4, L5, S1.

Movimiento funcional básico

Ejemplo: subir escaleras (evita que el dedo gordo choque contra los escalones). Esta posición del pie se usa en muchas asanas (por ejemplo, en *Janu Sirsasana*), para fortalecer el área frontal de la parte inferior de la pierna y estirar la porción posterior.

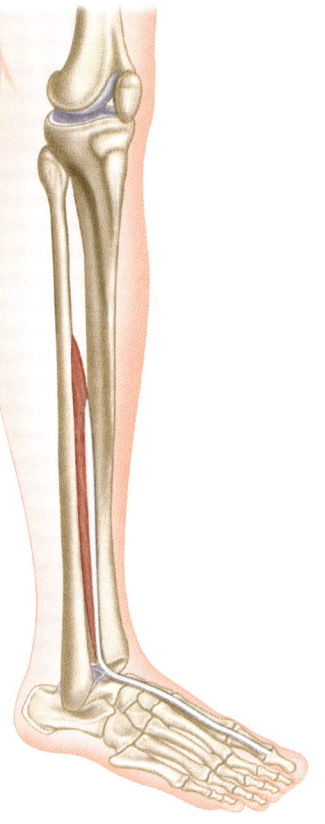

Janu Sirsasana (flexión anterior con la cabeza a la rodilla). Nivel I
janu = 'rodilla'; *sirsa* = 'cabeza'

Conciencia
La respiración, el estiramiento, la estimulación de los órganos, es terapéutica y calma.

Acción y alineamiento
Extensión de la columna, estabilización de la cintura escapular, flexión de la articulación de los hombros, flexión y extensión de las caderas y las rodillas, dorsiflexión de los tobillos. El cuerpo permanece en línea recta de la cabeza a las caderas.

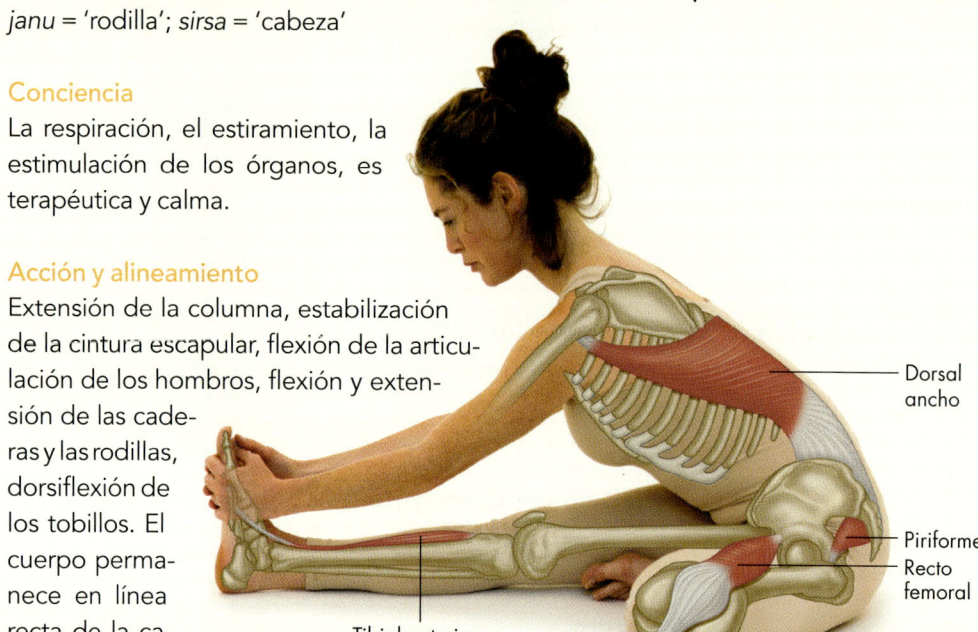

Dorsal ancho
Piriforme
Recto femoral
Tibial anterior

Técnica
Desde una posición sentada, extiende una pierna al frente y flexiona la otra pierna, colocando el pie sobre la parte interior del otro muslo. Manteniendo la columna recta, inclínate desde las caderas y extiende las manos hacia delante, colocándolas sobre la pierna recta. Ancla los isquiones y tensa el núcleo abdominal. Mantén la postura y respira profundamente.

Consejos prácticos
Relaja la pierna recta si los tendones están excesivamente tensos. Mantén el pecho y los hombros cuadrados hacia la pierna adelantada. Siéntate sobre una manta para apoyarte. Una vez que se ha alcanzado esta posición, la columna puede flexionarse, llevando la cabeza hacia la rodilla. Esta postura puede hacerse en cualquier momento durante la clase, y se considera un calentamiento para *Paschimottanasana* (postura de flexión anterior sentada) con las dos piernas rectas.

Contrapostura
La plancha invertida.

EL TIBIAL POSTERIOR

Del latín, *tibialis*, 'relacionado con la pantorrilla'; *posterior*, 'detrás'.

El tibial posterior es el músculo más profundo de la parte posterior de la pierna. Ayuda a mantener los arcos del pie.

Origen

La parte lateral de la superficie posterior de la tibia. Las dos terceras partes superiores de la superficie posterior del peroné. La mayor parte de la membrana interósea.

Inserción

La tuberosidad del navicular. Por las expansiones fibrosas hasta el sustentáculo del astrágalo, tres cuneiformes y el cuboides y las bases del segundo, terceros y cuarto metatarsianos.

Acción

Invierte la articulación del tobillo. Ayuda a la flexión plantar de esta articulación.

Nervio

Nervio tibial, L4, L5, S1.

Movimiento funcional básico

Ejemplos: ponerse de puntillas. Pisar los pedales de un coche.

EL TERCER FIBULAR (DEL PERONÉ)

Del latín, *fibula*, 'broche/hebilla'; *tertius*, 'tercero'. Del griego, *perone*, 'broche/hebilla'.

Este músculo es una parte lateral, parcialmente separada, del extensor largo de los dedos.

Origen

El tercio inferior de la superficie anterior del peroné y la membrana interósea.

Inserción

La superficie dorsal de la base del quinto metatarsiano.

Acción

Dorsiflexión de la articulación del tobillo. Gira de dentro hacia fuera esta articulación.

Nervio

Nervio profundo fibular (del peroné), L4, L5, S1.

Movimiento funcional básico

Ejemplos: caminar y correr.

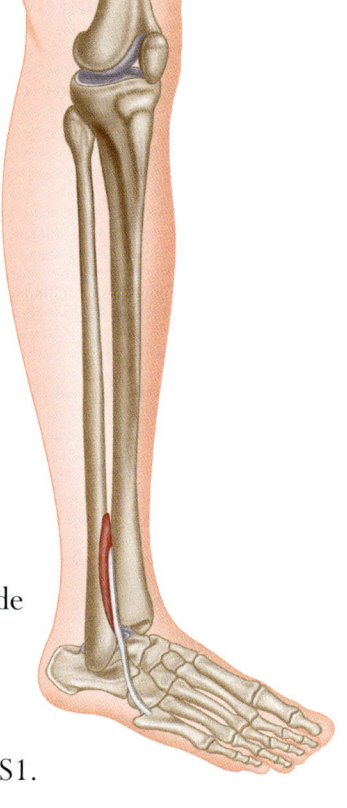

EL FIBULAR (DEL PERONÉ) LARGO

Del latín, *fibula*, 'broche/hebilla'; *longus*, 'largo'. Del griego, *perone*, 'broche/hebilla'.

El curso del tendón de inserción del fibular largo ayuda a mantener los arcos longitudinales transverso y lateral del pie.

Origen

Los dos tercios superiores de la superficie lateral del peroné. El cóndilo lateral de la tibia.

Inserción

El lado lateral del cuneiforme medial. La base del primer metatarsiano.

Acción

Gira de dentro hacia fuera la articulación del tobillo. Ayuda a la flexión plantar de la articulación del tobillo.

Nervio

Nervio superficial fibular (del peroné), L4, L5, S1.

Movimiento funcional básico

Ejemplo: caminar sobre superficies irregulares.

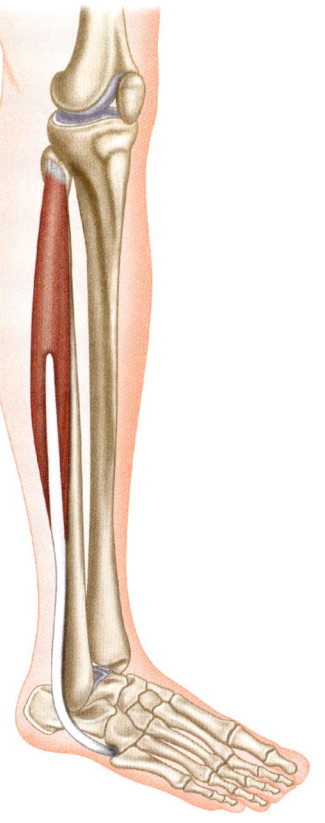

EL FIBULAR (DEL PERONÉ) CORTO

Del latín, *fibula*, 'broche/hebilla'; *brevis*, 'corto'. Del griego, *perone*, 'broche/hebilla'.

Una banda muscular del fibular corto suele unirse al tendón del extensor largo del meñique, por lo cual se conoce como peroné del meñique.

Origen

Los dos tercios inferiores de la superficie lateral del peroné. El tabique intermuscular adyacente.

Inserción

La parte lateral de la base del quinto metatarsiano.

Acción

Gira de dentro hacia fuera la articulación del tobillo. Ayuda a la flexión plantar de esta articulación.

Nervio

Nervio fibular (del peroné) superficial, L4, L5, S1.

Movimiento funcional básico

Ejemplo: caminar sobre un suelo irregular.

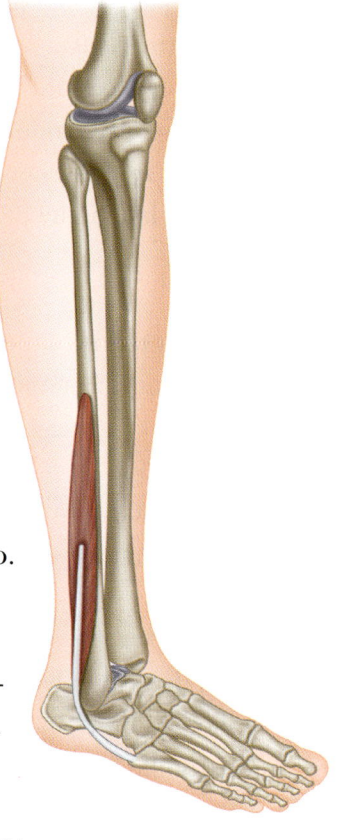

EL GASTROCNEMIO

Del griego, *gaster*, 'estómago', y *kneme*, 'parte inferior de la pierna'.

El gastrocnemio es parte del músculo compuesto conocido como tríceps sural, que forma parte del contorno prominente de la pantorrilla. El tríceps sural comprende el gastrocnemio, el sóleo y el plantar. La fosa poplítea en la parte posterior de la rodilla está formada en la parte inferior por los vientres del gastrocnemio y el plantar, en el lateral por el tendón del bíceps femoral y en la zona medial por los tendones de los semimembranosos y los semitendinosos.

Cabeza medial
Cabeza lateral

Origen

CABEZA MEDIAL: La superficie poplítea del fémur, encima del cóndilo medial.

CABEZA LATERAL: El cóndilo lateral y la superficie posterior del fémur.

Inserción

Superficie posterior del calcáneo (a través del tendón calcáneo, que es una fusión de los tendones del gastrocnemio y el sóleo).

Acción

El plantar flexiona el pie en la articulación del tobillo. Ayuda a la flexión de la articulación de la rodilla. Es una fuerza propulsora principal al caminar y correr.

Nervio

Nervio tibial, S1, S2.

Movimiento funcional básico

Ejemplo: ponerse de puntillas.

EL SÓLEO

Del latín, *solea*, 'suela de piel/sandalia/lenguado' (pez).

El sóleo es parte del tríceps sural y se llama así por su forma. El Aquiles (tendón calcáneo) del sóleo y el grastrocnemio es el tendón más grueso y más fuerte del cuerpo.

Origen

Las superficies posteriores de la cabeza del peroné y el tercio superior del cuerpo del peroné. La línea sólea y el tercio medio del borde medial de la tibia. El arco tendinoso entre la tibia y el peroné.

Inserción

Con el tendón del gastrocnemio en la superficie posterior del calcáneo.

Acción

El plantar flexiona la articulación del tobillo. El sóleo está a menudo en contracción cuando permanecemos de pie para impedir que el cuerpo caiga hacia delante en la articulación del tobillo (es decir, compensa la línea de tracción que atraviesa el centro de gravedad del cuerpo). Así ayuda a mantener una postura erguida.

Nervio

Nervio tibial, L5, S1, S2.

Movimiento funcional básico

Ejemplo: estar de pie apoyado en los metatarsos.

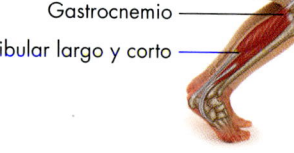
Glúteo mayor
Gastrocnemio
Fibular largo y corto

Utkatasana se ha descrito ya en el capítulo 9 como ejercicio del tendón. En esta imagen vemos una variación con los dedos de los pies levantados, que incorpora una flexión plantar de la articulación del tobillo.

EL PIE

A los pies se los considera la base de la mayoría de las asanas de yoga. Empezando por *Tadasana* (postura de la montaña) como punto inicial, los pies están «enraizados» a través de lo que se conoce como «las cuatro esquinas del pie». Debe pedirse a los estudiantes que presten atención a dónde se carga el peso, y que lo equilibren extendiendo los dedos de los pies hacia delante en una posición paralela (los talones alineados con los dedos). Además, debe dárseles instrucciones para «separar» (abducción) los dedos. Una vez experimentado esto, el proceso de alineamiento se va extendiendo a través de las piernas, la pelvis y la columna con objeto de expandir la longitud, el espacio y el *prana* por todo el cuerpo. Sentir la conexión con la tierra, a través de los pies, y cómo asciende y se expande por el universo es un ejemplo de la cualidad energética del yoga y de sus beneficios para la salud.

Aquí se enumeran los músculos del pie; pueden consultarse en otras fuentes para ampliar conocimientos si es necesario. Ten presente que hay tres áreas principales: la articulación superior del tobillo, en la que se producen la dorsiflexión y la flexión plantar; la articulación inferior del tobillo, con las acciones articulares de pronación y supinación, y las falanges (dedos de los pies), con flexión, extensión, abducción y aducción (parecida a la de los dedos de las manos). Algunos músculos son multiarticulados, es decir, hacer funcionar dos o más articulaciones, y se han tratado anteriormente en la sección «Parte inferior de la pierna».

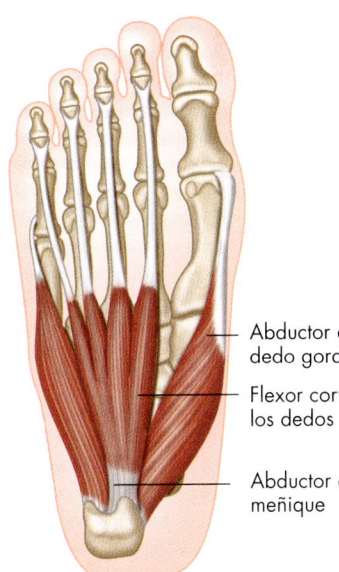

Abductor del dedo gordo

Flexor corto de los dedos

Abductor del meñique

ARTICULACIONES METATARSOFALÁNGICAS

Músculos interóseos plantares y dorsales (abducen y flexionan).

MÚSCULOS DE LOS PIES
Intrínseco (planta del pie) y extrínseco (parte dorsal)

MÚSCULOS DEL DEDO GORDO: abductor del dedo gordo, abductor del meñique, flexor corto del dedo gordo, flexor largo del dedo gordo, aductor del dedo gordo, extensor largo del dedo gordo.

Flexores de los dedos de los pies

Flexor corto de los dedos, flexor largo de los dedos, flexor corto del meñique, cuadrado de la planta, lumbricales (flexionan las articulaciones metatarsofalángicas).

Extensores de los dedos

Lumbricales (extensión lateral de los dedos), interóseos, extensor corto de los dedos.

Abductores de los dedos

Interóseos dorsales.

Aductores de los dedos

Interóseos plantares

Movimiento funcional básico

Facilita el caminar.

Movimientos que pueden dañar estos músculos

Falta de alineación. Irritación de la fascia plantar (tejido superficial, parecido a una «almohadilla»). Una manera de caminar o un calzado inadecuados.

Asanas en las que se usan intensamente estos músculos

Todas las asanas que precisan un enraizamiento del pie, dorsiflexión, o flexión plantar.

Músculos asociados con el movimiento del tobillo y el pie.

Ardha Matsyendrasana (media postura del señor de los peces). Nivel I
ardha = 'media'; *matsya* = 'pez'; *Indra* = 'monarca'

Conciencia
La respiración, el estiramiento, la fuerza, la liberación, la estimulación de órganos, es energizante.

Acción y alineamiento
Extensión y rotación de la columna, estabilización de los hombros, flexión y aducción de las caderas, flexión y extensión de las rodillas, dorsiflexión del tobillo y flexión plantar. El alineamiento más importante es la extensión completa de la columna, con el peso en la parte superior de los isquiones.

Técnica
Desde una posición sentada, extiende una pierna hacia delante y coloca el otro pie sobre la parte interna o externa de esa pierna. Extiende la columna y empieza a rotar hacia el lado de la rodilla flexionada, usando la mano o el codo como un ancla contra la pierna. Gira desde la región torácica a través del área cervical, inspirando para extender y espirando para profundizar la torsión.

Músculos intrínsecos del pie
Flexor corto del dedo gordo
Abductor del dedo gordo
Flexor corto de los dedos
Abductor del meñique

Extensor corto de los dedos

Consejos prácticos
Para aumentar la dificultad, dobla por debajo la pierna inferior. Mantén la postura y profundiza durante tres respiraciones completas antes de volver al centro. Repite con el otro lado. Esta torsión puede hacerse en cualquier momento durante la clase, siempre que la columna y las caderas hayan estado activas.

Contrapostura
Paschimottanasana (ver el capítulo 9); luego un medio puente tendido boca arriba.

Sarvangasana (postura de equilibrio sobre los hombros). Nivel II

sarva = 'todo'; *anga* = 'miembros'

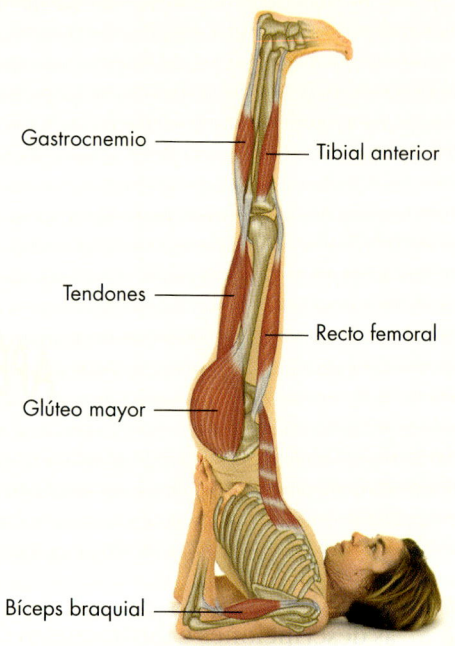

Conciencia

La respiración, la fuerza, la estabilización, el núcleo abdominal, la extensión, la inversión, la armonía, la mejoría de la circulación y la digestión, la estimulación de PNS, los órganos y las glándulas tiroides y próstata, es calmante.

Acción y alineamiento

Extensión de la columna, estabilización de los hombros, estabilización del núcleo abdominal, cadera neutral, extensión de las rodillas, dorsiflexión de los tobillos o flexión plantar. El cuerpo permanece en una línea recta vertical.

Técnica

Hay varias formas de empezar esta postura, dependiendo del nivel (para el nivel I, usa la pared). Empezando en la esterilla, tiéndete boca arriba, con las rodillas dobladas y las plantas de los pies descansando horizontalmente sobre el suelo. Levanta las caderas a *Setu Bandhasana* (capítulo 8) para un calentamiento, colocando las manos bajo las caderas. Las piernas pueden levantarse desde aquí impulsándose, o tumbado horizontalmente puedes rodar hasta la inversión. Usa las manos bajo las caderas para ayudar a elevar el torso y las piernas hacia el cielo, juntando los omóplatos para conseguir apoyo y equilibrio, ya que aquí es donde está el peso. La mirada, al pecho. Para descender, solo tienes que hacer rodar la columna, suavemente, con ayuda de las manos.

Consejos prácticos

La recomendación más importante es colocar una manta enrollada o dos bajo los hombros, para permitir que el cuello quede libre, con la cabeza alineada con la parte superior de la columna. Lo ideal es que las puntas inferiores de los omóplatos estén en línea recta con los talones.

Aunque una inversión de este tipo es muy beneficiosa, hay contraindicaciones, como un flujo menstrual elevado, glaucoma y otras enfermedades oculares, embarazo y presión arterial elevada. En caso de no darse ninguna de estas circunstancias, la postura puede mantenerse de uno a cinco minutos y se hace hacia el final de la clase.

Contrapostura

Matsyasana (ver el capítulo 7) o *Bhujangasana* (ver el capítulo 4).

La siguiente asana puede hacerse antes o después de la postura sobre los hombros.

Halasana (postura del arado). Nivel II
hala = 'arado'

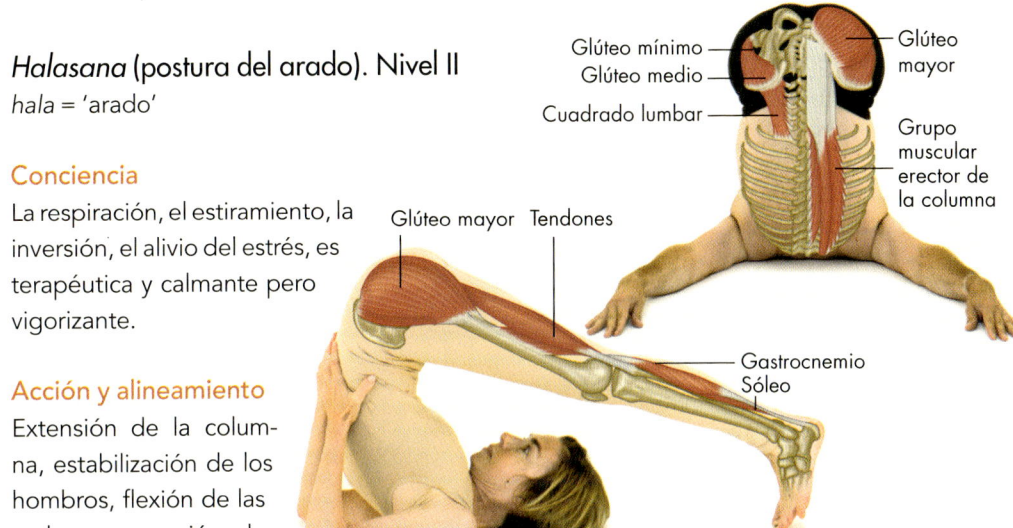

Conciencia
La respiración, el estiramiento, la inversión, el alivio del estrés, es terapéutica y calmante pero vigorizante.

Acción y alineamiento
Extensión de la columna, estabilización de los hombros, flexión de las caderas, extensión de las rodillas, dorsiflexión de los tobillos. La columna permanece recta, con los hombros alineados con las caderas formando una línea vertical.

Técnica
Completa esta postura desde *Sarvangasana*, o rueda hasta ella sobre la columna desde una posición sentada o recostada, permitiendo que los pies se coloquen tras la cabeza. Extiende las piernas y sostén la postura con los metatarsos firmemente apoyados en el suelo. Utiliza las instrucciones de *Sarvangasana* para profundizar en la postura.

Consejos prácticos
Muchos practicantes hacen una flexión de columna en esta postura, pero es mejor intentar levantar la rabadilla hacia el cielo, extendiendo la columna. Ten cuidado con el cuello; si no hay problemas en esta área, puedes extender los brazos por debajo, tomándote las manos. Mantén la postura, y a continuación vuelve como si lo hicieras desde *Sarvangasana*.

Contrapostura
Matsyasana (ver el capítulo 7); Adho *Mukha Svanasana* (ver el capítulo 6). Una secuencia agradable para empezar a relajarte al final de la clase es: *Sarvangasana, Halasana, Matsyasana, Setu Bandhasana*, rodillas al pecho, torsión supina, la postura del bebé feliz, *Savasana*.

Toda clase o práctica de yoga termina con *Savasana*, descrita a continuación, la postura «más sencilla de hacer, pero más difícil de dominar», en la que uno se limita a tenderse y a entregarse.

Savasana (postura quieta o del cadáver). Nivel I
sava = 'cadáver'

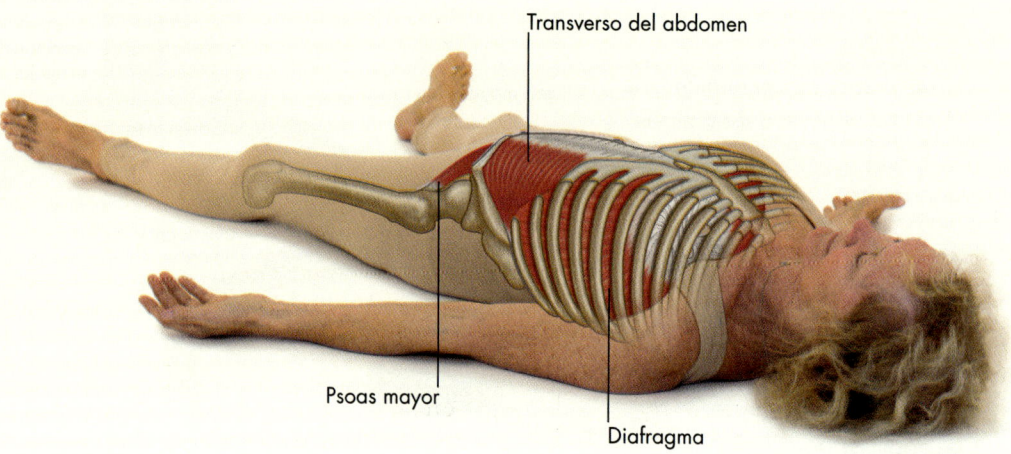

Conciencia
La quietud, la flexibilidad, el descanso.

Acción y alineamiento
El cuerpo está totalmente apoyado en el suelo, cediendo a la gravedad.

Técnica
Tiéndete boca arriba con las piernas ligeramente separadas, permitiendo que el peso de los muslos los gire de manera natural hacia fuera. Los brazos, extendidos hacia abajo con las palmas mirando hacia arriba, sin tocar el cuerpo ni ningún otro apoyo. Si lo deseas, puedes reposar la cabeza sobre una manta. Despréndete de los pensamientos, las emociones y cualquier tensión.

Consejos prácticos
Como el cuerpo se enfría, es mejor cubrirse con una manta; también es conveniente usar una almohadilla para los ojos. Hay muchas maneras de guiar a uno a través de *Savasana*, teniendo en cuenta que el propósito principal es alcanzar la relajación y la paz interior, sin dormirse. Tras diez minutos, regresa gradualmente a la conciencia, luego acurrúcate en la posición fetal para una relajación final y acto seguido levántate despacio, ayudándote con las manos y alzando la cabeza en último lugar.

Contrapostura
Meditación sentada.

APÉNDICE II: GUIAR LAS ASANAS DE YOGA

¿De cuántas formas puede uno enseñar algo para que lo entiendan los estudiantes? El enfoque más eficaz consiste en hacer las cosas de una manera sencilla y clara, introduciendo algunos cambios de vez en cuando para mantener la frescura en las instrucciones. La anatomía puede ser un lenguaje complejo para algunos, por lo que usar muchos términos técnicos quizá resulte contraproducente.

Los siguientes son ejemplos de instrucciones que puedes usar al enseñar yoga; es posible que algunas de ellas funcionen y otras no, pero diviértete probándolas.

Respirar

- Inspira y expándete.
- Espira y suéltate.
- Al inspirar, nutre el cuerpo.
- Al espirar, limpia el cuerpo.

Instrucciones para la columna

- Deja caer (¡no «metas»!) la rabadilla.
- Encuentra tu curvatura neutral (natural).
- Crea espacio entre las vértebras.
- Mantén la cabeza alineada con la columna.
- Mantén la parte posterior del cráneo alineada con la parte trasera de la pelvis.

- Permite que la barbilla se relaje metiéndola hacia la garganta, no hacia el pecho.
- Imagina que la cabeza flota sobre el cuello.

Instrucciones para el núcleo abdominal
- Levanta los abdominales inferiores.
- Tira del centro del ombligo hacia dentro y hacia arriba.
- Al espirar con fuerza, siente el transverso del abdomen envolviendo la cintura.
- Ríete desde el vientre; el transverso se contraerá.
- Levanta o estrecha el suelo pélvico.
- Alarga la región lumbar.
- Permite que el abdomen caiga para atrás hacia la columna.
- Siente el espacio entre las caderas y las costillas.

Instrucciones para los hombros
- Deja caer los hombros por la espalda hacia abajo.
- Crea espacio entre el cuello y los hombros.
- Deja que los omóplatos se junten más y desciendan por la espalda.
- Mantén los hombros nivelados.
- Haz girar los brazos.
- Abre los hombros.
- Relaja los hombros.

Instrucciones para la cadera
- Centra o cuadra la pelvis.
- Gira los muslos para lubricar la articulación.
- Profundiza el pliegue de la cadera.
- Abre las caderas.
- Estira la pelvis.
- Tira hacia arriba y hacia fuera de las caderas.
- Imagina que la pelvis y los fémures forman un arco.
- Encuentra los isquiones y siéntate justo encima de ellos.

Instrucciones para las rodillas

Afloja la parte posterior de las rodillas.
Flexiónalas suavemente, o flexiónalas lo mínimo posible.
Lleva las rodillas sobre los dedos de los pies, no por delante.
Trata las rodillas con cuidado.

Instrucciones para los pies

Separa los pies.
Equilíbrate sobre las cuatro esquinas de los pies.
Eleva los arcos.
Retrae los dedos.
Abre los dedos.
Afloja los pies.
Siente los metatarsos.

¡Verbos geniales!

Empezar	Contraer	Fortalecer	Crecer
Abrir	Separar	Estirar	Ajustar
Activar	Equilibrar	Mejorar	Asombrarse
Permitir	Conectar	Ayudar	Agradecer
Aflojar	Nutrir	Profundizar	Dar
Extender	Tonificar	Soltar	Recibir
Alargar	Presionar	Relajar	Tranquilizar
Plegar	Tirar	Expandir	Dominar
Imaginar	Incrementar	Transformar	Guiar
Crear	Disminuir	Elegir	Compartir
Encontrar	Flexionar	Buscar	Invitar
Elevar	Cambiar	Experimentar	Amar
Soltar	Enderezar	Jugar	¡Respirar!

BIBLIOGRAFÍA

Anderson, S. y Sovik, R. *Yoga: Mastering the Basics*, Honesdale, Pensilvania: Himalayan Institute, 2007.
Calais-Germain, B. *Anatomy of Movement*, Vista, California: Eastland Press, 2007.
Coulter, D.H. *Anatomy of Hatha Yoga*, Honesdale, Pensilvania: Body and Breath, 2001.
Devananda, Swami Omkari. *Yoga in the Shambhava Tradition*, Summertown, Tennessee: Healthy Living Publications, 2009.
Jarmey, C. *The Concise Book of Muscles*, Chichester, Reino Unido, Berkeley, California: Lotus Publishing/North AtlanticBooks, 2006.
Kaminoff, L. *Yoga Anatomy*, Champaign, Illinois: Human Kinetics, 2007.
Keil, D. *Functional Anatomy of Yoga*, Chichester, Reino Unido: Lotus Publishing, 2014.
Lasater, J. *Yogabody: Anatomy, Kinesiology, and Asana*, Berkeley, California: Rodmell Press, 2009.
Long, R. *The Key Muscles of Yoga*, Baldwinsville, Nueva York: Bandha Yoga Publications, 2009.
Silva, M. and Shyam, M. *Yoga the Iyengar Way*, Nueva York: Knopf, 1997.
Staugaard-Jones, J.A. *The Anatomy of Exercise &Movement: For the Study of Dance, Pilates, Sport y Yoga*, Chichester, Reino Unido: Lotus Publishing, 2010.
Staugaard-Jones, J.A. *The Vital Psoas Muscle*, Chichester, Reino Unido, Berkeley, California: Lotus Publishing/North Atlantic Books, 2012.
Tigunait, P. R. *The Secret of the Yoga Sutra*. Himalayan Institute, 2014.

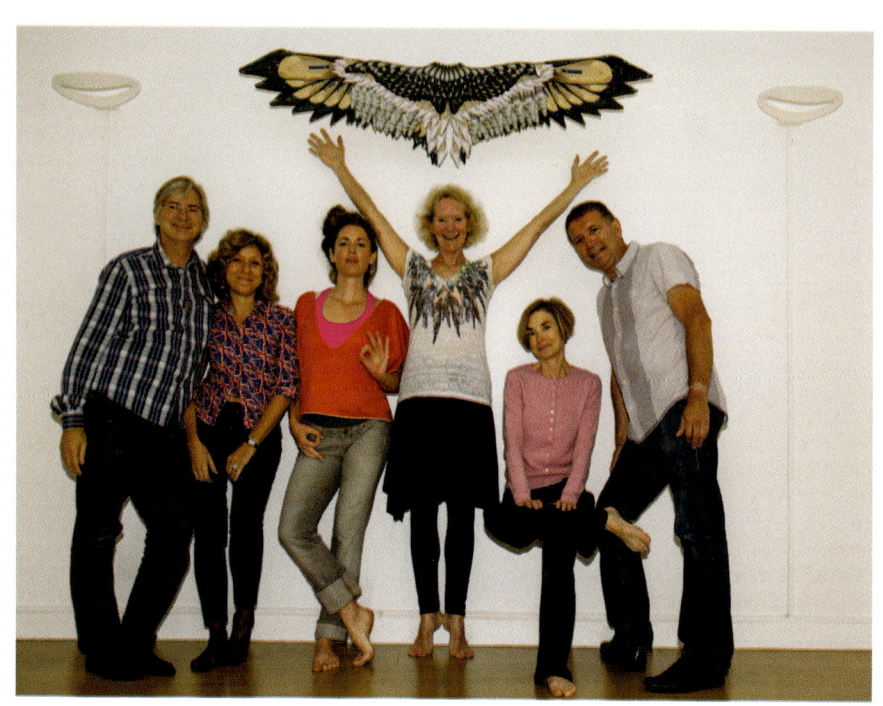

AGRADECIMIENTOS

¡Mi agradecimiento a los modelos de París y al Atelier Marais Studio! De izquierda a derecha (ver imagen de la página anterior):

Reinhard Fleer, París; es biólogo molecular y fotógrafo aficionado. reinhard.fleer@gmail.com

Claire Bertin, nació y se educó en París; es profesora de francés y literatura comparativa y escritora.

Ingy Ganga, de Francia, Egipto y Turquía; es profesora de Yin/Hatha Yoga y cantante de *soul* en París. www.ingyganga.in

Jo Ann Staugaard-Jones, Cranberry Lake, NJ; es autora y formadora de Anatomía del Yoga. www.move-live.com

Jo Ann Hegre, estadounidense, ha vivido en París desde hace veinticinco años; geóloga de profesión, practica senderismo y ciclismo. Fue bailarina y ahora se dedica al yoga.

René Montaz-Rosset, París; es ingeniero; practica senderismo, ciclismo y esquí; empezó a hacer yoga en 2011.

Todas las fotos se han tomado en las instalaciones de:
Atelier Marais
54, rue Charlot
75003 París
www.atelier-marais.fr
www.b-y-p.be

LISTA DE ASANAS

SÁNSCRITO

Adho Mukha Svanasana (postura del perro boca abajo) 142
Adho Mukha Vrksasana (postura invertida sobre las manos) 195
Agni Sara (cascada de fuego) 60
Alanasana (postura de la estocada alta
o postura de la luna creciente alta) 113
Anjaneyasana (postura de la luna creciente;
postura de la estocada baja) 128
Apanasana (postura de liberación del viento) 109
Ardha Chandrasana (postura de la media luna) 229
Ardha Matsyendrasana (media postura del señor de los peces) 261
Ardha Purvottanasana (postura de la mesa invertida o
media postura de la plancha hacia arriba) 146
Baddha Konasana (postura del zapatero) 224
Bakasana (postura del cuervo o postura de la grulla) 173
Balasana (postura del niño) 218
Bharadvajasana (postura de torsión sentada) 103
Bhujangasana (postura de la cobra) 96
Chakravakasana (estiramiento de la vaca y el gato,
o postura del pájaro del sol) 118
Chaturanga Dandasana (postura del bastón
sobre cuatro miembros) 152
Dandasana (postura del bastón) 79
Dhanurasana (postura del arco) 217

Eka Pada Rajakapotasana (postura de la paloma)	230
Garudasana completa y neutral (postura del águila)	185
Gomukhasana (postura de la cara de vaca)	166
Halasana (postura del arado)	265
Janu Sirsasana (flexión anterior con la cabeza a la rodilla)	252
Jnana (u *OM*) *Mudra* (el sello del conocimiento)	191
Makarasana (postura del cocodrilo)	133
Matsyasana (postura del pez)	183
Natarajasana (postura del señor de la danza)	240
Padmasana (postura del loto)	73
Parighasana (postura del travesaño o postura de la puerta)	211
Parsvottanasana (postura de la pirámide)	223
Paschimottanasana (flexión anterior sentada)	245
Prasarita Padottanasana (estiramiento anterior intenso con piernas extendidas)	90
Purvottanasana (postura de la plancha invertida o hacia arriba)	176
Salabhasana (postura de la langosta)	139
Sarvangasana (postura de equilibrio sobre los hombros)	264
Savasana (postura quieta o postura del cadáver)	266
Setu Bandhasana (media postura del puente)	207
Simhasana (postura del león)	71
Sirsasana (postura sobre la cabeza)	177
Sukhasana (postura sencilla)	66
Supta Konasana (postura reclinada a horcajadas) a *Ananda Balasana* (postura del bebé feliz)	225
Supta Matsyendrasana (torsión de columna reclinada o supina)	212
Supta Virasana (postura del héroe reclinado)	232
Tadasana (postura de la montaña)	82
Trikonasana (postura del triángulo)	108
Upavesasana (postura sentada) o *Malasana* (postura de la guirnalda)	122
Urdhva Mukha Svanasana (postura del perro boca arriba)	156
Utkata Konasana (postura de la diosa o del ángulo fiero)	233
Utkatasana (postura de la silla)	244
Uttanasana (postura de flexión anterior)	159
Utthita Hasta Padangusthasana (postura de equilibrio con la mano extendida al dedo gordo del pie)	206
Utthita Parsvakonasana (postura del ángulo lateral extendido)	117
Vajrasana (postura de rodillas)	57
Viparita Virabhadrasana (postura del guerrero invertido)	112

Virabhadrasana I (postura del guerrero I)	65
Virabhadrasana II (postura del guerrero II)	93
Virabhadrasana III (postura del guerrero III)...	234
Vrksasana (postura del árbol)	241

TRADUCCIÓN

Cascada de fuego *(Agni Sara)*	60
Estiramiento del gato o la vaca o postura del pájaro de sol (*Chakravakasana*)...	118
Flexión anterior con cabeza a la rodilla *(Janu Sirsasana)*	252
Postura del zapatero (*Baddha Konasana*)	224
Postura del arco (*Dhanurasana*)...	217
Postura de la silla *(Utkatasana)*	244
Postura del niño (*Balasana*)	218
Postura de la cobra (*Bhujangasana*)	96
Postura de la cara de vaca (*Gomukhasana*)	166
Postura de la luna creciente; postura de la luna creciente; postura de la estocada baja *(Anjaneyasana)*.....	128
Postura del cocodrilo (*Makarasana*)	133
Postura del travesaño o postura de la puerta (*Parighasana*)	211
Postura del cuervo o postura de la grulla (*Bakasana*)..................................	173
Postura del perro boca abajo *(Adho Mukha Svanasana)*	142
Postura del águila completa (*Garudasana*)..	185
Postura del águila completa y neutral (*Garudasana*)...................................	185
Postura sencilla (*Sukhasana*)	66
Postura de equilibrio con la mano extendida al dedo gordo del pie (*Utthita Hasta Padangusthasana*)..................................	206
Postura del ángulo lateral extendido (*Utthita Parsvakonasana*)	117
Postura del pez *(Matsyasana)*..	183
Postura de flexión anterior *(Uttanasana)*	159
Postura del palo de cuatro miembros Postura del bastón sobre cuatro miembros (*Chaturanga Dandasana*)	152
Postura de la diosa o postura del ángulo fiero (*Utkata Konasana*)	233
Media postura del puente *(Setu Bandhasana)*	207
Media postura del señor de los peces (*Ardha Matsyendrasana*)	261
Postura de la media luna (*Ardha Chandrasana*)...	229
Postura invertida sobre las manos (*Adho Mukha Vrksasana*).......................	195
Postura sobre la cabeza (*Sirsasana*)	177
Postura de la estocada alta o postura de la luna creciente alta *(Alanasana)*..	113
Postura de rodillas *(Vajrasana)*	57

El sello del conocimiento *(Jnana* u *(OM) Mudra)*	191
Postura del león *(Simhasana)*	71
Postura de la langosta *(Salabhasana)*	139
Postura del señor de la danza *(Natarajasana)*	240
Postura del loto *(Padmasana)*	73
Postura de la montaña *(Tadasana)*	82
Postura de la paloma *(Eka Pada Rajakapotasana)*	230
Postura del arado *(Halasana)*	265
Postura de la pirámide *(Parsvottanasana)*	223
Postura del héroe reclinado *(Supta Virasana)*	232
Postura reclinada a horcajadas *(Supta Konasana)* a postura del bebé feliz *(Ananda Balasana)*	225
Torsión de columna reclinada o supina *(Supta Matsyendrasana)*	212
Postura de la mesa invertida o media postura de la plancha hacia arriba *(Ardha Purvottanasana)*	146
Postura de la plancha invertida o hacia arriba *(Purvottanasana)*	176
Postura del guerrero invertido *(Viparita Virabhadrasana)*	112
Postura de torsión sentada *(Bharadvajasana)*	103
Postura de equilibrio sobre los hombros *(Sarvangasana)*	264
Postura sentada *(Upavesasana)* o postura de la guirnalda *(Malasana)*	122
Flexión anterior sentada *(Paschimottanasana)*	245
Postura del bastón *(Dandasana)*	79
Postura quieta o del cadáver *(Savasana)*	266
Postura sobre la cabeza *(Sirsasana)*	177
Postura del árbol *(Vrksasana)*	241
Postura del triángulo *(Trikonasana)*	108
Postura del perro boca arriba *(Urdhva Mukha Svanasana)*	156
Postura del guerrero I *(Virabhadrasana I)*	65
Postura del guerrero II *(Virabhadrasana II)*	93
Postura del guerrero III *(Virabhadrasana III)*	234
Estiramiento anterior intenso con piernas extendidas *(Prasarita Padottanasana)*	90
Postura de liberación del viento *(Apanasana)*	109

ÍNDICE DE MÚSCULOS

ORDENADOS POR FUNCIÓN Y PARTE DEL CUERPO

Músculos respiratorios

Diafragma	53
Escalenos	55
Transverso del abdomen	58
Intercostales externos	61
Intercostales internos	63

Músculos de la cara, la cabeza y el cuello

Occipitofrontal	68
Platisma	70
Nasal	72
Temporal	75
Esternocleidomastoideo	77
Esplenio de la cabeza y del cuello	80

Músculos de la columna

Erector de la columna (sacro)	91
Semiespinoso de la cabeza, del cuello y del tórax	94
Multífidos	97
Rotadores	99
Cuadrado lumbar	101
Oblicuos internos y externos	104
Recto del abdomen	106
Psoas mayor	110

Músculos del hombro y de la parte superior del brazo

- Elevador de la escápula 131
- Trapecio 134
- Romboides menor 136
- Romboides mayor 137
- Serrato anterior 140
- Pectoral menor 143
- Subclavio 145
- Pectoral mayor 150
- Dorsal ancho 153
- Redondo mayor 155
- Deltoides 157
- Supraespinoso 160
- Infraespinoso 162
- Redondo menor 163
- Subescapular 164
- Coracobraquial 165
- Bíceps braquial 170
- Braquial 171
- Braquiorradial 172
- Tríceps braquial 174
- Ancóneo 175

Músculos del antebrazo y de la mano

- Pronador redondo 181
- Pronador cuadrado 182
- Supinador 184
- Flexores de la muñeca 187
- Flexores de los dedos 189
- Extensores de la muñeca 192
- Extensores de los dedos 194
- Músculos del pulgar 196

Músculos de la cadera

- Recto femoral 200
- Sartorio 202
- Iliopsoas 204
- Tensor de la fascia lata 208
- Glúteo medio 209
- Glúteo menor 210

Glúteo mayor	213
Tendones de la corva	215
Aductores grande, corto y largo	219
Grácil	221
Pectíneo	222
Piriforme	226
Obturadores, gemelos y cuadrado femoral	227

Músculos de la rodilla

Cuádriceps	238
Poplíteo	242

Músculos del pie y de la parte inferior de la pierna

Tibial anterior	249
Extensor largo de los dedos	250
Extensor largo del dedo gordo	251
Tibial posterior	253
Tercer fibular (del peroné)	254
Fibular (del peroné) largo	255
Fibular (del peroné) corto	256
Gastrocnemio	257
Sóleo	258

POR ORDEN ALFABÉTICO

Aductores grande, corto y largo	219
Ancóneo	175
Bíceps braquial	170
Braquial	171
Braquiorradial	172
Coracobraquial	165
Cuadrado lumbar	101
Deltoides	157
Diafragma	53
Dorsal ancho	153
Elevador de la escápula	131
Erector de la columna (sacro)	91
Escalenos	55
Esplenio de la cabeza y del cuello	80
Esternocleidomastoideo	77
Extensores de los dedos	194
Extensores de la muñeca	192

Extensor largo de los dedos	250
Extensor largo del dedo gordo	251
Fibular (del peroné) corto	256
Fibular (del peroné) largo	255
Flexores de la muñeca	187
Flexores de los dedos	189
Gastrocnemio	257
Glúteo mayor	213
Glúteo medio	209
Glúteo menor	210
Grácil	221
Iliopsoas	204
Infraespinoso	162
Intercostales externos	61
Intercostales internos	63
Multífidos	97
Músculos del pulgar	196
Nasal	72
Oblicuos internos y externos	104
Obturadores, gemelos y cuadrado femoral	227
Occipitofrontal	68
Pectíneo	222
Pectoral mayor	150
Pectoral menor	143
Piriforme	226
Platisma	70
Poplíteo	242
Pronador cuadrado	182
Pronador redondo	181
Psoas mayor	110
Recto del abdomen	106
Recto femoral	200
Redondo mayor	155
Redondo menor	163
Romboides mayor	137
Romboides menor	136
Rotadores	99
Sartorio	202
Semiespinoso de la cabeza, del cuello y del tórax	94
Serrato anterior	140

Sóleo	258
Subclavio	145
Subescapular	164
Supinador	184
Supraespinoso	160
Temporal	75
Tendones de la corva	215
Tensor de la fascia lata	208
Tercer fibular (del peroné)	254
Tibial anterior	249
Tibial posterior	253
Trapecio	134
Tríceps braquial	174

ÍNDICE

Acerca de este libro.. 7

1. El cuerpo en movimiento.. 11
   Una guía del sistema nervioso.. 11
   Orientación anatómica... 16
   El sistema óseo.. 28
   Las articulaciones sinoviales.. 35
   Guía del sistema muscular 38
   El funcionamiento del músculo 42

2. Los músculos respiratorios.. 51
   El yoga y la respiración 51
   El acto de la respiración 52

3. Los músculos de la cara, la cabeza y el cuello 67
   La relajación y la contracción del músculo: la unidad motriz 67
   Los músculos agonistas y antagonistas 76

4. Los músculos de la columna 85
   Las funciones de la columna 85
   Las acciones de la columna 86

5. El núcleo abdominal y el suelo pélvico... 115
   El núcleo abdominal profundo y el núcleo abdominal superficial 115
   El suelo pélvico: donde lo físico conecta con lo espiritual 118
   La filosofía del yoga: *Bandhas*, *Nadis*, Chakras y estadios................... 121

6. Los músculos del hombro y de la parte superior del brazo 129
    La cintura escapular 130
    La articulación del hombro.. 147
    El pectoral mayor... 150
    El manguito rotador... 160
    La articulación del codo 168
    Resumen de los músculos de estabilización
    de la parte superior del cuerpo: la reina de las asanas 177

7. Los músculos del antebrazo y de la mano 179
    La articulación radiocubital 179
    La articulación de la muñeca y la mano 186

8. Los músculos de la cadera 197
    La articulación de la cadera.. 197
    Flexor principal de la cadera 200
    Abductor principal de cadera.. 208
    Extensor principal de la cadera 213
    Aductor principal de la cadera.. 219
    Rotador externo profundo de la cadera.. 226
    Los rotadores internos de la cadera 232

9. Los músculos de la rodilla 235
    Estructura 235
    Los flexores de la rodilla 237
    Los rotadores externos de la rodilla (rodilla flexionada) 237
    Los rotadores internos de la rodilla (rodilla flexionada) 237

10. Los músculos del pie y de la parte inferior de la pierna 247
    La parte inferior de la pierna 249
    El pie.. 259
    Los rotadores internos de la cadera 232

Apéndice I: posturas finales.. 263
Apéndice II: guiar las asanas de yoga 267
Bibliografía 271
Agradecimientos 273
Lista de asanas (sánscrito).. 275
Lista de asanas (traducción)... 277
Índice de músculos 279